图书在版编目（CIP）数据

囊腔型肺癌/戴洁，沈莹冉，姜思明主编.
—长沙：中南大学出版社，2021.11
ISBN 978 - 7 - 5487 - 4586 - 0

Ⅰ.①囊…　Ⅱ.①戴…　②沈…　③姜…　Ⅲ.①肺癌—
诊疗　Ⅳ.①R734.2

中国版本图书馆CIP数据核字(2021)第150413号

AME 科研时间系列医学图书 1B062

囊腔型肺癌
NANGQIANGXING FEIAI

主编：戴洁　沈莹冉　姜思明

□丛书策划　郑　杰　汪道远　陈海波
□项目编辑　陈海波　廖莉莉
□责任编辑　陈海波　李惠清　周小雪
□责任印制　唐　曦　潘飘飘
□版式设计　汤月飞　林子钰
□出版发行　中南大学出版社

　　　　　社址：长沙市麓山南路　　　　　邮编：410083

　　　　　发行科电话：0731-88876770　　　　　传真：0731-88710482

□策　划　方　AME Publishing Company

　　　　　地址：香港沙田石门京瑞广场一期，16 楼 C

　　　　　网址：www.amegroups.com

□印　　　装　天意有福科技股份有限公司

□开　　本　710×1000　1/16　□印张 16.25　□字数 323 千字　□插页
□版　　次　2021 年 11 月第 1 版　□2021 年 11 月第 1 次印刷
□书　　号　ISBN 978 - 7 - 5487 - 4586 - 0
□定　　价　168.00 元

编者风采

主审

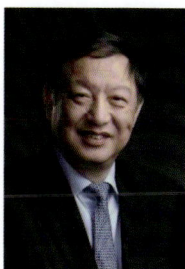

姜格宁　主任医师，教授，博士研究生导师

同济大学附属上海市肺科医院胸外科

同济大学附属上海市肺科医院胸外科首席专家、学科带头人，同济大学外科学系副主任。中华医学会胸心血管外科学分会常务委员、肺癌学组组长，英国皇家外科学院院士（FRCS），美国胸外科学会国际会员（AATS Member），上海市医学会胸外科专科分会主任委员（首届、第二届），《中华胸心血管外科杂志》副主编。获"卫生部有突出贡献中青年专家"称号、"全国卫生计生系统先进工作者"称号。上海医学发展杰出贡献奖获得者，上海领军人才，享受国务院特殊津贴专家。以第一/通讯作者发表SCI论文80余篇。主持国家自然科学基金、上海市科学技术委员会重大科研项目16项。主编、主译《肺外科学》《肺移植》等专著16部，以第一完成人获上海市科技进步一等奖、中华医学科技奖二等奖、教育部科技进步二等奖等各级奖项15项。

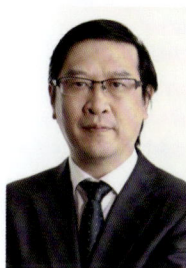

朱余明　主任医师

同济大学附属上海市肺科医院胸外科

同济大学附属上海市肺科医院胸外科行政主任、胸外科党支部书记。中华医学会胸心血管外科分会微创学组委员，中国医疗保健国际交流促进会胸外科分会常务委员，中国研究型医院学会胸外科分会常委，上海市医学会胸外科分会委员，上海市中西医结合学会胸外科分会副主任委员，上海市抗癌协会胸部肿瘤专业委员会肺癌外科学组主任委员。在国内首先开展单孔胸腔镜肺叶切除术治疗肺部疾病。曾多次受邀进行全球手术转播，并赴西方发达国家进行现场手术演示。共计参与、发表论文30余篇，参与专利设计5项。荣获中华医学科技奖二等奖、教育部科技进步二等奖、上海市科技进步二等奖、上海医学科技奖二等奖及成果推广奖等。首届"上海医务工匠"获得者。

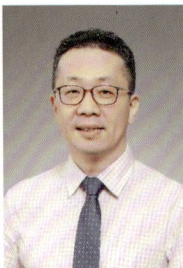

陈昶　主任医师，教授，博士研究生导师

同济大学附属上海市肺科医院胸外科

同济大学附属上海市肺科医院副院长，上海市肺移植工程技术研究中心主任，同济大学胸外科临床研究中心主任，同济大学医学院胸外学科责任教授。中华医学会胸心血管外科分会青年医师委员会副主任委员（第九届），上海市医学会胸外科分会副主任委员，上海市医师协会胸外科医师分会副会长，中国医疗保健国际交流促进会胸部肿瘤分会副主任委员，海峡两岸医药卫生交流协会胸外科专业委员会副主任委员，美国胸外科学会国际会员（AATS Member）。入选国家百千万人才工程、上海领军人才、上海市优秀学术带头人，享受国务院特殊津贴专家，获评第四届"国之名医"。以通讯作者在*J Clin Oncol*、*MOL Cancer*、*J Thorac Oncol*、*JAMA Surg*等国际著名期刊发表SCI收录论文120余篇。主持国家自然科学基金、上海市科学技术委员会、上海申康医院发展中心重大科研项目等18项。编写胸部肿瘤外科中英文专著共6部。先后荣获中华医学科技奖二等奖、教育部科技进步二等奖、上海市科技进步一等奖、上海市医学科技奖二等奖、上海市抗癌科技奖一等奖等各级奖项9项。

主编

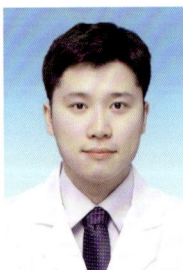

戴洁　主治医师，讲师，硕士研究生导师

同济大学附属上海市肺科医院胸外科

英国谢菲尔德大学博士，美国梅奥医学中心（Mayo Clinic）联合培养博士。欧洲胸外科医师协会（ESTS）青年会员。主持国家自然科学基金项目2项、上海市教育委员会"晨光计划"、上海市卫生健康委员会"医苑新星"等青年人才项目。获上海市"启明星"称号。以第一/通讯作者身份发表论文20余篇，发文杂志包括*JAMA Oncol*、*J Thorac Oncol*、*J Thorac Cardiovasc Surg*等。主编《胸外科专家访谈》，主译《支气管扩张》和《从住院医师到退休：打造成功的胸外科职业生涯》，参编专著6部。获得2016年ESTS年会Post Graduate Course病例挑战赛团队冠军。

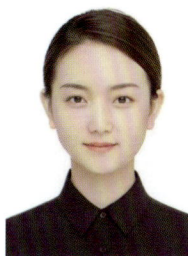

沈莹冉　医学博士，医师

同济大学附属上海市肺科医院胸外科

发表囊腔型肺癌相关论文两篇，参编（译）《从住院医师到退休：打造成功的胸外科职业生涯》《介入支气管镜临床指南》《胸外科关键手术技术——肺切除及支气管成形术》等书籍。多次参与国际学术活动：如在欧洲心胸外科协会年会及日本肺癌学会年会上做口头发言；代表中国年轻胸外科医生参加2019年ESTS年会Post Graduate Course病例挑战赛。在美国纽约大学Langone医学中心访问学习1年。

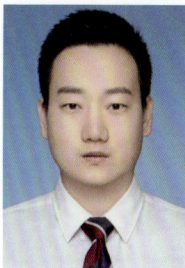

姜思明　医学硕士，主治医师

同济大学附属上海市肺科医院胸外科

在SCI源刊和《中华胸心血管外科杂志》发表论文数篇，2017年2月受邀至荷兰St Jansdal医院演讲单孔手术助手技巧。参编《向肺癌宣战，你赢得了吗》《胸部微创手术》。擅长普胸外科各类疾病诊治，尤其擅长各类单孔胸腔镜手术技巧。

副主编

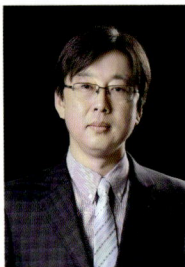

史景云 主任医师，博士研究生导师

同济大学附属上海市肺科医院放射科

同济大学附属上海市肺科医院放射科主任。中华医学会放射学分会心胸学组委员，中国防痨协会影像学分会副主任委员，中国医师协会放射分会呼吸专业委员会委员，中国医师协会放射分会急诊专业委员会委员，上海市放射学会委员、心胸组副组长，上海市医学会放射科专科分会委员，上海市医师协会影像学组委员。从事临床影像诊断工作30年。近年来承担省部级课题5项；获得实用新型专利1项。先后在 *Journal of Thoracic Oncology*、*Clin Cancer Res*、*European Radiology*、*Small Methods*、*CHEST* 等国外本领域较高水平期刊发表论文40篇。主编专著5部。

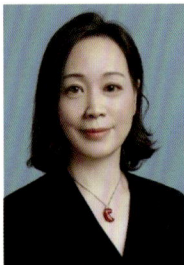

武春燕 主任医师，硕士研究生导师

同济大学附属上海市肺科医院病理科

同济大学附属上海市肺科医院病理科主任。中华医学会病理学分会胸部疾病学组委员，中华医学会病理学分会分子病理学组委员，上海市临床病理质量控制中心细胞病理工作组专家，上海市临床病理质量控制胸部病理工作组专家，中国医师协会病理医师分会委员，中华医学会上海分会病理专科委员，中国医疗保健国际交流促进会结核病防治分会病理专业委员会副主任委员，中国研究型医院学会病理学委员会胸肺学组副组长。从事临床病理诊断工作近30年，主持省部级课题多项。以通讯作者和第一作者在中华系期刊及SCI源刊发表论文40余篇。参与制定了《常规免疫组织化学初筛ALK阳性非小细胞肺癌专家共识》《中国非小细胞肺癌患者表皮生长因子受体基因突变检测专家共识》及《中国结核病病理学诊断专家共识》等多项专家共识。与临床合作并作为主要完成人分别荣获国家教育部科学技术进步奖二等奖、上海市抗癌科技奖一等奖及上海医学科技奖二等奖等奖项。

主审：

姜格宁　同济大学附属上海市肺科医院胸外科
朱余明　同济大学附属上海市肺科医院胸外科
陈　昶　同济大学附属上海市肺科医院胸外科

主编：

戴　洁　同济大学附属上海市肺科医院胸外科
沈莹冉　同济大学附属上海市肺科医院胸外科
姜思明　同济大学附属上海市肺科医院胸外科

副主编：

史景云　同济大学附属上海市肺科医院放射科
武春燕　同济大学附属上海市肺科医院病理科

编委（以姓氏拼音首字母为序）：

陈林松
同济大学附属上海市肺科医院胸外科

葛　韬
同济大学附属上海市肺科医院胸外科

黄　焰
同济大学附属上海市肺科医院病理科

姜　超
同济大学附属上海市肺科医院胸外科

靳凯淇
同济大学附属上海市肺科医院胸外科

李亚南
中国人民解放军联勤保障部队第904医院影像科

励述元
同济大学附属上海市肺科医院胸外科

史靖涵
同济大学附属上海市肺科医院内镜中心

孙良栋
同济大学附属上海市肺科医院胸外科

万紫微
同济大学附属上海市肺科医院胸外科

徐 立
同济大学附属上海市肺科医院胸外科

徐欣楠
同济大学附属上海市肺科医院胸外科

张 晗
同济大学附属上海市肺科医院胸外科

张云飞
同济大学附属上海市肺科医院胸外科

丛书介绍

很高兴，由AME出版社、中南大学出版社联合出品的"AME科研时间系列医学图书"，如期与大家见面！

虽然学了4年零3个月医科，但是，仅仅做了3个月实习医生，就选择弃医了，不务正业，直到现在在做医学学术出版和传播这份工作。2015年，毕业10周年。想当医生的那份情结依旧有那么一点，有时候不经意间会触动到心底深处……

2011年4月，我和丁香园的创始人李天天一起去美国费城出差，参观了一家医学博物馆——马特博物馆（The Mütter Museum）。该博物馆隶属于费城医学院，创建于1858年，如今这里已经成为一个展出各种疾病、伤势、畸形案例，以及古代医疗器械和生物学发展的大展厅，展品逾20 000件，其中包括战争中伤者的照片、连体人的遗体、侏儒的骸骨以及人体病变结肠等。此外还有世界上独一无二的收藏，比如一个酷似肥皂的女性尸体、一个长有两个脑袋的儿童的颅骨等。该博物馆号称"Birthplace of American Medicine"。走进一个礼堂，博物馆的解说员介绍宾夕法尼亚大学医学院开学典礼都会在这个礼堂举行。当时，我忍不住问了李天天一个问题：如果当初你学医的时候，开学典礼在这样的礼堂召开的话，你会放弃做医生吗？他的回答是：不会。

2013年5月，参加英国医学杂志（BMJ）的一个会议，会议之后，有一个晚宴，BMJ为英国一些优秀的医疗团队颁奖，BMJ的主编和BBC电台的著名节目主持人共同主持这个年度颁奖晚宴。令我惊讶的是，BMJ给每个获奖团队的颁奖词，从未提及该团队过去几年在什么大牛杂志上发表过什么大牛论文，而是关注这些团队在某个领域提高医疗服务质量，减轻病患痛苦，降低医疗费用等方面所作出的贡献。

很多朋友好奇地问我，AME是什么意思？

AME的意思就是，Academic Made Easy, Excellent and Enthusiastic。2014年9月3日，我在朋友圈贴出3张图片，请大家帮忙一起从3个版本的AME宣传彩页中选出一个喜欢的。最后，上海中山医院胸外科的沈亚星医生竟然给出一个AME的"神翻译"：欲穷千里目，快乐搞学术。

AME是一个年轻的公司，拥有自己的梦想。我们的核心价值观第一条是：Patients Come First！以"科研（Research）"为主线。于是，2014年4月24

日，我们的微信公众号上线，取名为"科研时间"。"爱临床，爱科研，也爱听故事。我是科研时间，这里提供最新科研资讯，一线报道学术活动，分享科研背后的故事。用国际化视野，共同关注临床科研，相约科研时间。"希望我们的AME平台，能够推动医学学术向前进步，哪怕是一小步！

如果说酒品如人品，那么，书品更似人品。希望我们"AME科研时间系列医学图书"丛书能将临床、科研、人文三者有机结合到一起，像西餐一样，烹调出丰富的味道，搭配出一道精美的佳肴，一一呈现给各位。

汪道远

AME出版社社长

前言

关于本书《囊腔型肺癌》的故事，可以追溯到2017年。那时，在门诊的实践中，我们偶尔会遇到一些罕见的病例，从中能学到很多宝贵的临床知识。我们发现，一些原本患有肺大泡的患者，在胸部CT随访过程中，患者原来的大泡虽然缩小了很多，却在大泡壁上形成了结节；有些病例还在大泡周围出现了磨玻璃阴影，术后病理提示为肺腺癌。于是，我们开始对这类影像表现既存在含气囊腔又合并肺结节的特殊群体展开进一步的探索。

作为医生，我们遇到好奇的问题不是依靠搜索引擎，而是通过PubMed搜索文献。当时相关的研究很少，且多数只是个案报道，未能有大样本量的统计分析。于是我们联系了同济大学附属上海市肺科医院放射科专家，在史景云教授的帮助下，通过搜索"囊腔""空泡"等关键词，将上海市肺科医院2015年之后的所有囊腔型肺癌患者筛选出来。然后与病理科合作，请武春燕教授将这些囊腔型肺癌的石蜡病理重新复片。最初，我们将搜集得到的病例资料，以论文的形式进行了发表。

2020年以来，由于疫情暴发以及后疫情时代的到来，胸部CT被广泛应用于人群新冠病毒感染的筛查和诊断，而这种囊腔型肺癌的检出率也随之增多。同济大学附属上海市肺科医院胸外科姜格宁教授希望对这一特殊类型的肺癌进行归纳分析，从发病、临床表现、影像分类、预后等多方面总结囊腔型肺癌的特点。在姜教授的建议下，我们开始了本书的撰写工作。

本书的第一章节，介绍了囊腔型肺癌的流行病学特征；第二章节至第四章节，分别从囊腔型肺癌的病因学、发病机制以及基因分子特征展开叙述；第五章节和第六章节主要从影像学角度描述了囊腔型肺癌的诊断分类和鉴别诊断；第七章节和第八章节分别阐述囊腔型肺癌与慢性阻塞性肺疾病、肺大泡疾病的相关性；第九章节探讨了囊腔型肺癌不同分型之间的转换以及可能的进展过程；第十至第十二章节从临床的角度出发，叙述了囊腔型肺癌的治疗和转归；第十三章节则汇总了同济大学附属上海市肺科医院所收集的囊腔型肺癌病例的影像学资料。与此同时，我们也将门诊上新遇到的病例搜集起来，这才有了本书第十四章的大体照片。

感谢在本书创作过程中辛勤付出的所有作者，他们的努力使得本书的编写工作顺利进展，也令我们深受启发。最后，希望此书能给临床工作人员带来帮助，无论是前半部分的文字章节，还是后半部分的影像病理图片，能有利于加深临床医生对囊腔型肺癌的认识，避免日常诊疗工作中的漏诊和误诊。

戴洁　沈莹冉　姜思明
同济大学附属上海市肺科医院胸外科

目　录

第一章　流行病学

　　肺囊性病变在胸部电子计算机断层扫描（computed tomography，CT）上较为常见，包含了多种疾病，通常被认为是一种良性表现。1954年，英国的Anderson和Pierce[1]首先报道了表现为囊性病变的肺癌，作为少见的肺癌特殊表现类型，其具体发病率目前不太清楚。一项针对老年吸烟者的低剂量CT肺癌筛查的研究显示，囊腔型肺癌约占检出肺癌的3.7%，男女各半，中位年龄为64岁，肿瘤多表现为实性或亚实性结节，囊腔直径平均为13 mm（图1-1）[2]。

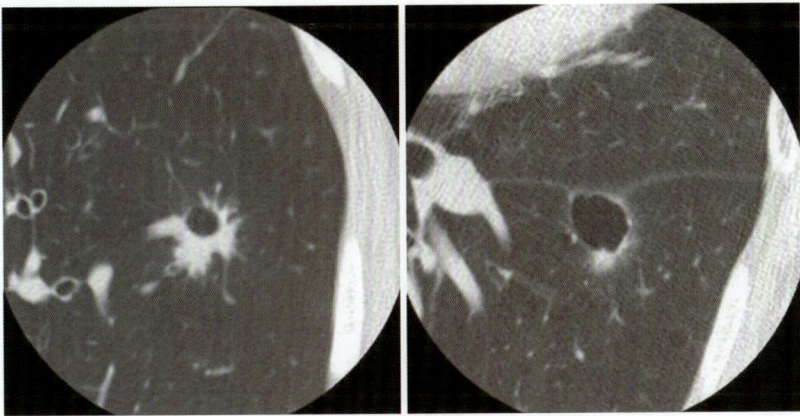

图1-1　低剂量CT肺癌筛查影像

图示囊腔平均直径为13 mm。Reprinted from Lung Cancer Associated With Cystic Airspaces, Ali O. Farooqi, Matt Cham, Lijuan Zhang, Mary Beth Beasley, John H. M. Austin, Albert Miller, Javier J. Zulueta, Heidi Roberts, Cole Enser7 Shang-Jyh Kao, M. K. Thorsen, James P. Smith, Daniel M. Libby, Rowena Yip, David F. Yankelevitz, Claudia I. Henschke for the International Early Lung Cancer Action Program Investigators, *American Journal of Roentgenology*, 2012; 199(4):781-786, © American Journal of Roentgenology[2].

中国人民解放军总医院将影像学上表现为囊腔且75%以上囊壁厚度<4 mm 的肺癌定义为薄壁空洞型肺癌，回顾2007—2013年的病例资料，仅发现24例（0.49%）为此类影像表现，患者平均年龄为56.5岁[3]。另一项来自苏州大学的研究显示，2013—2015年共发现囊腔型肺癌14例，男女各半，平均年龄为51.8±14岁。临床症状包括咳嗽、咳痰2例，无明显不适症状12例，均在体检时发现[4]。同济大学附属上海市肺科医院回顾调查了10 835例非小细胞肺癌患者的影像学资料，发现囊腔型肺癌共123例，占同期肺癌病例数的1.13%，患者多为男性（66.6%），平均年龄为60.20±9.54岁，30.9%患者合并肺气肿，结节多属于周边型[5]。

一项来自日本的跨度近10年的回顾性研究发现，肺癌合并囊腔患者共31例，占同期肺癌病例数的11%[6]，多见于男性或吸烟患者。囊腔型肺癌分期往往更晚，多存在胸膜或血管侵犯，基因检测结果显示囊腔型肺癌较少合并表皮生长因子受体（epidermal growth factor receptor，EGFR）突变，但细胞程序性死亡–配体1（programmed death-ligand 1，PD-L1）表达阳性多见。Fintelmann 等[7]的研究发现，囊腔型病变可见于约1%的肺癌患者，患者中位年龄为66岁（44~87岁），随访中患者多因囊壁增厚、壁结节增大或密度增高而接受手术治疗。

最近一项关于囊腔型肺癌的Meta分析[8]纳入了2000—2020年的8篇相关文章，其中两项研究来自中国，此外美国、意大利、比利时、加拿大和智利各一项，另有一项来自国际多中心的研究，共计341例患者，平均年龄为61.8岁（30~87岁），男性206例（60.4%），225例（66.1%）患者具有吸烟史，临床表现包括咳嗽（30.5%）、胸痛（10.2%）、咯血（9.3%）、发热（3.4%）等，但近半数患者无不适主诉。相关研究发表论文情况详见表1–1。

表 1–1　囊腔型肺癌相关研究发表论文情况

作者	年份	期刊	国家	例数	年龄（平均或中位数）/岁	性别（男/女）	吸烟史/%
Shen Y，等[5]	2019	*Lung Cancer*	中国	123	60.20±9.54	82/41	–
Shinohara S，等[9]	2018	*J Thorac Dis*	日本	52	68（61~72）	43/25	90.4
Toyokawa G，等[6]	2018	*Eur J Cardiothorac Surg*	日本	31	69	27/4	96.7
Diaz PJ，等[10]	2018	*Rev Med Chil*	智利	8	63.6	3/5	62.5
Fintelmann FJ，等[7]	2017	*J Thorac Imaging*	美国	30	66.2	12/18	63.6
Kimura H，等[11]	2017	*J Thorac Dis*	日本	12	66.6±8.2	9/3	58.3
Watanabe Y，等[12]	2016	*Ann Thorac Surg*	日本	132	64	89/43	65.9
陈颖，等[4]	2016	《临床放射学杂志》	中国	14	51.8±14	7/7	–

续表 1-1

作者	年份	期刊	国家	例数	年龄（平均或中位数）/ 岁	性别（男 / 女）	吸烟史 /%
Mascalchi M，等[13]	2015	*J Comput Assist Tomogr*	意大利	24	70.6	17/7	75
郭俊唐，等[3]	2014	《中国肺癌杂志》	中国	24	56.5	19/5	–
Farooqi AO，等[2]	2012	*AJR Am J Roentgenol*	美国	26	64	13/13	–
Maki D，等[14]	2006	*J Comput Assist Tomogr*	日本	20	62	20/0	100
Hanaoka N，等[15]	2002	*Lung Cancer*	日本	50	71.7	49/1	100

　　由于囊腔型肺癌的发病率较低，临床认识也相对不足，致使其误诊率较高。一项针对肺癌筛查试验中误诊病例的回顾性研究发现，CT误诊为良性病变的，有23%病例的影像学表现为囊腔型病变，表明对于囊腔型肺癌的认识和诊断尚存在明显不足，亟须进行影像学和病理学的进一步研究，明确其发病机制，为临床医生诊治提供重要线索[16]。

参考文献

[1]　ANDERSON HJ，PIERCE JW. Carcinoma of the bronchus presenting as thin-walled cysts[J]. Thorax，1954，9(2)：100-105.

[2]　Farooqi AO，Cham M，Zhang L，et al. Lung cancer associated with cystic airspaces[J]. AJR Am J Roentgenol，2012，199(4)：781-786.

[3]　郭俊唐，梁朝阳，初向阳，等. 薄壁空洞性肺癌：24例病例分析及文献回顾[J]. 中国肺癌杂志，2014，17(7)：553-556.

[4]　陈颖，蔡庆，沈玉英，等. 含囊腔性肺癌的MSCT特点及病理对照分析[J]. 临床放射学杂志，2016，35(10)：1508-1512.

[5]　Shen Y，Xu X，Zhang Y，et al. Lung cancers associated with cystic airspaces：CT features and pathologic correlation[J]. Lung Cancer，2019，135：110-115.

[6]　Toyokawa G，Shimokawa M，Kozuma Y，et al. Invasive features of small-sized lung adenocarcinoma adjoining emphysematous bullae[J]. Eur J Cardiothorac Surg，2018，53(2)：372-378.

[7]　Fintelmann FJ，Brinkmann JK，Jeck WR，et al. Lung Cancers Associated With Cystic Airspaces：Natural History，Pathologic Correlation，and Mutational Analysis[J]. J Thorac Imaging，2017，32(3)：176-188.

[8]　Mendoza DP，Heeger A，Mino-Kenudson M，et al. Clinicopathologic and Longitudinal Imaging Features of Lung Cancer Associated With Cystic Airspaces: A Systematic Review and Meta-Analysis[J]. AJR Am J Roentgenol，2020，216(2)：318-329.

[9]　Shinohara S，Sugaya M，Onitsuka T，et al. Impact of the favorable prognosis of patients with lung cancer adjoining bullae[J]. J Thorac Dis，2018，10(6)：3289-3297.

[10]　Díaz Patiño JC，Alegría Bobadilla J，Leal Martínez E，et al. Lung cancer presenting as cystic lesions. Report of eight cases[J]. Rev Med Chil，2018，146(10)：1102-1111.

[11]　Kimura H，Saji H，Miyazawa T，et al. Worse survival after curative resection in patients with pathological stage I non-small cell lung cancer adjoining pulmonary cavity formation[J]. J Thorac Dis，2017，9(9)：3038-3044.

[12]　Watanabe Y，Kusumoto M，Yoshida A，et al. Cavity Wall Thickness in Solitary Cavitary Lung Adenocarcinomas Is a Prognostic Indicator[J]. Ann Thorac Surg，2016，102(6)：1863-1871.

[13]　Mascalchi M，Attinà D，Bertelli E，et al. Lung cancer associated with cystic airspaces[J]. J Comput Assist Tomogr，2015，39(1)：102-108.

[14]　Maki D，Takahashi M，Murata K，et al. Computed tomography appearances of bronchogenic carcinoma associated with bullous lung disease[J]. J Comput Assist Tomogr，2006，30(3)：447-452.

[15]　Hanaoka N，Tanaka F，Otake Y，et al. Primary lung carcinoma arising from emphysematous bullae[J]. Lung Cancer，2002，38(2)：185-191.

[16]　Scholten ET，Horeweg N，de Koning HJ，et al. Computed tomographic characteristics of interval and post screen carcinomas in lung cancer screening[J]. Eur Radiol，2015，25(1)：81-88.

（戴洁，姜思明）

第二章 病因学

肺癌是世界范围内发病率和病死率最高的恶性肿瘤之一，研究证实外部环境和自身存在的多种危险因素都可促使肺癌发生，肺癌的病因总体上可分为外源致病因素和内源易感因素。其中，外源致病因素主要包括主动与被动吸烟、环境暴露、饮食习惯等，而内源致病性取决于机体的遗传易感性、免疫状态和激素水平等方面。

吸烟是肺癌的首要危险因素，根据Marshall等[1]2013年的一篇报道，约80%的肺癌与吸烟有关。肺癌的发病风险与烟龄、吸烟量、吸入程度、焦油与尼古丁含量以及配备滤嘴密切相关。烟草在燃烧过程中会产生4 000余种化学物质，经证实，一部分对人体有害。多环芳烃作为烟雾中重要的有害物质，可产生致癌、致畸、致突变作用。研究证明多环芳烃可使抑癌基因p53突变，是成年人罹患肺癌及其他器官恶性肿瘤的重要危险因素[2]。暴露于二手烟环境中是引发肺癌的另一大危险因素，这一现象在发展中国家尤为突出[3]，暴露时间越长，同伴吸烟量越多，罹患肺癌的风险也就越大[4]。研究显示，与吸烟男性结婚的非吸烟女性罹患肺癌的风险将增加25%~29%[5]。

空气污染细颗粒物（particulate matter，PM）是现今仅次于吸烟的另一大危险因素。其中，直径小于2.5 μm的颗粒物（$PM_{2.5}$）通常被用作检测空气污染的指标，该颗粒本身能携带、吸附多种有害物质，人体吸入后将沉积于体内，损伤呼吸、循环和生殖等系统，导致相关疾病（尤其是肺癌）的发病率和死亡率显著升高[6]。其他与肺癌发生相关的环境暴露因素还有石棉、砷、氡、镉、镍、金属粉尘、氯乙烯等[7]。

尽管超过80%的肺癌与烟草暴露相关，但吸烟者中仅不到20%的人会发展成肺癌[8]，这说明肺癌的发生还与个体的遗传易感性相关。一般认为，肺癌遗传易感性与代谢酶基因多态性、DNA修复机制异常和癌基因/抑癌基因突变等因素有关。如细胞色素P450，其单核苷酸多态性被证实与肺癌的发生显著相关[9]。Yokota等[10]通过全基因组关联分析得到的多个肺癌易感性相关基因，分别位于染色体5p15.33、6p21、15q24-25.1、6q23-25和13q31.3。O6-甲基鸟嘌呤-DNA甲基转移酶（O6-methylguanine-DNA methyltransferase，MGMT）的甲基化能显著增加非小细胞肺癌的患病风险（OR=4.25；95%CI 2.83~6.38；I2=22.4%）[11]。

既往肺部疾病也会增加肺癌发生的风险。肺结核病史将使男性患者发生肺癌的风险增加40%，使女性患者的风险增加50%[12]；慢性阻塞性肺疾病（chronic obstructive pulmonary disease，COPD）患者罹患肺癌的风险是非COPD人群的2倍[13]；支气管扩张（bronchiectasis）患者患肺癌的风险要比普通人群高2.36倍[14]，肺气肿（emphysema）也是肺癌的独立危险因素[15]。局部的慢性炎症反应和氧化应激、肺纤维化以及免疫监视作用的减弱，都是既往肺部疾病增加肺癌风险的可能机制[12]。

目前尚不确定激素替代疗法（hormone replacement therapy，HRT）与女性患肺癌的风险之间的关系。有研究发现HRT可以提高女性罹患肺癌的概率，并且增加肺癌的死亡率[16]。而抗雌激素治疗可降低女性肺癌的发生率[17]。雄激素能改变肺相关基因的表达，如上调氧气转运相关基因的转录，下调与DNA修复重组有关的基因的表达。此外，雄激素的致癌作用还可能源自它的细胞毒性作用，也可能与其能降低免疫反应有关[18]。

囊腔型肺癌与吸烟存在相关性，大部分被报道的病例都有吸烟史[19-21]。Fintelmann等[22]回顾性分析30例囊腔型肺癌病例，发现其中11例为吸烟者，18例既往有吸烟史，仅1例无吸烟史。由于目前缺少相关的基础研究，虽然现有文献明确了吸烟是囊腔型肺癌发生的一个重要危险因素，这与发达国家重点对吸烟患者开展肺癌CT筛查有关，但在某种程度上也可能过分强调了吸烟与囊腔型肺癌发病之间的关系。在国内学者的前期研究中尚未观察到吸烟与囊腔型肺癌发病之间的相关性[23-24]。此外，肺气肿也可能是囊腔型肺癌的独立危险因素，70.8%~85%的囊腔型肺癌患者都同时患有肺气肿[25]。

参考文献

[1] Marshall AL，Christiani DC. Genetic susceptibility to lung cancer—light at the end of the tunnel?[J]. Carcinogenesis，2013，34(3)：487-502.

[2] Rossner P Jr，Binkova B，Milcova A，et al. Air pollution by carcinogenic PAHs and plasma levels of p53 and p21(WAF1) proteins[J]. Mutat Res，2007，620(1)：34-40.

[3] Mu L，Liu L，Niu R，et al. Indoor air pollution and risk of lung cancer among Chinese female non-smokers[J]. Cancer Causes Control，2013，24(3)：439-450.

[4] Johnson KC，Hu J，Mao Y，et al. Lifetime residential and workplace exposure to environmental tobacco smoke and lung cancer in never-smoking women，Canada 1994-97[J]. Int J Cancer，2001，93(6)：902–906.

[5]　de Groot P, Munden RF. Lung Cancer Epidemiology, Risk Factors, and Prevention[J].
Radiol Clin North Am, 2012, 50(5): 863-876.

[6]　Vinikoor-Imler LC, Davis JA, Luben TJ. An ecologic analysis of county-level PM2.5
concentrations and lung cancer incidence and mortality[J]. Int J Environ Res Public Health,
2011, 8(6): 1865-1871.

[7]　Kligerman S, White C. Epidemiology of lung cancer in women: risk factors, survival, and
screening[J]. AJR Am J Roentgenol, 2011, 196(2): 287-295.

[8]　Jemal A, Bray F, Center MM, et al. Global cancer statistics[J]. CA Cancer J Clin, 2011, 6(2):
169-190.

[9]　Li M, Li A, He R, et al. Gene polymorphism of cytochrome P450 significantly affects lung
cancer susceptibility[J]. Cancer Medicine, 2019, 8(10): 4892-4905.

[10]　Yokota J, Shiraishi K, Kohno T. Genetic basis for susceptibility to lung cancer: Recent
progress and future directions[J]. Adv Cancer Res, 2010, 109 109: 51-72.

[11]　Bouras E, Karakioulaki M, Bougioukas KI, et al. Gene promoter methylation and cancer: An
umbrella review[J]. Gene, 2019, 710: 333-340.

[12]　Hong S, Mok Y, Jeon C, et al. Tuberculosis, smoking and risk for lung cancer incidence and
mortality[J].Int J Cancer, 2016, 139(11): 2447-2455.

[13]　Houghton AM. Common Mechanisms Linking Chronic Obstructive Pulmonary Disease and
Lung Cancer[J]. Ann Am Thorac Soc, 2018, 15(Suppl 4): S273-S277.

[14]　Chung WS, Lin CL, Hsu WH, et al. Increased risk of lung cancer among patients with
bronchiectasis: a nationwide cohort study[J]. QJM: monthly journal of the Association of
Physicians, 2016, 109(1): 17-25.

[15]　de Torres JP, Bastarrika G, Wisnivesky JP, et al. Assessing the relationship between lung
cancer risk and emphysema detected on low-dose CT of the chest[J]. Chest, 2007, 132(6):
1932-1938.

[16]　Chakraborty S, Ganti AK, Marr A, et al. Lung cancer in women: role of estrogens[J]. Expert
Rev Respir Med, 2010, 4(4): 509-518.

[17]　Chu SC, Hsieh CJ, Wang TF, et al. Antiestrogen use in breast cancer patients reduces the risk
of subsequent lung cancer: A population-based study[J]. Cancer Epidemiol, 2017, 48: 22-28.

[18]　Trigunaite A, Dimo J, Jørgensen TN. Suppressive effects of androgens on the immune
system[J]. Cell Immunol, 2015, 294(2): 87-94.

[19]　Snoeckx A, Reyntiens P, Carp L, et al.Diagnostic and clinical features of lung cancer
associated with cystic airspaces[J]. J Thorac Dis, 2019, 11(3): 987-1004.

[20]　Haider E, Burute N, Harish S, et al. Lung cancer associated with cystic airspaces:
Characteristic morphological features on CT in a series of 11 cases[J]. Clin Imaging, 2019, 56:
102-107.

[21]　Mascalchi M. Lung Cancer Associated with Cystic Airspaces in the Screening Perspective[J].
Ann Surg Oncol, 2020, 27(Suppl 3): 960–961.

[22]　Fintelmann FJ, Brinkmann JK, Jeck WR, et al. Lung Cancers Associated With Cystic
Airspaces: Natural History, Pathologic Correlation, and Mutational Analysis[J]. J Thorac
Imaging, 2017, 32(3): 176-188.

[23]　Guo J, Liang C, Sun Y, et al. Lung cancer presenting as thin-walled cysts: An analysis of 15

cases and review of literature[J]. Asia-Pac J Clin Onco,2016,12(1): e105-e112.

[24] Tan Y, Gao J, Wu C, et al. CT Characteristics and Pathologic Basis of Solitary Cystic Lung Cancer[J]. Radiology,2019,291(2) : 495-501.

[25] Sheard S, Moser J, Sayer C, et al. Lung Cancers Associated with Cystic Airspaces: Underrecognized Features of Early Disease[J]. Radiographics,2018,38(3): 704-717.

（史靖涵，沈莹舟）

第三章　病理特点与发病机制

囊腔型肺癌的病理表现多种多样，显微镜下多数囊腔内壁均覆盖有一层肿瘤组织[1]，囊腔内通常无坏死组织[2]。关于囊腔型肺癌的病理形成机制众说纷纭，有证据认为，部分囊腔的形成是由于肿瘤细胞的生长，只不过在早期阶段，仅显微镜下可见，后期才发展为肉眼可见的肿瘤[3]。还有部分囊腔型肺癌可由先天性囊性肺部疾病或其他伴有囊腔的疾病发展而来，如大泡性肺气肿、肺隔离症、支气管源性囊肿、淋巴管平滑肌瘤病（lymphangio-leiomyomatosis，LAM）、朗格汉斯细胞组织细胞增生症（Langerhans cell histiocytosis，LCH）等，但这种情况并不多见[4]。

Fintelmann[2]和Guo[1]等提出可能引发囊腔型肺癌的机制，如气道狭窄形成活瓣效应；肿瘤侵犯原有囊性结构（如支气管源性囊肿或肺大泡等）的囊壁；实性病灶中央成分的分解（可能的原因有肿瘤囊性变、坏死、分离、脓腔形成、酶的消化等）。综合目前已有的文献报道，活瓣效应是最为广泛接受且被证实的一种假说。肿瘤在早期生长阶段，仅显微镜下可见，影像检查无法发现。而此时活瓣已逐渐形成，影响外周小气道的气体流出，从而形成囊腔。随着肿瘤的生长，出现肉眼可见的实性肿块，并逐步取代原来的囊腔，最终形成完全实性的团块影[3]。多数囊腔在疾病发展过程中逐渐增大也印证了活瓣效应的可能性[2,5]。

Tan等[6]从苏木精–伊红染色（hematoxylin and eosin staining，HE staining，又称HE染色）的病理切片上观察到两种类型的活瓣，一种是由于肿瘤细胞产生大量纤维组织，压迫通往囊腔的支气管；另一种则是肿瘤细胞直接侵犯支气管壁造成闭塞。Kaneda等[7]认为，肺大泡周围的肺实质或纤维组织受压使通过的气流减少，从而导致微生物在大泡壁上沉积引起反复感染，慢性炎症反应使得大泡周围形成纤维瘢痕，干扰肺的通气和自我清洁功能，从而使得致癌物沉积。

　　事实上，不同病例囊腔壁的成分有所不同，与之相连的肺癌也存在异质性[8]。活瓣效应仅能解释约38%的病例，除此之外，还存在着其他形成机制[2]，如肿瘤内的坏死或囊性变，或是肺气肿病变背景上出现贴壁生长的腺癌，或是肺癌细胞沿着肺大泡壁生长[9]。无论是活瓣效应还是其他各种假说，均是仅基于有限案例的病理切片分析得到的猜想，尚无充足的数据来证实，仍有待后续研究。

　　典型案例1：63岁，女性，吸烟史25年。左下叶5 mm的部分实性结节；在5.5年的CT随访过程中，进展成17 mm的多房性厚壁囊腔（图3-1A~D），图中黑色箭头所指部分为由于瘢痕组织增生造成小气道狭窄，方框中为放大的瘢痕狭窄区域，星号所指为囊腔（图3-1E；苏木精-伊红染色，2倍镜下）。

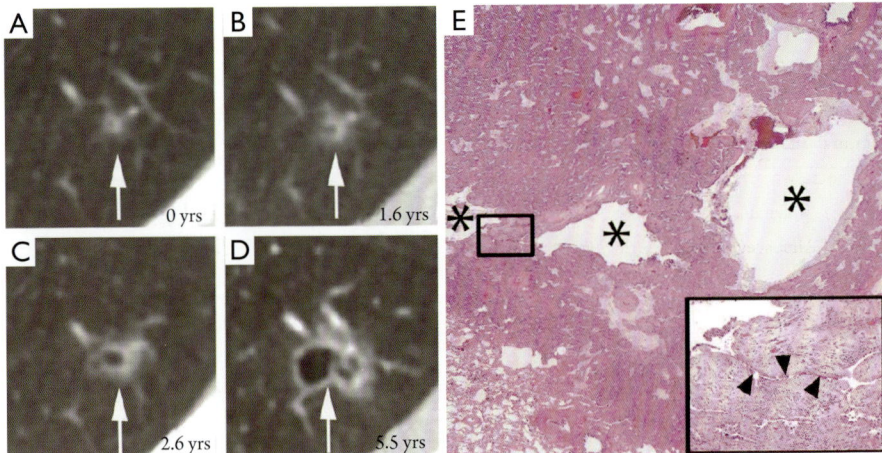

图3-1　63岁女性左下叶结节影像进展与病理切片

Reprinted from Florian J. Fintelmann, Jesaja K. Brinkmann, William R. Jeck, Fabian M. Troschel, Subba R. Digumarthy, Mari Mino-Kenudson, Jo-Anne O. Shepard, Lung Cancers Associated With Cystic Airspaces: Natural History, Pathologic Correlation, and Mutational Analysis, *J Thorac Imaging* (Official Journal of the Society of Thoracic Radiolog), 2017;32:176-188, Copyright 2017 Wolters Kluwer Health, Inc. URL: https://journals.lww.com/thoracicimaging/Abstract/2017/05000/Lung_Cancers_Associated_With_ Cystic_Airspaces_.5.aspx. With Permission from Wolters Kluwer Health[2].

　　典型案例2：77岁男性，吸烟史40年。左上叶8 mm纯磨玻璃结节（pure ground-glass nodule，PGGN）（图3-2A）；在4.6年的CT随访过程中，发展成为18 mm的多房性囊腔，内含磨玻璃结节（ground-glass nodule，GGN）（图3-2B~D），图中黑色箭头所指为贴壁生长的腺癌，其覆盖于肺气肿之上，形成了图像内星号所指的多房性囊腔，被肿瘤组织包围。右上角黑色三角所指为无肿瘤区域气肿造成的肺泡破坏（图3-2E；苏木精-伊红染色，2倍镜下）。

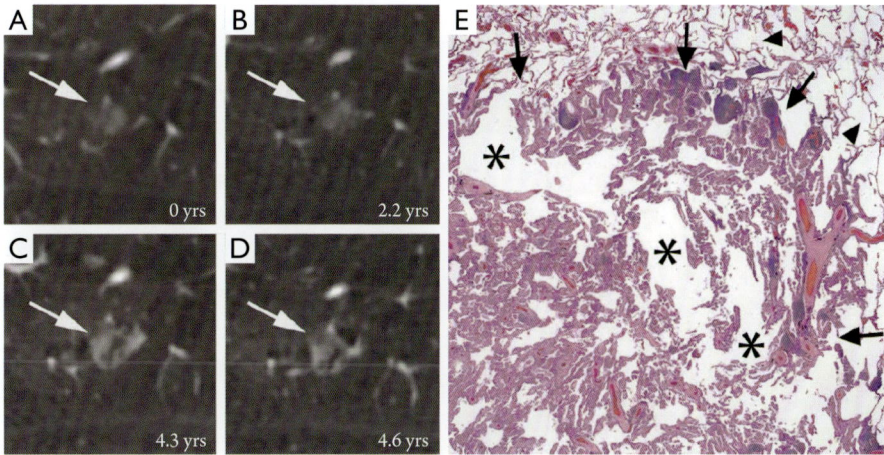

图3-2　77岁男性左上叶结节的影像进展与病理切片

Reprinted from Florian J. Fintelmann, Jesaja K. Brinkmann, William R. Jeck, Fabian M. Troschel, Subba R. Digumarthy, Mari Mino-Kenudson, Jo-Anne O. Shepard, Lung Cancers Associated With Cystic Airspaces: Natural History, Pathologic Correlation, and Mutational Analysis, *J Thorac Imaging* (Official Journal of the Society of Thoracic Radiolog), 2017;32:176-188, Copyright 2017 Wolters Kluwer Health, Inc. URL: https://journals.lww.com/thoracicimaging/Abstract/2017/05000/Lung_Cancers_Associated_With_Cystic_Airspaces_.5.aspx. With Permission from Wolters Kluwer Health[2].

　　典型案例3：64岁，女性，吸烟史60年。左上叶6 mm实性结节（图3-3A）；在11个月的CT随访过程中，进展为19 mm的单囊腔内含实性结节的病灶（图3-3B~C）；伴有明显^{18}F-氟代脱氧葡萄糖（^{18}F-fluorodeoxyglucose，^{18}F-FDG）摄取增高（图3-3D），图像内星号所指为囊腔，黑色三角所指为纤维血管轴心被一层厚厚的鳞癌细胞包绕。未见坏死组织（图3-3E；苏木精-伊红染色，2倍镜下）。

　　典型案例4：67岁，女性，吸烟史40年。左下叶7 mm的薄壁单囊病灶（图3-4A）；在12年的CT随访过程中，进展成为24 mm的厚壁单囊腔病灶（图3-4B~C）；无显著^{18}F-FDG摄取（图3-4D）；图像内星号所指为在原有大泡病灶内壁上，黑色三角为排列着贴壁生长的腺癌（图3-4E；苏木精-伊红染色，4倍镜下）。

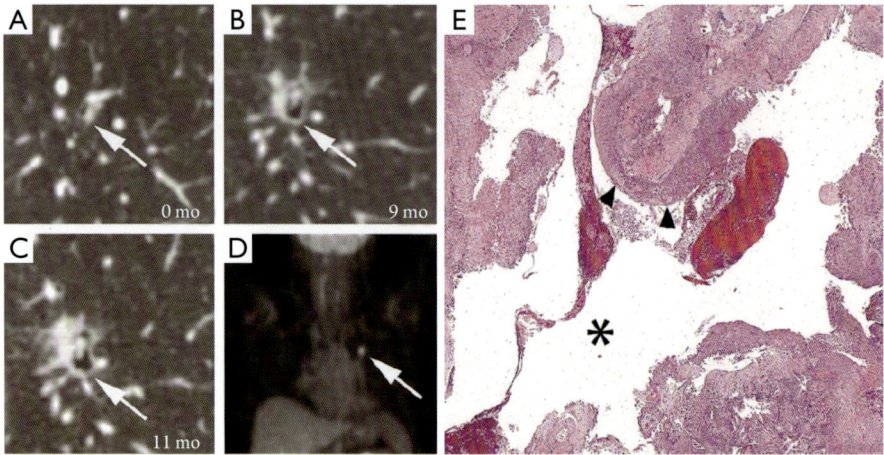

图3-3　64岁女性左上叶结节影像进展与病理切片

Reprinted from Florian J. Fintelmann, Jesaja K. Brinkmann, William R. Jeck, Fabian M. Troschel, Subba R. Digumarthy, Mari Mino-Kenudson, Jo-Anne O. Shepard, Lung Cancers Associated With Cystic Airspaces: Natural History, Pathologic Correlation, and Mutational Analysis, *J Thorac Imaging* (Official Journal of the Society of Thoracic Radiolog), 2017;32:176-188, Copyright 2017 Wolters Kluwer Health, Inc. URL: https://journals.lww.com/thoracicimaging/Abstract/2017/05000/Lung_Cancers_Associated_With_Cystic_Airspaces_.5.aspx. With Permission from Wolters Kluwer Health[2].

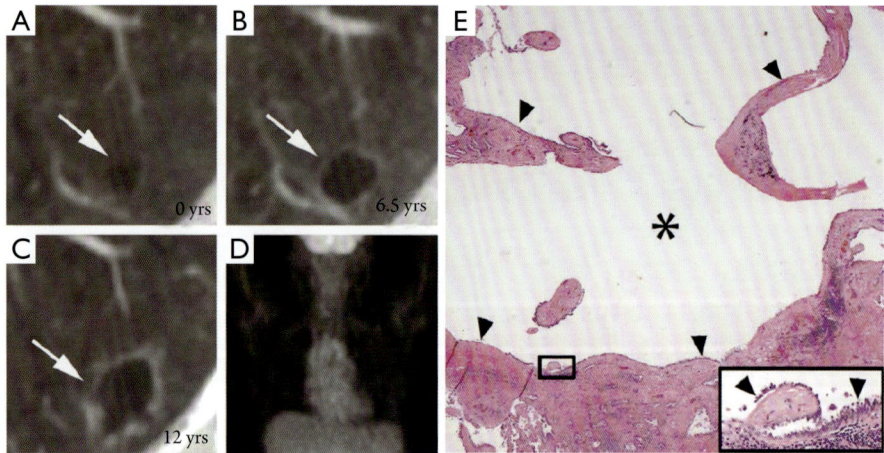

图3-4　67岁女性左下叶结节影像进展与病理切片

Reprinted from Florian J. Fintelmann, Jesaja K. Brinkmann, William R. Jeck, Fabian M. Troschel, Subba R. Digumarthy, Mari Mino-Kenudson, Jo-Anne O. Shepard, Lung Cancers Associated With Cystic Airspaces: Natural History, Pathologic Correlation, and Mutational Analysis, *J Thorac Imaging* (Official Journal of the Society of Thoracic Radiolog), 2017;32:176-188, Copyright 2017 Wolters Kluwer Health, Inc. URL: https://journals.lww.com/thoracicimaging/Abstract/2017/05000/Lung_Cancers_Associated_With_Cystic_Airspaces_.5.aspx. With Permission from Wolters Kluwer Health[2].

参考文献

[1] Guo J，Liang C，Sun Y，et al. Lung cancer presenting as thin-walled cysts：An analysis of 15 cases and review of literature[J]. Asia Pac J Clin Oncol，2016，12(1)：e105-e112.

[2] Fintelmann FJ，Brinkmann JK，Jeck WR，et al. Lung Cancers Associated With Cystic Airspaces：Natural History，Pathologic Correlation，and Mutational Analysis[J]. J Thorac Imaging，2017，32(3)：176-188.

[3] Sheard S，Moser J，Sayer C，et al. Lung Cancers Associated with Cystic Airspaces：Underrecognized Features of Early Disease[J]. Radiographics，2018，38(3)：704-717.

[4] Farooqi AO，Cham M，Zhang L，et al. Lung cancer associated with cystic airspaces[J]. AJR Am J Roentgenol，2012，199(4)：781-786.

[5] Mascalchi M，Attinà D，Bertelli E，et al. Lung cancer associated with cystic airspaces[J]. J Comput Assist Tomogr，2015，39(1)：102-108.

[6] Tan Y，Gao J，Wu C，et al. CT Characteristics and Pathologic Basis of Solitary Cystic Lung Cancer[J]. Radiology，2019，291(2)：495-501.

[7] Kaneda M，Tarukawa T，Watanabe F，et al. Clinical features of primary lung cancer adjoining pulmonary bulla[J]. Interact Cardiovasc Thorac Surg，2010，10(6)：940-944.

[8] Yankelevitz DF. Invited Commentary：Early Lung Cancer and Cystic Airspaces[J]. Radiographics，2018，38(3)：717-718.

[9] Haider E，Burute N，Harish S，et al. Lung cancer associated with cystic airspaces：Characteristic morphological features on CT in a series of 11 cases[J]. Clin Imaging，2019，56：102-107.

（沈莹舟，戴洁）

第四章　基因突变与分子学机制

　　针对囊腔型肺癌的基因研究，目前尚处于起步阶段。囊腔型肺癌形成的分子学机制尚不明确。一些机制被认为在从肺气肿、肺大泡发展至囊腔型肺癌的过程中起到了相关作用。

一、基因易感性

　　部分研究认为慢性阻塞性肺疾病（COPD）、肺气肿和肺癌存在共同的遗传易感性，其论点主要基于只有少数吸烟者能发展成这些疾病，而大多数吸烟者则能幸免，而易感性能在家族中呈现传播[1]。基因上容易发生肺气肿的患者，如缺乏α1-抗胰蛋白酶的人，患肺癌的风险较高，这可能是由弹性蛋白酶活性不平衡所致[2]。同样，全基因组联合研究发现，阻塞性气道疾病和肺癌之间的联系是15q25染色体上的一个位点，它负责对烟碱型乙酰胆碱受体进行编码，这是一个潜在的罪魁祸首。尽管与传统的烟碱依赖学说的明显联系相比，这一发现的意义容易被忽视[3-6]。

　　缩短的端粒也与肺癌、肺气肿和COPD的发展有关[7-9]，并可能与肺癌的不良预后相关。端粒长度由一组专门的酶控制，这些酶统称为端粒酶反转录酶（telomerase reverse transcriptase，TERT）。在最近的Meta分析中TERT基因多态性rs2736100与肺癌的风险具有相关性[10]。

　　血管内皮生长因子受体1（VEGFR1）促进炎症和肿瘤进展，是肺癌治疗具有前景的靶点之一，且与COPD和肺癌均有关[11]。VEGFR1是由FLT1编码的，FLT1是一种用于控制细胞分化和增殖的致癌基因。而且，白细胞介素IL-7R、IL-1a和IL-10等炎症介质的基因改变也一直是人们关注的焦点。有趣的是，肺癌中细胞因子的改变可能因肺功能以及种族、性别和吸烟史的不同而有差异[12]。在肺部大量表达的FAM13A基因的遗传变异，也与COPD和肺癌的共同易感性有关，尽管这个基因家族作用机制还不明确，但最有可能的是抑制肿瘤活性，改善患者预后[13]。

二、DNA损伤和修复

证明肺气肿、COPD和肺癌三者相互关联的进一步证据可以在表观遗传学中找到，表观遗传学是遗传变异和环境暴露之间的重要中介。与吸烟、COPD和肺气肿相关的DNA甲基化特征已经在肺癌患者看似正常的肺组织中被描绘出来，并可能与不良的预后相关[14]。最近一项研究对病理诊断为COPD的患者进行了甲基化测序，发现349个CpG位点与肺功能的改变存在显著关联。该研究发现，与COPD有关的几个位点也与肺部肿瘤的发生有关。随后的一项表观遗传学研究确认了CCDC37（卷曲螺旋结构域蛋白37）和MAP1B（微管结合蛋白1B）2个基因的甲基化模式与COPD和肺癌的易感性有关[15]。在COPD中，CCDC 37和MAP1B的表达降低，可能使CCDC 37和MAP1B基因易于发生甲基化，并最终通过未知机制参与肺癌的发生。

三、慢性炎症

慢性炎症与一系列人类癌症有关。许多与炎症相关的介质，包括核因子kappa-B（NF-κB）、氧和氮自由基、细胞因子、前列腺素和micro RNA等，都可能与癌症的发生相关[16]。因为COPD和肺气肿也与炎症有关，所以假设炎症介质在这3种与吸烟史有关的疾病中起着关键联系作用是合乎逻辑的。例如，在严重COPD与肺气肿患者中，IL-17可能促进疾病的进展[17]。然而，在肺癌中，它的作用是令人困惑的，已经提出的机制包括细胞增殖、血管生成、转移、免疫逃逸和化疗耐药性[18-19]。

人类非小细胞肺癌细胞已被证明能产生Th1型细胞因子，参与肿瘤微环境的形成。例如，在肺癌中，IL-4水平与肿瘤生长和转移有关[20-21]。虽然肺气肿和COPD传统上被认为是一种由Th1型细胞因子引发的疾病，但最近的证据表明，促肿瘤的Th2型炎症细胞因子也可能起着关键作用，这为确定COPD和肺癌之间的联系提供了进一步的依据[22]。因为在非小细胞肺癌中，Th1型细胞因子浸润与预后有关，而Th2型细胞因子的浸润有利于肿瘤的进展[23]。

NF-κB是控制细胞增殖和细胞存活的基因调节者，也是Th2型促炎细胞因子的修饰者，参与了肺癌和COPD的发展[24]。NF-κB的表达是由吸烟刺激的，它与COPD的发病机制，以及与慢性炎症有关的癌症和吸烟者肌肉萎缩有关[25-26]。而作为一个明星转录因子，它也可能通过与P53相关的机制诱发致癌。

与COPD和肺癌相关的另一个中介是磷脂酰肌醇3-激酶（phosphatidylinositol 3-kinase，PI3K）通路，该通路是肿瘤发生以及肿瘤增殖和存活的主要促进因素[27]。有趣的是，吸入PI3K抑制药可能将成为有重要意义的COPD新疗法[28]。

表皮生长因子受体（EGFR）和Wnts的异常表达也可能与导致COPD和肺癌的共同途径有关[29]。EGFR信号通路是产生和分泌气道黏液的关键调节因子，是慢性支气管炎表型COPD的显著特征。EGFR将COPD、肺气肿和肺癌发展之间连接起来的作用可能是很有趣的，因为正如大多数临床医生所知道的，患有COPD及肺气肿的吸烟肺癌患者很少表现出可通过酪氨酸激酶抑制药治疗的EGFR突变[30]。这一过程中，EGFR可能起间接作用，因为在病程中最有可能诱导EGFR表达的促炎介质是Ⅱ型质子细胞因子[31]。在动物模型中，Wnt-β-儿茶素信号通路与COPD、肺气肿和肺癌都有联系[32-33]。Wnt-β-儿茶素的改变在人类恶性肿瘤中很明显[34]。此外，肺气肿的实质组织破坏和修复能力受损也与细胞信号蛋白表达的减少有关。

最后，慢性炎症通过其引发的修复机制，特别是上皮—间充质转化（epithelial-mesenchymal transition，EMT）间接与COPD和肺癌有关[35-36]。已经确认了5种主要的EMT调控基因，即SNAL1、SLUG、ZEB1、ZEB2和TWIST1。最近的一项研究发现，SNAL1在肺癌和COPD的发生发展中均具有作用[37]。SNAL1可参与促进类似EMT的改变、细胞迁移和侵袭。在对超过7 000例患者（包括肺癌患者、COPD与肺气肿患者和对照组患者）进行的研究中发现，SNAL1一个外显子的突变与肺癌和COPD的风险降低有关。这表明，对肺癌发生风险的影响似乎是由COPD间接介导的。囊性腺癌形成的相关分子机制详见表4-1。

表 4-1 囊性腺癌形成的相关分子机制

基因多态性与易感性	后生变异	慢性炎症	修复机制相关
烟碱乙酰胆碱受体（nicotinic acetylcholine receptor，nAChR）	吸烟引起的相关DNA甲基化的修饰	核转录因子NF-κB	上皮—间充质转化（EMT）
端粒酶反转录酶家族（TERTs）	重组人 α1- 抗胰蛋白酶（SERPINA1）	Ⅱ型细胞因子	SNAL1通路
血管内皮生长因子受体（VEGFR1）	卷曲螺旋结构域蛋白37（CCDC37）	磷脂酰肌醇3-激酶通路（PI3K通路）	
炎性介质的相关基因突变	微管相关蛋白1B（MAP1B）	前列腺素	
FAM13a的基因突变		表皮生长因子的突变（EGFR、Wnt）	

四、囊腔型肺癌的相关基因突变

目前关于囊腔型肺癌基因突变的研究较少。在Guo等[38]的研究中，8例亚裔患者中，3例EGFR突变阳性，未检测到KRAS突变；根据同济大学附属上海市肺科医院的一项回顾性研究，在85例囊腔型肺癌患者中，45例（52.9%，45/85）携带EGFR突变，而KRAS及ALK相关突变很少被检测到[39]。然而，在Fintelmann等[40]研究的26例患者中，KRAS突变是主要突变类型（54%，14/26），仅1例患者出现EGFR扩增。引起这一差异的原因主要在于人种的差异，在罹患肺癌的白种人群中，KRAS突变率约为25%[41]；而在亚洲人群中，EGFR突变是主要的驱动突变类型[42]。PD-L1在伴有大泡的肺癌患者中表达阳性率高达58%（17/31，cut-off值设为5%），明显高于普通腺癌患者（11.8%~12.9%）[43]。这可能与肺气肿患者肺内长期存在炎症反应有关，炎症可通过干扰素γ促进PD-L1的表达[44-45]。囊腔型肺癌可能的病理机制之一是在肺大泡病变基础上出现肿瘤，故我们也可进一步检测囊腔型肺癌中PD-L1的表达水平。由于"囊腔型肺癌"这一概念提出较新，目前尚无大量相关的基础研究，其分子学机制仍需我们进一步探索。

参考文献

[1] Schwartz AG，Ruckdeschel JC. Familial lung cancer：genetic susceptibility and relationship to chronic obstructive pulmonary disease[J]. Am J Respir Crit Care Med，2006，173(1)：16-22.

[2] Yang P，Sun Z，Krowka MJ，et al. Alpha1-antitrypsin deficiency carriers，tobacco smoke，chronic obstructive pulmonary disease，and lung cancer risk[J]. Arch Intern Med，2008，168(10)：1097-1103.

[3] Pillai SG，Kong X，Edwards LD，et al. Loci identified by genome-wide association studies influence different disease-related phenotypes in chronic obstructive pulmonary disease[J]. Am J Respir Crit Care Med，2010，182(12)：1498-1505.

[4] Thorgeirsson TE，Geller F，Sulem P，et al. A variant associated with nicotine dependence，lung cancer and peripheral arterial disease[J]. Nature，2008，452(7187)：638-642.

[5] Hung RJ，McKay JD，Gaborieau V，et al. A susceptibility locus for lung cancer maps to nicotinic acetylcholine receptor subunit genes on 15q25[J]. Nature，2008，452(7187)：633-637.

[6] Amos CI，Wu X，Broderick P，et al. Genome-wide association scan of tag SNPs identifies a susceptibility locus for lung cancer at 15q25.1[J]. Nat Genet，2008，40(5)：616-622.

[7] Hosgood HD，3rd，Cawthon R，He X，et al. Genetic variation in telomere maintenance genes，telomere length，and lung cancer susceptibility[J]. Lung Cancer，2009，66(2)：157-161.

[8] Alder JK，Guo N，Kembou F，et al. Telomere length is a determinant of emphysema susceptibility[J]. Am J Respir Crit Care Med，2011，184(8)：904-912.

[9] Savale L，Chaouat A，Bastuji-Garin S，et al. Shortened telomeres in circulating leukocytes of patients with chronic obstructive pulmonary disease[J]. Am J Respir Crit Care Med，2009，

179(7): 566-571.

[10] Gao L, Thakur A, Liang Y, et al. Polymorphisms in the TERT gene are associated with lung cancer risk in the Chinese Han population[J]. Eur J Cancer Prev, 2014, 23(6): 497-501.

[11] Wang H, Yang L, Deng J, et al. Genetic variant in the 3'-untranslated region of VEGFR1 gene influences chronic obstructive pulmonary disease and lung cancer development in Chinese population[J]. Mutagenesis, 2014, 29(5): 311-317.

[12] Van Dyke AL, Cote ML, Wenzlaff AS, et al. Cytokine and cytokine receptor single-nucleotide polymorphisms predict risk for non-small cell lung cancer among women[J]. Cancer Epidemiol Biomarkers Prev, 2009, 18(6): 1829-1840.

[13] Young RP, Hopkins RJ, Hay BA, et al. FAM13A locus in COPD is independently associated with lung cancer - evidence of a molecular genetic link between COPD and lung cancer[J]. Appl Clin Genet, 2011, 4: 1-10.

[14] Sato T, Arai E, Kohno T, et al. Epigenetic clustering of lung adenocarcinomas based on DNA methylation profiles in adjacent lung tissue: Its correlation with smoking history and chronic obstructive pulmonary disease[J]. Int J Cancer, 2014, 135(2): 319-334.

[15] Tessema M, Yingling CM, Picchi MA, et al. Epigenetic Repression of CCDC37 and MAP1B Links Chronic Obstructive Pulmonary Disease to Lung Cancer[J]. J Thorac Oncol, 2015, 10(8): 1181-1188.

[16] Leidinger P, Keller A, Borries A, et al. Specific peripheral miRNA profiles for distinguishing lung cancer from COPD[J]. Lung Cancer, 2011, 74(1): 41-47.

[17] Roos AB, Sanden C, Mori M, et al. IL-17A Is Elevated in End-Stage Chronic Obstructive Pulmonary Disease and Contributes to Cigarette Smoke-induced Lymphoid Neogenesis[J]. Am J Respir Crit Care Med, 2015, 191(11): 1232-1241.

[18] Yang B, Kang H, Fung A, et al. The role of interleukin 17 in tumour proliferation, angiogenesis, and metastasis[J]. Mediators of inflammation, 2014, 2014: 623759

[19] Nguyen AH, Berim IG, Agrawal DK. Cellular and molecular immunology of lung cancer: therapeutic implications[J]. Expert Rev Clin Immunol, 2014, 10(12): 1711-1730.

[20] Neurath MF, Finotto S. The emerging role of T cell cytokines in non-small cell lung cancer[J]. Cytokine Growth Factor Rev, 2012, 23(6): 315-322.

[21] Gocheva V, Wang HW, Gadea BB, et al. IL-4 induces cathepsin protease activity in tumor-associated macrophages to promote cancer growth and invasion[J]. Genes Dev, 2010, 24(3): 241-255.

[22] Curtis JL, Freeman CM, Hogg JC. The immunopathogenesis of chronic obstructive pulmonary disease: insights from recent research[J]. Proc Am Thorac Soc, 2007, 4(7): 512-521.

[23] Ito N, Suzuki Y, Taniguchi Y, et al. Prognostic significance of T helper 1 and 2 and T cytotoxic 1 and 2 cells in patients with non-small cell lung cancer[J]. Anticancer Res, 2005, 25(3B): 2027-2031.

[24] Shen HM, Tergaonkar V. NFkappaB signaling in carcinogenesis and as a potential molecular target for cancer therapy[J]. Apoptosis, 2009, 14(4): 348-363.

[25] Karin M, Greten FR. NF-kappaB: linking inflammation and immunity to cancer development

and progression[J]. Nat Rev Immunol, 2005, 5(10): 749-759.

[26] Wright JG, Christman JW. The role of nuclear factor kappa B in the pathogenesis of pulmonary diseases: implications for therapy[J]. Am J Respir Med, 2003, 2(3): 211-219.

[27] Gadgeel SM, Wozniak A. Preclinical rationale for PI3K/Akt/mTOR pathway inhibitors as therapy for epidermal growth factor receptor inhibitor-resistant non-small-cell lung cancer[J]. Clin Lung Cancer, 2013, 14(4): 322-332.

[28] Stark AK, Sriskantharajah S, Hessel EM, et al. PI3K inhibitors in inflammation, autoimmunity and cancer[J]. Curr Opin Pharmacol, 2015, 23: 82-91.

[29] de Boer WI, Hau CM, van Schadewijk A, et al. Expression of epidermal growth factors and their receptors in the bronchial epithelium of subjects with chronic obstructive pulmonary disease[J]. Am J Clin Pathol, 2006, 25(2): 184-192.

[30] Lim JU, Yeo CD, Rhee CK, et al. Chronic Obstructive Pulmonary Disease-Related Non-Small-Cell Lung Cancer Exhibits a Low Prevalence of EGFR and ALK Driver Mutations[J]. PLoS ONE, 2017, 10(11):e0142306.

[31] Vallath S, Hynds RE, Succony L, et al. Targeting EGFR signalling in chronic lung disease: therapeutic challenges and opportunities[J]. Eur Respir J, 2014, 44(2): 513-522.

[32] Baarsma HA, Spanjer AI, Haitsma G, et al. Activation of WNT/beta-catenin signaling in pulmonary fibroblasts by TGF-beta(1) is increased in chronic obstructive pulmonary disease[J]. PLoS ONE, 2017, 6(9): e25450.

[33] Pacheco-Pinedo EC, Durham AC, Stewart KM, et al. Wnt/beta-catenin signaling accelerates mouse lung tumorigenesis by imposing an embryonic distal progenitor phenotype on lung epithelium[J]. J Clin Invest, 2011, 121(5): 1935-1945.

[34] Stewart DJ, Chang DW, Ye Y, et al. Wnt signaling pathway pharmacogenetics in non-small cell lung cancer[J]. Pharmacogenomics J, 2014, 14(6): 509-522.

[35] Sohal SS, Reid D, Soltani A, et al. Evaluation of epithelial mesenchymal transition in patients with chronic obstructive pulmonary disease[J]. Respir Res, 2011, 12(1): 130.

[36] Wang H, Zhang H, Tang L, et al. Resveratrol inhibits TGF-beta1-induced epithelial-to-mesenchymal transition and suppresses lung cancer invasion and metastasis[J]. Toxicology, 2013, 303: 139-146.

[37] Yang L, Yang X, Ji W, et al. Effects of a functional variant c.353T>C in snail on risk of two contextual diseases. Chronic obstructive pulmonary disease and lung cancer[J]. Am J Respir Crit Care Med, 2014, 189(2): 139-148.

[38] Guo J, Liang C, Sun Y, et al. Lung cancer presenting as thin-walled cysts: An analysis of 15 cases and review of literature[J]. Asia Pac J Clin Oncol, 2016, 12(1): e105-e112.

[39] Shen Y, Xu X, Zhang Y, et al. Lung cancers associated with cystic airspaces: CT features and pathologic correlation[J]. Lung Cancer, 2019, 135: 110-115.

[40] Fintelmann FJ, Brinkmann JK, Jeck WR, et al. Lung Cancers Associated With Cystic Airspaces: Natural History, Pathologic Correlation, and Mutational Analysis[J]. J Thorac Imaging, 2017, 32(3): 176-188.

[41] Riely GJ, Marks J, Pao W, et al. KRAS mutations in non-small cell lung cancer[J]. Proc Am Thorac Soc, 2009, 6(2): 201-205.

[42] Morales-Oyarvide V, Mino-Kenudson M. High-grade lung adenocarcinomas with micropapillary and/or solid patterns: a review[J]. Curr Opin Pulm Med, 2014, 20(4): 317-323.

[43] Toyokawa G, Takada K, Okamoto T, et al. High Frequency of Programmed Death-ligand 1 Expression in Emphysematous Bullae-associated Lung Adenocarcinomas[J]. Clin lung cancer, 2017, 18(5): 504-511.

[44] Abiko K, Matsumura N, Hamanishi J, et al. IFN-γ from lymphocytes induces PD-L1 expression and promotes progression of ovarian cancer[J]. Br J Cancer, 2015, 112(9): 1501-1509.

[45] Faner R, Cruz T, Agusti A. Immune response in chronic obstructive pulmonary disease[J]. Expert Rev Clin Immunol, 2013, 9(9): 821-833.

（徐立，戴洁）

第五章　影像学特征与分型

我们把囊性空腔定义为在CT成像下正常肺组织中的圆形薄壁样的结构[1]，并排除以下两种情况：第一，先出现实性结节，后在实性结节内部出现空腔；第二，无法将囊性空腔与周围的肺气肿、支气管扩张或间质性肺疾病区分开来的情况[2]。

囊腔型肺癌的分类大致有几个演变过程（图5-1）。2006年在Maki等[3]的研究中最早描述了囊性空腔相关的肺癌分类系统，此分类系统后来被Mascalchi等[4]加以描述和改进，他们将囊腔型肺癌按照形态学分为4个亚型（图5-1A）：Ⅰ型包括具有外生结节成分的囊性病变；Ⅱ型包括具有内生结节成分的囊性病变；Ⅲ型包括沿壁增厚的囊性病变；Ⅳ型包括在囊性空腔内混合有软组织的病变。后来，Fintelmann等学者添加了子类别以进一步描述囊腔型肺癌的形态（图5-1B），他们将囊腔分类为薄壁或厚壁、内生结节或外生结节，结节分类为实性、非实性或部分实性，囊腔形态分为单叶或多叶。我们采用了Mascalchi和Fintelmann等[5]学者提出的分类系统，并加以改进，将囊腔型肺癌分为4类（图5-2）：Ⅰ型，囊壁厚度<2 mm的囊性空腔；Ⅱ型，囊壁厚度≥2 mm囊性空腔；Ⅲ型，囊壁有结节成分的囊性空腔（无论内生或外生结节）；Ⅳ型，实性或非实性结节包含在成团簇状的囊性空腔中，可称之为混合型。

按照我们的分类方法，囊腔型肺癌的4种形态的电子计算机断层扫描（CT）特征如图5-3：Ⅰ型，囊壁厚度<2 mm（图5-3A）；Ⅱ型，囊壁厚度≥2 mm（图5-3B）；Ⅲ型，囊壁有结节成分（图5-3C）；Ⅳ型，混合型，即实性或非实性结节包含在成团簇状的囊性空腔中（图5-3D）。

随访期间囊腔型肺癌的CT形态学改变

我们共随访了13例囊腔型肺癌患者，2次CT的平均间隔时间为14个月，由此确定了囊腔型肺癌的4种疾病进展模式（图5-4）。模式1，从囊壁出现的结节，在之后的随访中逐渐增大；模式2，薄壁增厚；模式3，厚壁囊肿被实性肿块所取代；模式4，囊壁结节可能在随访过程中衰减或增大。

由于Ⅰ型、Ⅱ型、Ⅲ型在随访期间的形态学变化可能非常细微，并且病灶可能变得更加复杂，因此我们建议尽可能使用薄层CT扫描，即胸部CT扫描重建为连续的薄层切片（<1.5 mm，最好是1.0 mm）[7]，可以在冠状和矢状平面进

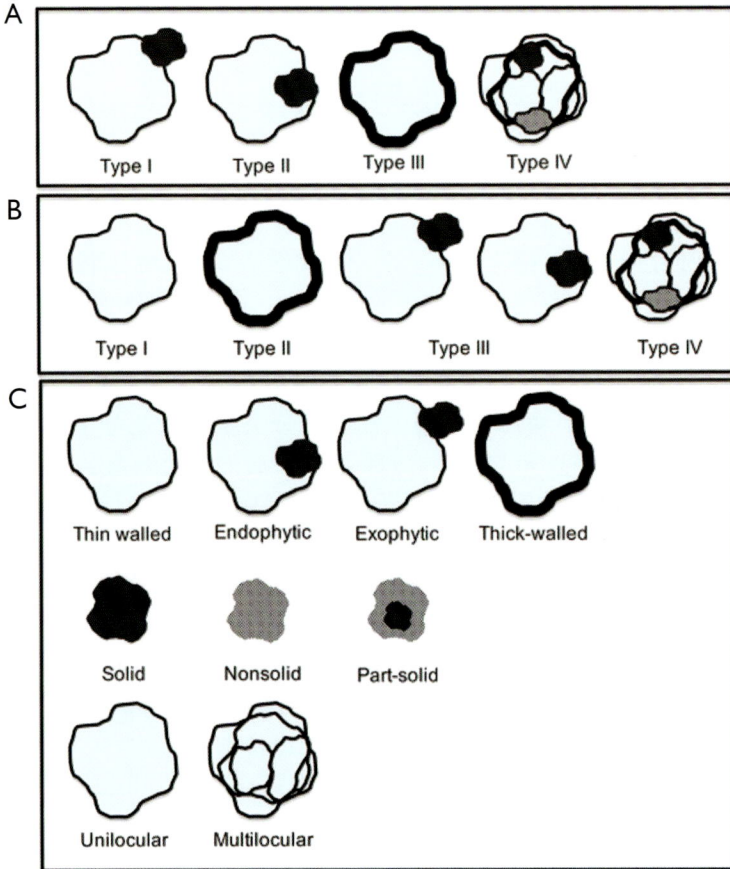

图5-1　囊腔型肺癌的分类方案[①]

Reprinted from Clinicopathologic and Longitudinal Imaging Features of Lung Cancer Associated with Cystic Airspaces: A Systematic Review and Meta-Analysis, Dexter Mendoza, Allen Heeger, Mari Mino-Kenudson, Michael Lanuti, Jo-Anne Shepard, Lecia Sequist, Subba Digumarthy, *American Journal of Roentgenology*, 216(2): 318-329, © *American Journal of Roentgenology*[6].

---

① 因版权保留原始图片

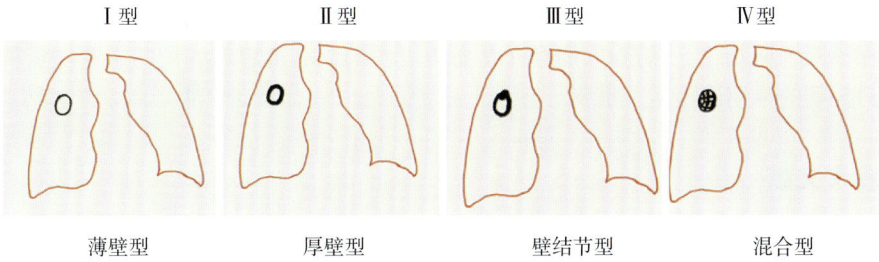

Ⅰ型　　　　Ⅱ型　　　　Ⅲ型　　　　Ⅳ型

薄壁型　　　　厚壁型　　　　壁结节型　　　　混合型

图5-2　本书所采用的分类系统

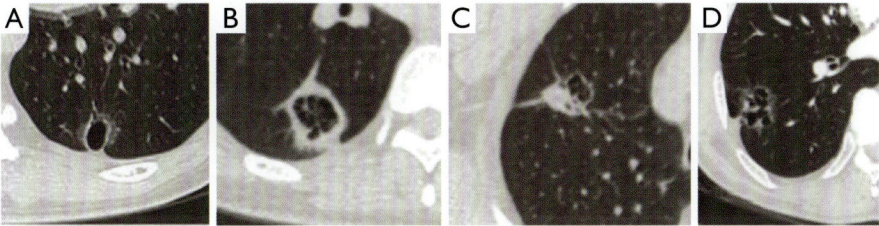

图5-3　CT成像下的囊腔型肺癌的4种形态

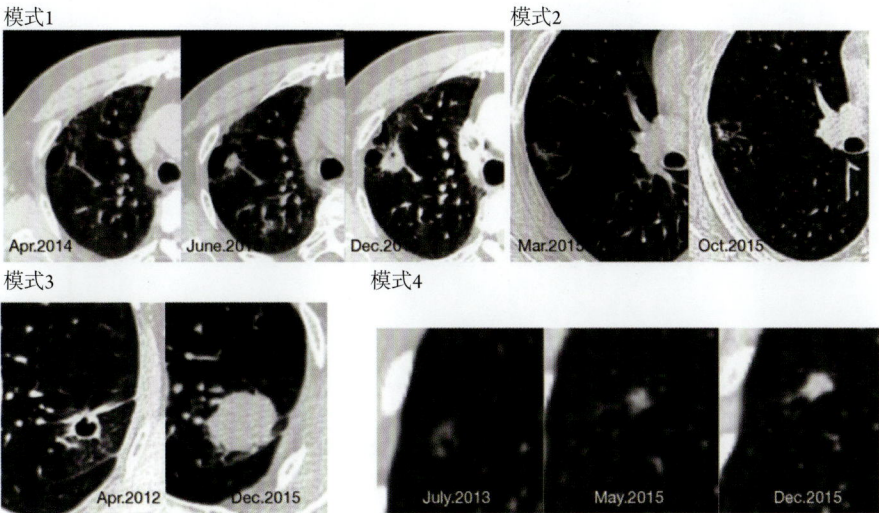

图5-4　囊腔型肺癌的4种疾病进展模式

23

行多平面重建，以便更好地描绘肿瘤的囊性和非囊性部分之间的关系。因此，在诊断与随访中，薄层CT的存在是必不可少的，获得患者先前的影像学资料对疾病的早期诊断至关重要。

参考文献

[1] Hansell DM，Bankier AA，MacMahon H，et al. Fleischner society：glossary of terms for thoracic imaging[J]. Radiology，2008，246(3)：697-722.

[2] Fintelmann FJ，Brinkmann JK，Jeck WR，et al. Lung Cancers Associated With Cystic Airspaces：Natural History，Pathologic Correlation，and Mutational Analysis[J]. J Thorac Imaging，2017，32(3)：176-188.

[3] Maki D，Takahashi M，Murata K，et al. Computed tomography appearances of bronchogenic carcinoma associated with bullous lung disease[J]. J Comput Assist Tomogr，2006，30(3)：447-452.

[4] Mascalchi M，Attinà D，Bertelli E，et al. Lung cancer associated with cystic airspaces[J]. J Comput Assist Tomogr，2015，39(1):102-108.

[5] Fintelmann FJ，Brinkmann JK，Jeck WR，et al. Lung Cancers Associated With Cystic Airspaces: Natural History，Pathologic Correlation，and Mutational Analysis[J]. J Thorac Imaging，2017，32(3):176-188.

[6] Mendoza DP，Heeger A，Mino-Kenudson M，et al. Clinicopathologic and Longitudinal Imaging Features of Lung Cancer Associated with Cystic Airspaces：A Systematic Review and Meta-Analysis[J]. AJR Am J Roentgenol，2021，216(2)：318-329.

[7] Snoeckx A，Reyntiens P，Carp L，et al. Diagnostic and clinical features of lung cancer associated with cystic airspaces[J]. J Thorac Dis，2019，11(3)：987-1004.

（张云飞，史景云）

第六章　囊腔型肺癌的鉴别诊断

空洞在影像学上通常被定义为在肺部实变区、结节或者占位内出现的透明区域或者低密度区域[1]。空洞的厚度千变万化，在疾病的进展过程中，一些空洞疾病可能表现为薄壁空洞或者囊腔。需要注意的是，空洞可以通过一系列的变化演变成囊腔的形态，而囊腔通常被定义为任何由上皮或纤维状壁所包围的圆形局限空间，一般囊壁厚度<2 mm[1]。然而，囊腔和空洞性疾病在病因学和病理生理学上存在着很大的重合部分，如支气管源性囊肿是良性的肺部发育异常，通常表现为密度均匀的肿块。支气管源性囊肿因为可能含有空气，容易被混淆为典型的空洞性病变，如肺脓肿、真菌感染或肺结核[2]。其他含有气体的肺部病变，如肺气肿性肺大泡，在影像学上可能难以与空洞区分[3]。空洞囊壁的厚度也曾被用来诊断疾病的良恶性。有研究报道发现囊壁厚度<7 mm的囊腔型疾病高度怀疑是良性疾病，而厚度>2.4 cm的囊腔型疾病高度怀疑是恶性疾病，然而这些判断的指标并不是固定的，一些薄壁型空洞性肺部疾病有时也可能为恶性疾病[4]。

胸部X线片和电子计算机断层扫描（computed tomography，CT）是最常用于胸部成像的影像学检查方法，超声检查是肺实质成像的次选方法，这是因为声音在充满空气的肺中成像较差[5]。肺部磁共振成像由于受到运动伪影和相对较低的空间分辨率的限制，通常不被用于肺部检查[6]。CT显然比胸部X线检查对肺病理学的检测更敏感，尤其是在免疫功能受损的宿主中。有一项对同一家机构的61例因恶性肿瘤接受骨髓移植的患者进行的研究表明，普通胸部X线检测肺部感染的敏感性为58%，而CT的敏感性为89%，而两种方式的特异性相似[7-8]。目前常用的影像学方法中，只有胸部CT才能更好地支持我们对肺部疾病进行全面的诊断。传统的空洞性病变分类依据是囊壁的厚度，与特定疾病相关的空洞性病变常被描述为"厚壁"或"薄壁"，但这些术语尚缺乏明确的定义，而且囊壁厚度的测量结果也与所使用的成像技术以及测量的部位有关。有研究探讨了肺内单发囊腔囊壁厚度的影像学预测价值，发现测量囊壁最厚部位的厚度对预测囊腔型病变的恶性和非恶性病因有相关性[9-10]，认为最大囊壁厚度不超过4 mm的空腔中，94%的病变是由非恶性疾病引起的；最大囊壁厚度为5~15 mm的空洞，其中60%的病变为非恶性空洞；最大囊壁厚度超过15 mm的空洞性肺部疾病常常为恶性病变，而且这两项研究结果表明病变的位置和是否存在气液平面与病变的良恶性之间没有很好的相关性[11]。另有一项小型研究比较了由肺癌和肺曲菌球良性疾病所引起空腔的CT影像学特征，发现肺癌相关的空腔壁厚度明显大于肺曲菌球空腔壁厚度（肺癌和肺曲菌球的平均空腔壁厚度分别为5.8 mm和2.6 mm），但肺癌和肺曲菌球的空腔在CT影像学上也会表现出相似的厚度。此外，CT观察到的空腔囊壁的增厚可能是肺内曲菌球发展的早期迹象[12]。因此，对于鉴别肺内空腔性病变的性质，空腔壁的厚度仅可作为一个提示工具。

虽然空腔壁的厚度在鉴别良性和恶性病因方面的作用尚不确定，但其他影像学特征可为诊断提供线索。有研究发现良性疾病导致的空洞大多数是由免疫功能低下的患者受到病毒、分枝杆菌和真菌感染导致的[13]。韩国的一项研究调查了131例肺空洞患者，66例（50.4%）患者的空洞是由分枝杆菌引起的。年龄小于50岁（$P=0.04$）和最大的空洞位于肺上叶（$P=0.04$）这2个因素增加了空洞起源于分枝杆菌的可能性。反之，有恶性肿瘤病史（$P=0.02$）、单叶病变（$P=0.02$）和多发纵隔淋巴结肿大（$P=0.03$）则提示非分枝杆菌感染的可能性较大[14]。最重要的是由结核分枝杆菌和非结核分枝杆菌感染导致的空腔囊壁厚度可能是相似的，从这方面判别空洞出现的具体原因是不可靠的。

有研究报道空洞内容物对鉴别良恶性病变几乎没有帮助。良性支气管源性囊肿可能含有液体，支气管肺泡癌也可能会出现这种影像学表现。结节密度（<10 U）的增强显示为良性病变，可用于区分肺曲菌病和肺癌[11-15]。增强CT上显示结节边缘强化在脓肿中很常见[16]。在较小的转移瘤中可以看到血管，但在较大的转移瘤中则看不到，因为较大的结节往往会压迫血管，因此缺乏供血动脉，这一点不能被用来提示为良性结节[17]。

对肺部囊腔型疾病的判断不能仅仅依靠影像学特征，在观察总结影像学特征的同时还要对患者的病史了然于胸，对肺部疾病的发生发展、治疗经过、转归和转化也要了解。因为肺部囊性疾病并不是一成不变的，在疾病的不同阶段所呈现出来的空洞特征也有所不同，也可能在不同的疾病进程中表现出相同的空洞形式，这就要求临床医生严格掌握病史。症状的急性发作有时有助于区分疾病的良恶性，但良性疾病如感染也可能会导致咯血这类急性症状，支气管扩张感染侵蚀了附近的血管等。良性疾病也可能导致类似于恶性肿瘤的临床症状，如疲劳和体重减轻等。急性发热通常有助于区分良性疾病和恶性肿瘤，但肺癌患者也可出现继发于肿瘤的二重感染，通过结合临床症状、实验室检查结果、既往病史和影像学资料，可做出正确的诊断。理论上我们可以分辨出囊腔型肺部疾病和其他类型疾病的差异，然而在临床实践中，要做到这一点还是较为困难的。

综上所述，如果在临床过程中遇到了肺部囊腔型疾病，我们首先需要明确导致囊腔出现的原因，如肺部感染、肿瘤等，它们在临床症状和影像学表现上都存在着很大程度的重叠。对于肺部囊腔型疾病的鉴别诊断，我们要掌握患者的临床背景，同时结合影像学特征来更好地鉴别出肺部囊性疾病的可能性，以达到早发现、早诊断、早治疗，从而避免发生延误治疗的状况。下面详细阐述用于鉴别诊断囊腔型疾病的相关疾病。

一、支气管扩张

支气管扩张在早期被定义为由慢性黏膜炎或者是一些其他长期或急性疾病所引起、通常伴有反复咳嗽的支气管感染。随着科学研究的进步，现在支气管扩张通常被定义为由于支气管及其周围肺组织慢性化脓性炎症和纤维化，支气管壁的肌肉和弹性组织被破坏，导致支气管变形以及持久性扩张。主要的致病因素包括支气管感染、阻塞、牵拉等，部分致病因素有先天性因素、麻疹、百日咳或支气管炎病史。1898年，Ewart[18]基于气道严重扩张的外形将支气管扩张分为3种类型，即正常或者圆柱形、梭形和球状，或者病变的气道呈现囊状伴有串珠样改变。由于高分辨率计算机断层扫描成像（high resolution computed tomography，HRCT）技术的日益成熟，目前HRCT早已成为气道成像和支气管扩张分类的金标准[19-20]。对于支气管扩张的胸部CT表现，通常采用一些病理术语，比如圆柱状支气管扩张、曲张状支气管扩张、囊状支气管扩张等。

支气管扩张的发病机制是反复透壁性的感染以及随后的炎症反应，并形成恶性循环[21]。炎症和感染首先对支气管、细支气管造成损伤，受伤的气管容易受到感染的侵袭，且通常是毒力较强的细菌、真菌微生物如绿脓杆菌、曲霉菌和非结核分枝杆菌。黏膜纤毛的受损导致吞噬酶和趋化因子的释放，从而进一步侵蚀黏膜屏障，并促进裂隙和微脓肿的形成，为病原体的生存提供庇护所。而受损的气道更容易受到感染，从而导致进一步的破坏。气道的炎症损害主要是由呼吸道上皮细胞和白细胞介导的，其中先天性免疫反应包括中性粒细胞弹性蛋白酶和活性氧自由基的释放，识别与细胞相关的主要组织相容性复合体以及补体通路的激活；而获得性免疫反应包括通过B细胞、T细胞和其他抗原提呈细胞为应对致病性抗原所产生的各种抗体。

支气管扩张发病率近年来逐渐降低。自首次引入以来，HRCT一直是诊断支气管扩张的最敏感和特异的无创方法，在疾病早期利用CT确诊支气管扩张，尤其对儿童患者，以及改善患者预后具有重要的意义。另外，由外周气道的1 mm图像所提供的细节已经证明，其优于几乎所有其他用于评估疾病范围和严重程度的方法。在HRCT中显示的疾病特征可以提供足够的独特性，可以将鉴别诊断范围缩小至几种疾病[22-23]。目前通常还是仅仅依靠视觉识别支气管扩张[24]，同时，有几个定量的标准已被提出，通常包括腔直径、支气管比率、管腔面积（LA）和壁厚/直径比（T/D）。目前，基于发现内径大于相邻肺动脉直径的气道的视觉评估是最常见的诊断方式。随着气道向肺周边延伸，正常气道的直径将逐渐缩小，支气管扩张则无法正常缩小，这一发现对于外侧1/3肺野的诊断具有重要的价值。尽管缺乏收缩性已被报道为圆柱状支气管扩张的最敏感征象[25]，但随着气道向肺周边延伸，管腔直径通常会发生一些变化，尤其是在孤立性病灶中，支气管扩张气道可能进展为囊性或空洞性肺部病变。病变严重时，扩张的囊性气道可能会聚集在一起出现，特别是在伴有肺叶或肺段体积缩小的情况下，会潜在发展为局灶性蜂窝肺（图6-1）。支气管扩张的诊断除了直接征象外，还有几个与支气管扩张有关的重要辅助征象。

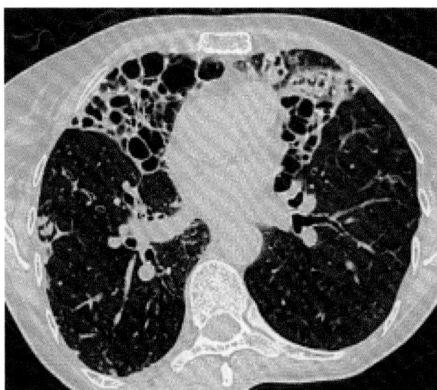

图6-1　右下肺静脉的水平面上的1 mm高分辨率图像
图像显示整个右中叶和舌段大片的囊性支气管扩张，葡萄簇外观，类似蜂窝。这多见于非典型分枝杆菌感染。

（一）支气管壁增厚

支气管壁增厚虽然在支气管扩张患者中经常出现，但支气管壁增厚是非特异性发现，可能是可逆的（图6-2）。常规的临床评估通常基于视觉评估，常规临床实践很少能够定量测量。支气管管壁有关的多个测量值包括壁厚度、壁厚/直径比（T/D）、肺段支气管面积（WA）和支气管壁面积占总面积百分比（WA%）。

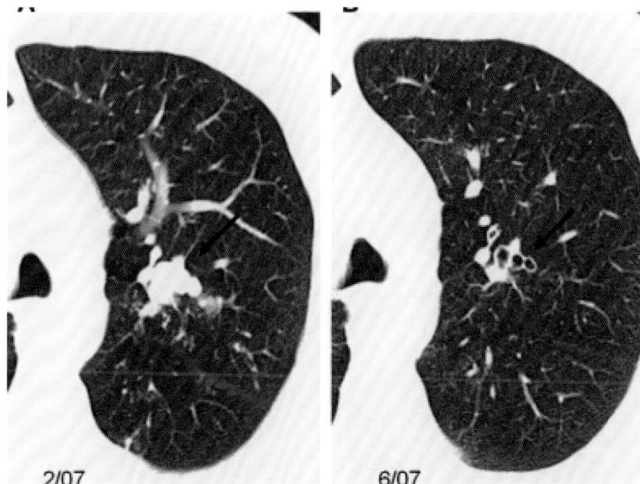

图6-2　支气管壁增厚的CT影像表现

图像显示为弥漫性支气管壁增厚，经过抗生素治疗，外观恢复正常，证明支气管壁增厚是非特异性的、具有潜在可逆性的表现。

（二）马赛克衰减/呼气空气潴留

马赛克是一个专业术语，用来表示异常的肺密度，往往表现出明显的区域分布。这种非特异性的发现通常由以下3种原因引起：①由各种浸润引起的肺密度异常增加的病灶或空间填充疾病；②高低密度胶体病灶反映肺灌注的变化，特别是慢性血栓性肺动脉高压的结果；③阻塞性小气道疾病患者的局灶性空气潴留引起的肺密度异常下降（图6-3）。这些原因之间的差异都是从深呼气的图像中获得的。

（三）血管异常

除气道和肺部形态学改变之外，还有与支气管相关的改变值得注意。第一个被发现的是在长期患严重支气管扩张的患者中发现扩张的支气管动脉。在长期严重支气管扩张患者中主要表现为肺动脉高压，通常伴有右心劳损或心力衰竭，特别是右心室扩张。在一项对91例支气管扩张患者进行的研究中，与标准气道测量相比，左、右主肺动脉直径的平均值是死亡率的最佳预测因子，与支气管扩张的范围或严重程度无关。另一个发现是虽然在支气管扩张患者中可以见到广泛的马赛克衰减，但相关的阻塞性小气道疾病、肺灌注也有可能导致相应的衰减，双能量CT扫描可以直接对异常的肺部血管进行可视化和潜在量化。

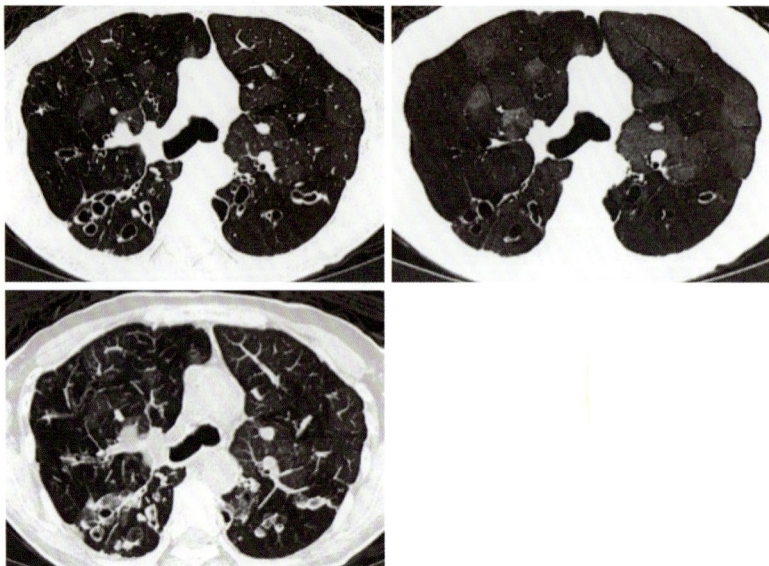

图6-3　胸部CT显示伴随马赛克肺衰减的支气管扩张

二、肺气肿

慢性阻塞性肺疾病（chronic obstructive pulmonary disease，COPD）是一种以气流受限为特征的疾病，其不完全可逆。COPD的发病机制被认为是整个气道、肺实质和肺血管系统的慢性炎症[26]。COPD的病理变化可发生于所有呼吸结构。在这些变化中，肺实质的破坏通常被称为肺气肿。终末细支气管远端空气间隙异常永久性增大，伴有肺泡壁破坏，无明显纤维化[27]。肺气肿的病因尚未完全确定，但广为接受的原因是由香烟、烟雾、环境污染物或细菌产物引起的肺部炎症导致蛋白酶和抗蛋白酶间的不平衡[28]。虽然与肺气肿有关的传统炎症细胞是释放弹性蛋白酶的中性粒细胞，但最近研究主要集中在巨噬细胞和巨噬细胞来源的蛋白酶上[29]，并强调了炎症和炎症相关因子之间的联系[30]，细胞凋亡和氧化应激也起到扩增机制的作用[29]。根据继发性肺小叶内的疾病分布，肺气肿可分为腺泡中央型肺气肿、全腺泡型肺气肿和腺泡周围型肺气肿3大类[31-32]。

腺泡中央型肺气肿是最普遍的一种类型，很明显的特征是中央的气道空间变大，主要出现在中央气道，而远端的肺泡管和肺泡囊是正常的[33]。该病主要累及第二和第三级呼吸性细支气管，肺实质破坏程度因肺小叶而异[33]。腺泡中央型肺气肿的发生与吸烟和吸入粉尘密切相关[34-36]，在重度吸烟患者中观察到的大多数肺气肿是腺泡中央型肺气肿[37]。该病通常分布于上叶或下叶的上段，这种分布的确切原因尚不清楚，但可能包括灌注的区域差异、白细胞的转运时间、沉积灰尘的清除和胸膜压力[38]。内区比外区受影响更严重，这可能是由呼吸动力学和淋巴流量的区域差异造成的[39]。腺泡中央型肺气肿大体标本的特征性外观是在肺内区以斑驳的方式出现色素沉着（炭疽病），这说明腺泡中央型肺气肿与吸入外源性粉尘密切相关。色素沉着区对应的区域是气道膨胀区域，但这个区域不是一个简单的单腔空间，而是由聚集和膨胀的小气泡空间组成（图6-4）。

周围肺实质外观正常，但无明显的边界结构。早期腺泡中央型肺气肿HRCT表现为均匀分布的小叶中心低衰减区，边界不明确[40]（图6-5）。

由于该特征超出了CT的空间分辨率，膨胀后的小空腔融合成为单个空腔，随着空气单向进入，空腔不断扩大，周围的肺实质被压缩，使得肺气肿区域和正常肺组织之间出现一个清晰的边界（图6-6）。

由于疾病从小叶中心部分发展，即使在晚期肺气肿患者中，周围部分的正常肺实质也能够得到较好的保留。在严重肺气肿病例中，肺实质在大气道和血管

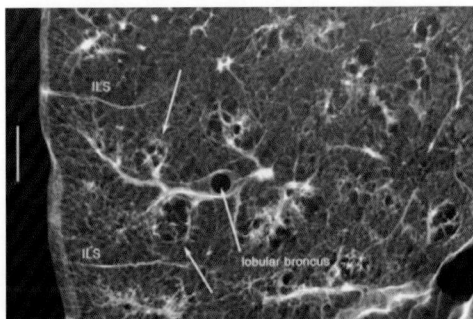

图6-4　腺泡中央型肺气肿的大体病理
箭头所示为低密度区域的肺气肿。IL'S，小叶间隔；lobular bronchus，小叶支气管。

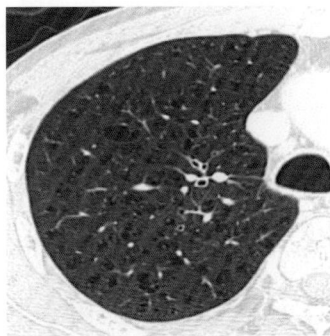

图6-5　早期腺泡中央型肺气肿的影像学表现
CT示多个低密度区域缺乏清晰的囊壁。

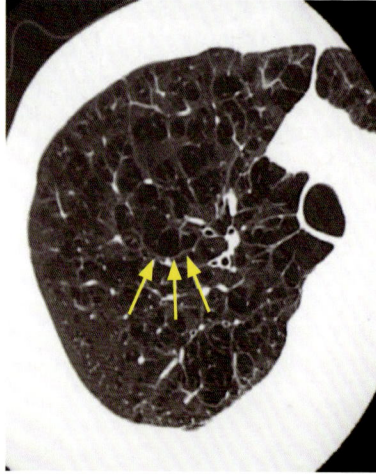

图6-6 肺气肿"壁"的影像学表现

CT示在肺气肿（箭头）的外围观察到
"壁"结构，其由压缩的肺组织和小叶
周围血管组成。

附近被保留，这一点在肺气肿中并不罕见，这说明该疾病起源于小叶中心部分。了解疾病的分布，重要的是要认识到大气道和大血管的边界是小叶周围结构。受累区域的血管口径减小，这可能是由肺血流重新分布到受累区域以外导致的。

全腺泡型肺气肿的特征是从呼吸性细支气管到肺泡的空气间隙均匀扩张，导致次级小叶内均匀分布的肺气肿变化[41]。在正常肺的大体标本中，肺泡导管和呼吸性细支气管的管腔略大于周围正常肺泡[37,42]。在非常早期的全腺泡型肺气肿中，这种对比随着肺泡空间的增大而减弱，呈现出"单调"的外观[41]。α1-抗胰蛋白酶缺乏是全腺泡型肺气肿最常见的病因，但发病率低[43]，其他病因包括Swyer-James综合征、利他林药物滥用等[44]。腺泡中央型肺气肿的低衰减在HRCT上很容易被识别，因为肺气肿区域与正常肺的对比密度差异较大，而全腺泡型肺气肿在小叶内的衰减没有表现出差异，因为整个小叶的受累程度几乎相同。全腺泡型肺气肿在HRCT上，低衰减区不均匀分布在小叶内或一个小叶一个亚叶内，这是由疾病程度分布不均造成的。由于气隙膨胀过大，所涉及区域内的血管管径减小；局灶性全腺泡型肺气肿呈多边形，边界代表小叶间隔，病变边界可见小叶周围大血管（图6-7）；弥漫性全腺泡型肺气肿的边缘是不明确的，这是由病变边缘小叶内疾病分布不均所致。

腺泡周围型肺气肿的特征是在腺泡周围有一个扩大的含气空腔，病变范围有限，多发生于上肺背侧（图6-8），通常与纤维化有关，可能与其他类型的肺气肿共存[41]。患者通常无症状，通常被认为是年轻人产生气胸的原因之一[45-46]。

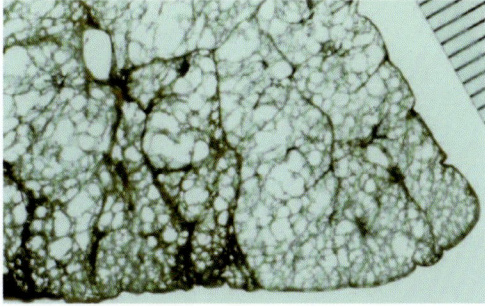

图6-7　局灶性全腺泡型肺气肿

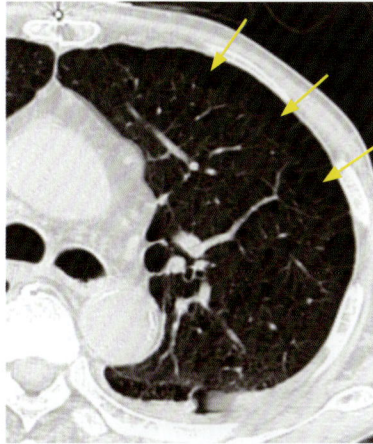

图6-8　CT图像中箭头所示的胸膜下的低密度区域

　　肺气肿有时会和其他疾病伴行出现，如肺纤维化、肺癌等。肺纤维化在CT影像学上的表现较为清晰可见，但是对于肺气肿合并肺癌的情况较难分辨。有研究表明肺气肿是肺癌的独立危险因素[47]。影像学上区别支气管肺癌主要依赖结节的形状、密度以及肺部结节边缘的形态学特征。支气管肺癌的这些形态学特征可能因肺气肿而改变，包括对肿瘤范围和肿瘤–肺界面的影响。在正常肺组织中，支气管肺癌往往呈球形生长，但情况并非总是如此。在支气管肺癌合并肺气肿中，由于肿瘤往往沿正常肺间质生长，所以常会观察到不同形状，有些病例进展与炎性纤维化后的改变相似，因为肿瘤也会沿着肺气肿病灶延伸，导致囊壁增厚（图6-9）。细支气管肺泡癌的结节灶边界不明确，这是因为周围的肿瘤细胞沿肺泡壁生长，保留肺泡的含气空腔。所以对于肺气肿合并结节的CT影像，我们要注意区分其良恶性。

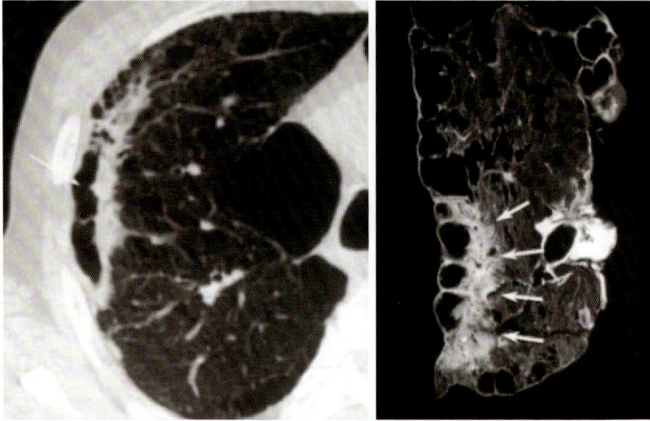

图6-9　肺癌合并肺气肿的HRCT影像

68岁男性患者，HRCT可见胸膜下带样结构与相邻的肺气肿改变（箭头所示）。

三、肺脓肿

肺脓肿是肺实质的坏死性病变，在胸部CT显示出气液平面。肺脓肿中进行的微生物培养通常显示多种病原体[48]，包括微需氧链球菌、草绿色链球菌及肺炎克雷伯菌，这些均为最常见的致病菌[49-50]。较为少见的病原体包括金黄色葡萄球菌、铜绿假单胞菌、流感嗜血杆菌（B型）、不动杆菌属、大肠埃希杆菌属和军团菌属。该类疾病好发于酒精中毒、糖尿病、全身抽搐、药物滥用、老年人以及口腔感染患者。患者通常出现高热、盗汗、咳痰、咯血、乏力、体重减轻等不适症状。病程多为数周，病程通常长于典型的社区获得性肺炎。实验室检查结果为白细胞增高、核左移和C反应蛋白水平、血沉、降钙素原水平升高，胸腔积液和气胸是最常见的并发症[51]。

影像学上肺脓肿通常表现为厚壁、腔缘不规则、囊腔外缘不规则、典型表现为气液平面。肺脓肿通常是单侧和孤立的，主要发生在上叶后段和下叶背段（图6-10）。

四、坏死性肺炎

少数细菌性肺部感染患者可出现坏死，通常快速进展，患者往往表现为急性呼吸窘迫。影像上表现为斑片状、节段性、大叶性，甚至整个肺。坏死性肺炎的特征是肺实变伴肺实质多发坏死，坏死病灶可出现融合现象[52-53]，如果为局部，可导致肺脓肿或肺部感染。虽然坏死性肺炎的发病机制尚未明确，但大多数研究认为组织坏死是由侵入性病原体产生的毒素或相关血管炎和静脉血栓

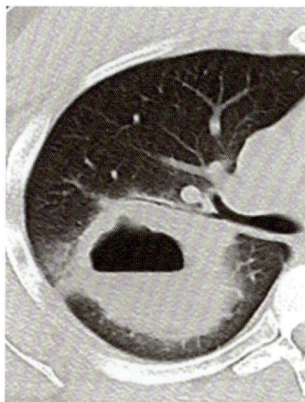

图6-10　肺脓肿胸部CT影像
CT示不规则含有气液平面的厚
壁空洞。

形成引起的炎症反应所致。最常见的病原体是金黄色葡萄球菌、肺炎链球菌和肺炎克雷伯菌[54]。坏死性肺炎往往发生在具有合并症的成年男性，如糖尿病、酗酒和皮质类固醇治疗史患者。儿童患者中以健康的女性儿童为主。常见的症状包括发热、咳嗽、胸痛和气短，严重时会导致呼吸衰竭和休克[52]。该类患者可能会出现咳脓性痰，有时表现为神志不清。住院时间长短不一，几天至一周不等。实验室结果和肺脓肿相似。坏死性肺炎的治疗包括长期使用抗生素。然而，大量坏死组织使抗生素难以到达感染区域，并导致肺实质的逐渐破坏和持续感染，随后可能形成支气管胸膜瘘，出现咯血、败血症和呼吸衰竭等危及生命的症状。在这些病例中，外科治疗被认为是可以挽救生命的治疗措施。胸腔积液和气胸是较为常见的并发症。

胸部增强CT可诊断坏死性肺炎，并有助于评估胸部X线片上未见的肺实质并发症。特征性的影像学表现包括实变区、有多个病灶、界限不清，低衰减区提示坏死（图6-11）。如果肺部出现坏死和坏疽，受感染区域的抗生素渗透会因为血液供应减少或缺乏而受到影响，建议及早进行外科干预。

五、脓毒性肺栓塞

当脓毒性肺栓子脱离感染部位随血液循环播散到肺部，就可能诱发感染性肺栓塞。脓毒性肺栓塞可发生于留置导管或起搏器感染的患者，最重要的原因是继发于感染性心内膜炎。临床表现为发热、呼吸困难、胸痛、咳嗽、乏力和咯血等，严重时可发展为呼吸衰竭、感染性休克、脓胸、肾功能衰竭。血培养结果通常为阳性，常见细菌为葡萄球菌属、肺炎链球菌和草绿色链球菌[55-56]。

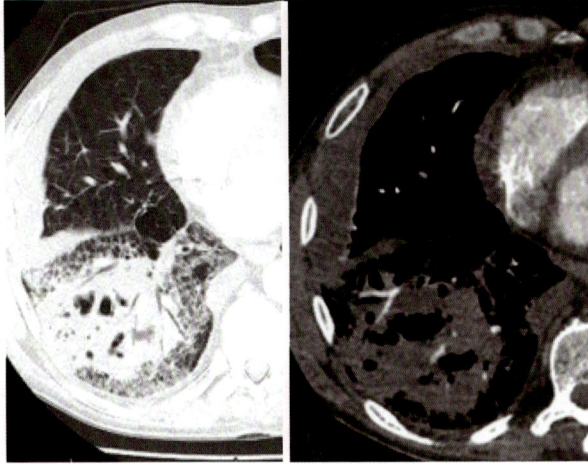

图6-11　坏死性肺炎的胸部CT影像

CT示坏死性肺炎大片实变区域，周围伴有磨玻璃影（ground-glass opacity，GGO）。

典型的影像学表现为双侧边缘的肺结节，85%的患者常表现为空洞性改变。脓毒性栓子表现为胸膜下或周围大小不一的结节（0.5~3.5 cm），有明显的空洞化现象。其明显特征为结节中出现不同阶段的空洞化，主要是因为肺部反复播种。影像学上肺外周衰减增强，结节边缘强化，结节多见于双肺下叶。多数情况下，胸部CT上能观察到直接通向结节的血管，俗称"进食血管征"（图6-12）[57-59]。

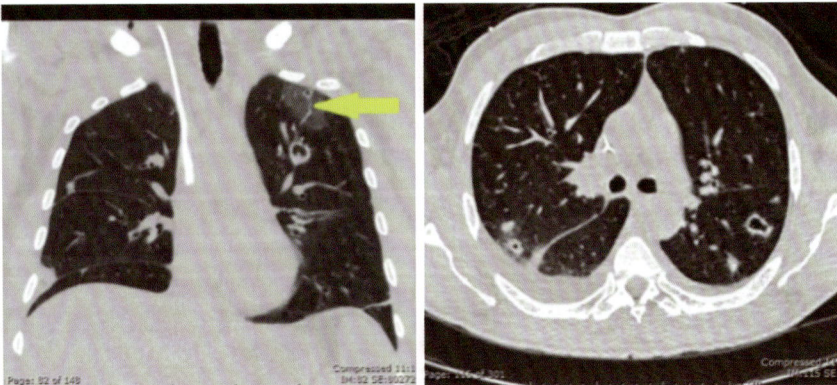

图6-12　脓毒性肺栓塞胸部CT影像

CT示双肺出现多发结节，并有不同程度的空洞化。空洞周围伴有磨玻璃影，箭头所示为结节的营养血管。

六、肺诺卡菌病

肺诺卡菌病最常见的致病因素是星状诺卡菌属，主要存在于土壤中，呼吸道、皮肤和胃肠道是感染的主要途径。细胞免疫缺陷患者易感，其中包括接受免疫抑制药治疗的实体器官或干细胞移植患者，以及艾滋病、淋巴瘤和白血病患者。低热、体重减轻、咳嗽、疲劳和胸痛是较为常见的临床表现，严重时可发生急性呼吸衰竭[48]。中枢神经系统是最常见的肺外感染部位。患者病程中可出现一个或多个脑脓肿，表现为头痛、恶心、呕吐、癫痫发作或精神状态改变[57]。

影像学上可出现肺部结节和实变，两者均可发生空洞化（图6-13）。肺部结节大小为0.6~2.9 cm，75%的病例可能在结节、空洞、肿块或实变周围出现铺路现象。据报道，10%~36%的患者出现胸腔积液，患者可能伴有支气管扩张（40%）。支气管冲洗液和支气管镜取活检经改良抗酸染色、革兰氏染色或呼吸道标本聚合酶链反应呈阳性可作出诊断[60-61]。

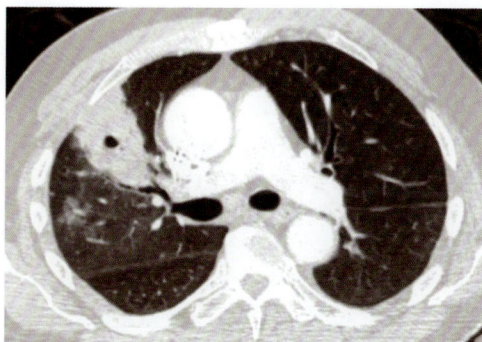

图6-13 肺诺卡菌病的CT影像

一例咳嗽、发热、盗汗患者，有长期服用类固醇药物史。CT示右肺上叶出现实变并伴有空洞。

七、隐球菌病

隐球菌病是一种真菌感染，吸入孢子后可导致肺部受累。隐球菌是人类的主要病原体之一，主要存在于土壤和鸽子粪便中[62]。隐球菌感染常见于艾滋病和免疫力低下患者。呼吸道被认为是隐球菌感染的主要部位。根据患者的免疫状况，隐球菌孢子可以在肺内保持休眠状态，也可以通过血液播散到全身任何器官系统。患者通常出现发热、咳嗽、气短、胸痛和头痛等症状，也有少许的患者无任何临床症状[63-64]。

影像学上表现为双侧、周围多发结节和肿块，边缘较为规则，密度偏高。结节随机分布，大小为0.7~2.8 cm（图6-14），结节和肿块内可出现空洞，常见于免疫功能缺陷患者。影像学上可见晕征、纵隔淋巴结肿大、胸腔积液[65]。实验室检查中痰培养和血清乳胶凝集试验结果为阳性[66]。

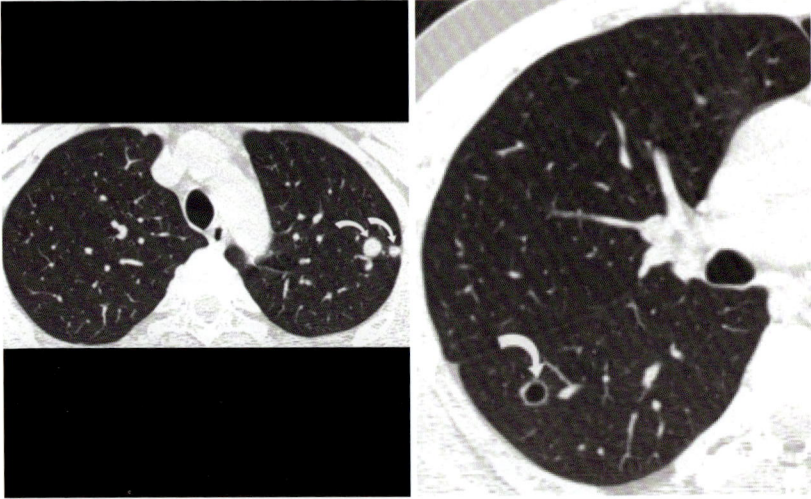

图6-14　隐球菌感染的胸部CT影像
CT示左肺上叶多发结节，右肺下叶结节出现空洞。

八、球孢子菌病

球孢子菌病是由粗球孢子菌感染引起的一种局限性或播散性疾病。这种微生物主要分布在美国西南部、墨西哥的部分地区、中美洲和南美洲。主要致病因素是吸入了气溶胶状孢子，常发生于生活在流行地区或旅行到这些地区的患者身上[67]。危险因素包括艾滋病、血液恶性肿瘤、怀孕、糖尿病、心肺疾病、吸烟。大多数的患者（60%~80%）或无症状，或仅有轻微的流感样症状，部分患者会出现类似急性细菌性肺炎的症状，如咳嗽、发热和胸痛。在高流行地区，29%的社区获得性肺炎患者患有球孢子菌病，其主要特征为疲劳、结节性红斑或多形红斑、蛛网膜下腔炎症。急性球孢子菌病最常见的影像学表现为局灶性或多灶性实变。肺部结节是另一个常见特征，结节大小与隐球菌结节相似。2%~8%的急性原发性感染中肺部结节上可见空洞，其中部分空洞可自愈，有些空洞会持续发展为慢性空洞。另一个特征是肺部实变出现在一个位置，然后逐渐消退，在其他位置又重新出现[68]。位于外周胸膜下的空洞可发生破裂引起自发性气胸（图6-15）。诊断试验包括补体固定、免疫扩散和尿真菌抗原检查。球孢子菌病的急性期胸部CT可见肺部多发结节，主要出现在肺基底部。与结节相关的其他发现是小叶间隔增厚且密度增高，患有多发性肺部结节且主要集中在肺基底部，应对有真菌病流行区域接触史的患者进行此病相关的鉴别诊断。

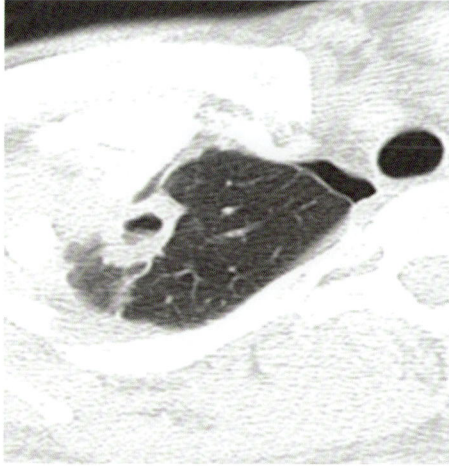

图6-15　球孢子菌病的胸部CT影像
CT示右肺上叶出现气胸，伴有薄且实性的囊壁。

九、曲霉菌病

曲霉菌是一种常见的环境真菌，可引起多种肺部疾病，包括曲菌球、慢性坏死性肺曲霉病（chronic necrotizing pulmonary aspergillosis，CNPA）和侵袭性肺曲霉病（invasive pulmonary aspergillosis，IPA）。在免疫功能受损的宿主中，曲霉菌可侵入血管系统，随后发生梗死和组织坏死。IPA主要见于长期中性粒细胞减少症、接受器官移植或T细胞缺乏的患者。其他危险因素包括慢性阻塞性肺疾病、长期类固醇治疗、糖尿病和肝硬化。肺曲霉病的典型症状包括咳嗽、呼吸困难、胸痛、咯血和抗生素治疗无效的发热。实验室检测半乳甘露聚糖结果呈阳性。急性空洞化最有可能以侵袭性的形式出现。IPA特征性表现为多发肺结节，直径常>1 cm，伴有晕征，为实性结节，周围被磨玻璃成分包绕。磨玻璃结节成分可能是由曲霉菌侵犯血管所致。出现光晕迹象后1~2周，特别是治疗成功后，63%患者的肺部结节出现空洞，组织坏死，出现空气新月征（图6-16）。IPA的另一种表现为基于胸膜的楔形强化区域，对应肺部的出血性梗塞[69]。

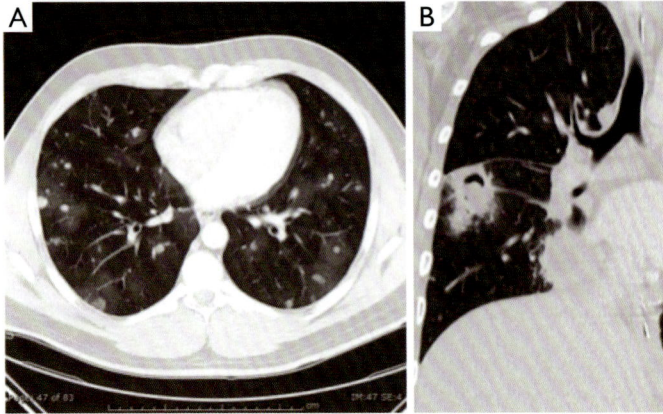

图6-16　曲霉菌病的CT影像

（A）CT示双发结节，伴有晕征；（B）在结节内部含有低密度区域。

十、毛霉菌病

毛霉菌病是由毛霉菌目引起的一种感染。根霉菌和毛霉菌是感染中最常见的两种菌属。这些霉菌普遍存在于土壤和腐烂的植物材料中，通过吸入、皮肤渗透和较少的摄入进入宿主体内。最常受影响的是血糖控制不良的糖尿病和免疫功能低下患者[70]。患者通常病情严重，有发热、咳嗽、呼吸困难、胸痛和咯血等临床表现。在实验室分析中，发现β-D-葡聚糖检测的结果呈阴性，因为毛霉菌和根霉菌不产生这种多糖。诊断通过组织病理学检查进行确诊。影像学表现与IPA重叠。与IPA相比，更常见的现象是反光晕征，其被定义为围绕着磨玻璃成分周围出现实性成分（图6-17）。与IPA一样，可见结节、晕征、实变和空洞化。囊腔形成后可出现反光晕征或光晕征[71-72]。

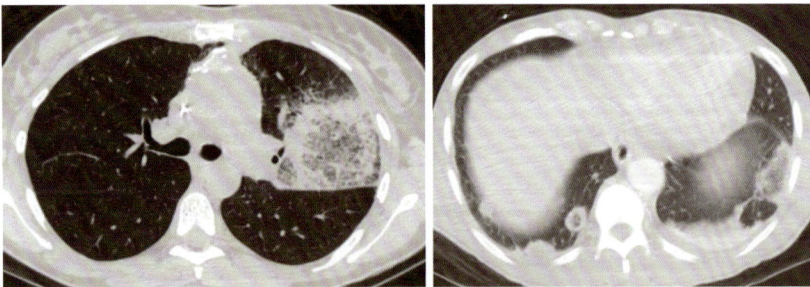

图6-17　反光晕征的影像学表现

急性粒细胞白血病和肺黏液瘤患者，出现中心磨玻璃结节与边缘由密度较高的结节包绕，呈现反光晕征。

十一、肺结核

从病因上划分，肺结核可分为原发性肺结核和继发性肺结核，原发性肺结核被认为是儿童疾病，而继发性肺结核是成人疾病。然而，由于有效的治疗和公共卫生措施，大多数西方国家的肺结核患病率有所下降，导致大量未受感染的成年人群感染原发性肺结核的比例增加。因此，原发性肺结核现在占所有成人肺结核病例的23%~34%。有时很难在临床和放射学上区分原发性和继发性肺结核，因为它们在疾病特征方面可能有所重叠。然而，确认诊断比确定亚型更为重要，因为这种措施很有可能会影响到患者以后的临床管理。

原发性肺结核见于以前未接触过结核分枝杆菌的患者。它在儿童中（包括婴儿）最常见，在5岁以下儿童中发病率最高。由于前面概述的原因，成人原发性肺结核的患病率正在增加。然而，由于原发性肺结核被认为是一种儿童疾病，在成人中往往较少考虑而导致误诊。胸部X线片仍是目前诊断的主要手段，在被证实患有肺结核的患者中，多达15%的患者胸部X线片表现正常。耐药性肺结核更容易继发感染，而且比非耐药性肺结核严重。通常好发于免疫功能异常的人群或者是流行地区[73]。实验室检查中，肺结核患者的干扰素释放试验、结核菌素皮肤试验或痰培养结果均呈阳性[72-73]。放射学上，原发性肺结核表现为4种主要类型，即实质疾病、淋巴结病、粟粒病和胸腔积液。在肺实质疾病中，影像学上可出现空洞性疾病。肺空洞是原发性肺结核的特征，见于约50%的患者（图6-18）。典型的空腔具有厚而不规则的囊壁，药物治疗后囊壁会变得光滑且薄，最常见于上叶尖后段或下叶背段。纤维空洞在影像学上被定义为肺浸润，其特征为结节密度、线状纤维瘢痕、瘢痕性体积损失和空洞。肺结核空洞通常是多发的，并且出现在肺部实变内，肺部空洞吸收后可能会出现气肿样病变或者瘢痕样改变。空洞内出现气液平面提示患者可能出现二重感染。5%的患者可能会出现淋巴结肿大、气胸。

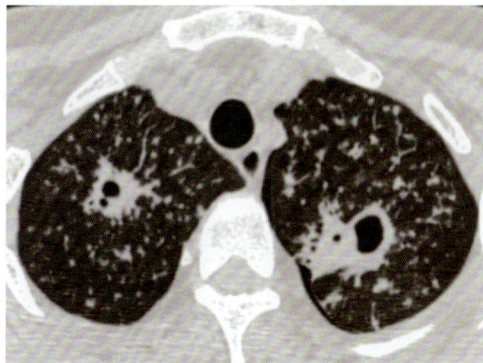

图6-18　HRCT示双肺上叶典型空洞性病变

十二、非结核分枝杆菌病

非结核分枝杆菌（nontuberculosis mycobacteria，NTM）在环境中普遍存在，但在水和土壤中浓度最高。与肺部疾病相关的最常见的微生物是鸟分枝杆菌复合体（mycobacterium avium complex，MAC）。迄今为止，两种患者群体已被确定为易患人群：第一组是由潜在的危险因素定义的，包括严重的免疫抑制人群，如艾滋病、器官移植患者；第二组是结构性肺病患者，如慢性阻塞性肺疾病、硅肺、既往肺结核感染或囊性纤维化患者。患者可能出现刺激性咳嗽、咯血、乏力、疲劳和体重减轻等症状。非结核分枝杆菌感染的临床诊断是非常困难的，影像学表现也是千变万化，并且经常是微小的变化，甚至不能和结核分枝杆菌感染相鉴别。痰培养是确定临床诊断和治疗措施的重要依据。有研究将非结核分枝杆菌的临床影像学表现分为5种类型，即经典感染、非经典感染、无临床症状的结节、贲门失弛缓症患者的感染和免疫缺陷患者的感染[74]。5种类型中，空洞性改变在经典型感染患者的临床影像中最为常见，其他4种类型的影像学上很少出现空洞性改变[75]。经典型感染在非结核分枝杆菌的患者当中最为常见，受累人群通常是老年伴有肺部基础疾病的白种人，比如慢性阻塞性肺疾病、肺纤维化。经典型感染很难和活动性肺结核相互鉴别，但是非结核分枝杆菌的感染进展非常缓慢。随着病程推移，上叶尖后段的结节逐渐出现不透明区域，伴有或不伴有钙化，而下叶较为少见（图6-19），并且在不同肺段空洞特征也不相同，可能多年都不会发生改变。

肺结核空洞较小，平均直径约为2.5 cm，并且壁较薄。空洞性改变可促进疾病在气道内播散，出现在双侧或者单侧肺部不透明结节的内部，结节直径常增大5~15 mm，一般位于肺叶的中心，表现出树芽征和支气管扩张。这些征象虽然在全肺的任何地方都有可能出现，但最为特别的空洞类型出现在舌段和中叶上。

十三、组织胞浆菌病

组织胞浆菌病是由双相型真菌荚膜组织胞浆菌引起的肉芽肿性疾病。这种真菌通常生活在含有鸟类或蝙蝠粪便的土壤中。组织胞浆菌在美国俄亥俄州、密苏里州、密西西比河流域和圣劳伦斯河地区流行[76]。患有慢性阻塞性肺疾病等结构性肺病的患者患病风险较高，常会出现咳嗽、发热、盗汗和体重减轻等症状。由纵隔淋巴结肿大引起的胸痛、关节痛、关节炎、结节性红斑较为少见[77]。补体固定效价及痰菌染色培养结果呈阳性，在尿液、血液、支气管灌洗液中培养发现荚膜组织胞浆菌，均可支持诊断。影像学上，肺上叶可出现空洞性改变，并且30%的患者可出现纤维化（图6-20）。脾脏、肝脏和肠系膜淋巴结有大量点状钙化，提示以前有组织胞浆菌病感染史。虽然结核也可能导致脾和肝钙化，但数量极少。

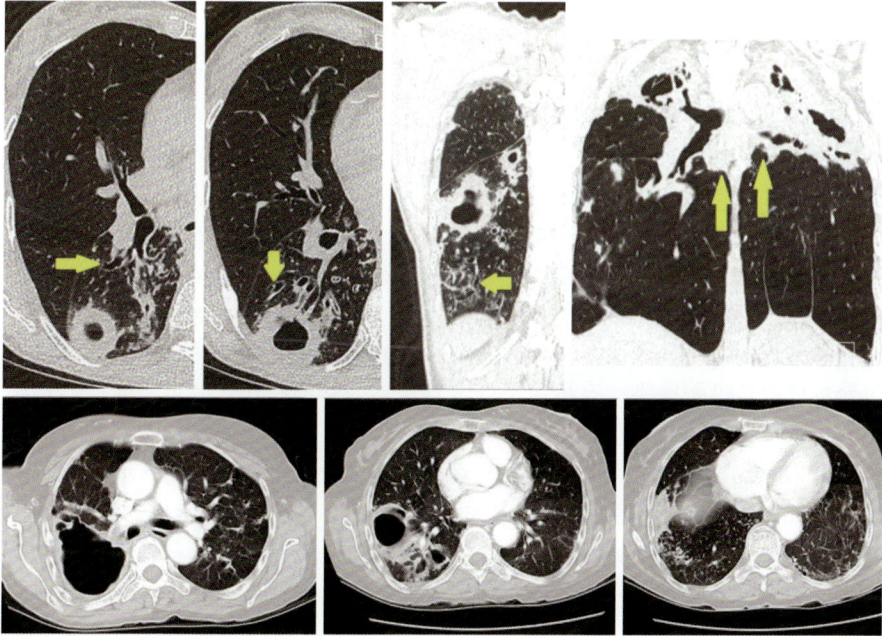

图6-19　非结核分枝杆菌感染CT影像

图中箭头部位为非结核分枝杆菌感染所致的厚壁空洞。

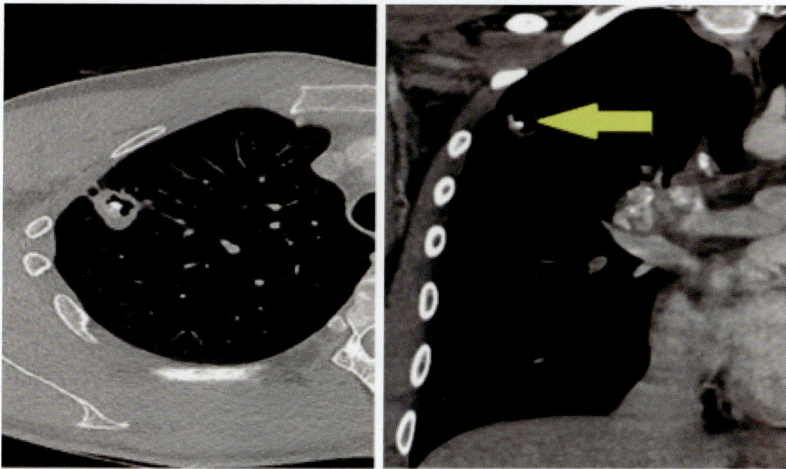

图6-20　组织胞浆菌病的胸部CT表现

CT示在右肺上叶可见厚壁空洞，空洞内有纤维化。

十四、皮炎芽生菌病

皮炎芽生菌病由皮炎芽生菌引起，与组织胞浆菌和球虫类相似，生活在土壤尤其是潮湿的土壤中。常出现在美国和加拿大周围的俄亥俄州和密西西比河流域。当真菌从土壤被吸入时，可导致肺部芽生菌病[78]。在免疫功能正常的患者当中，通常没有症状。那些出现症状的患者通常在暴露后的30~45天发病，主要症状有咳嗽、发热、盗汗、体重减轻等。皮肤是肺外最常见的感染部位，通常以丘疹性脓疱开始，发展为溃疡性、疣状或结痂性病变（图6-21）。骨骼是第二常见的肺外感染部位，大多数骨髓炎患者伴有卡氏肺囊虫病。痰涂片、痰培养结果呈阳性，尿液、血清以及支气管灌洗液皮炎芽生菌抗原培养结果呈阳性[79-80]。影像学特征变化很大，肺受累主要影像学特征可分为肺实变、肿块、中间型肺部结节（直径为0.5~3 cm）、间质性疾病、粟粒性疾病和空洞性病变。不论何种类型，均可表现为单侧或双侧、多灶性或单发性。有报道表明芽生菌病在肺叶感染上无明显统计学差异。同一患者可出现多种影像学表现，相比于组织胞浆菌病和肺结核，较少出现肺部空洞性改变。囊壁可能较薄或者较厚，单发或者多发，最常见于肺上叶，最终可导致瘢痕性病灶，这些改变与急性和慢性症状均有关，多偶然发现。

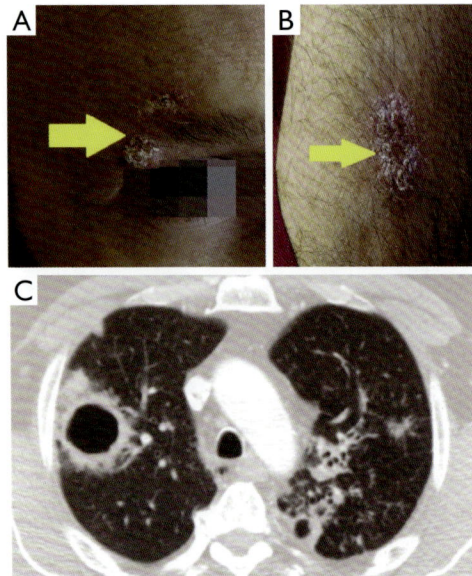

图6-21 皮炎芽生菌病患者图片及肺CT影像
（A）皮炎芽生菌病患者皮肤出现两个角化过度疣状丘疹（箭头所示）。（B）皮炎芽生菌病患者中分离性角化过度。（C）肺内可见其他散在的、不明确的、小的空腔混浊物，最突出病灶位于肺上叶。

十五、肺吸虫病

肺吸虫病是一种食源性疾病，与食用生淡水蟹或小龙虾有关。大多数病例在亚洲发现[81]，但美国也有发现。咳嗽、咯血、胸痛、背痛、发热和呼吸困难是常见症状[82]，有些患者可无任何临床表现。实验室检查示嗜酸性粒细胞增多[83-84]。影像学上结节较为普遍，结节可能是单个或者是多个，通常出现在胸膜下或者是靠近肺裂。15%~59%的患者结节中会出现空洞。有研究表明结节通常为2 cm大小[85]，有时也可发现空洞内的卵圆形的、软组织密度结构，这表明肺内有蠕虫的存在，但只出现在相对较少的病例中（图6-22）[86]。

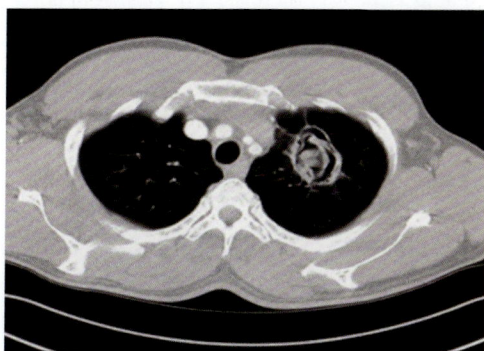

图6-22 肺吸虫病的影像学表现
CT扫描显示左肺上叶囊肿破裂。

十六、棘球蚴病

棘球蚴病由细粒棘球绦虫感染引起。颗粒棘球绦虫是一种微小的绦虫，存在于狗（最终宿主）体内。棘球蚴病主要分布在非洲、欧洲、亚洲、中东地区、美国中南部地区[87]。患者通常多年无任何临床症状，如果出现症状或体征，通常表现为胸痛、咳嗽、咯血或气胸。如果抗原物质从囊肿中释放出来，患者还可能出现喘息、发热、荨麻疹和过敏反应[85]。实验室检查外周血嗜酸性粒细胞增多症和血清学检测结果阳性[84,88]。影像学上，肝囊肿是最常见的表现，20%~30%的病例可发展为肺囊肿。如果空气进入破裂的囊肿，可以表现为新月形透明或空洞状。有研究发现倒塌的层压膜，可漂浮在腔内，产生睡莲迹象（图6-23），空洞结节最终会发展为钙化[89]。

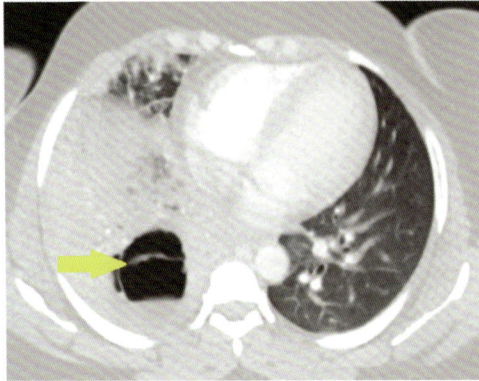

图6-23　棘球蚴病的胸部CT表现

CT扫描显示厚壁腔内有塌陷的层压膜，出现睡莲征（箭头）。腔周围有致密实变。

十七、支气管乳头状瘤

人乳头状瘤病毒可引起气管支气管乳头状瘤。慢性感染人乳头状瘤病毒可导致鼻咽、喉或气管支气管树内的多个乳头状瘤。3%~5%的呼吸道乳头状瘤可能恶性转化为鳞状细胞癌[90]。影像学特征包括套状黏液堵塞、肺不张和实性空洞结节。诊断主要依靠支气管镜取活检[88,91]。肺部结节直径为0.5~5 cm[92]。

十八、类风湿关节炎

类风湿关节炎是一种全身性炎症性疾病，最常影响关节，渐进性、对称性侵蚀破坏软骨和骨骼，与自身抗体的产生有关[93]。类风湿关节炎患者约占发达国家人口的1%，发展中国家类风湿关节炎的发病率和患病率较低。关节疾病是主要表现，也有许多关节外表现，包括皮下结节形成、血管炎、慢性炎症等。肺部症状可能会先于关节症状，有50%~80%的类风湿关节炎患者会出现类风湿因子阳性，或抗环瓜氨酸肽抗体阳性，或两者兼而有之[94]。常见的肺部表现包括间质性肺疾病（interstitial lung disease，ILD）、胸膜疾病和类风湿结节。20%的患者发现类风湿结节，并在放射学上表现为多个界限明确的结节，直径大小在几毫米至几厘米，这些结节偶尔会出现中心性坏死（图6-24）。在类风湿关节炎的患者的HRCT上可以发现弥漫性实质性肺疾病、以胸膜下基底部为主的网状蜂窝状结构和牵张性支气管扩张，可伴有胸腔积液。

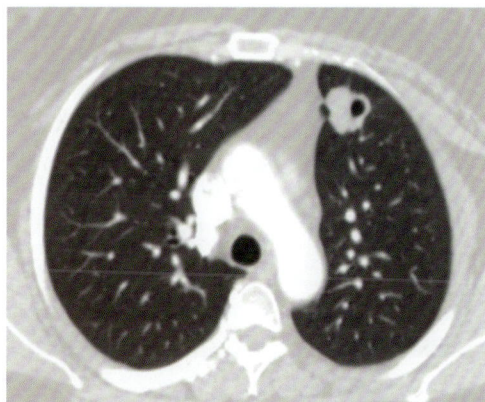

图6-24　类风湿关节炎的胸部CT影像
CT扫描示左上叶有不规则、分叶状和针状的空洞
结节。手术活检结果确诊类风湿结节。

十九、肉芽肿病

韦格纳肉芽肿病（Wegner granulomatosis，WG），又称肉芽肿性多血管炎（granulomatosis with polyangiitis，GPA），是一种全身性自身免疫疾病，其特征为坏死性肉芽肿性炎症及上呼吸道、下呼吸道和肾脏的血管炎[95-96]。肺部可出现无症状结节、肺浸润和暴发性肺泡出血。肾受累最常见的症状包括节段性坏死性肾小球肾炎，也可出现膜增生性肾小球肾炎。WG涉及系统较广，肌肉、骨骼受累时表现为肌痛、关节痛。患者可出现发热、盗汗、厌食、呼吸困难、咳嗽、脓性鼻分泌物、鼻出血和咯血等症状。抗中性粒细胞质抗体阳性发生于高达90%的严重系统性疾病和高达78%的自限性疾病中。血浆抗中性粒细胞胞浆抗体3滴度升高常发生于GPA患者，可能与疾病活动性有关[97]。影像学上，多发及双侧肺部结节最常见，直径为2~4 cm，最大直径不超过10 cm。有40%~70%患者结节可发生空洞化，通常发生在直径>2 cm的结节中（图6-25）。囊壁厚度不一，偶尔因为出血结节周围可出现光圈，大约50%的结节会随着治疗消失。经典的组织病理学标准包括3个主要特征，即上呼吸道、下呼吸道坏死性肉芽肿性病变，全身坏死性血管炎（包括动脉和静脉）和肾小球肾炎。

由此可见，诊断肺部囊腔型疾病具有很大挑战。胸部CT的应用在囊腔型肺癌的鉴别诊断方面取得了重大进展。虽然一些特征性的改变出现在一些疾病当中，如光晕征、反光晕征、不同空洞化阶段的周围结节和不规则内腔等，但是不能仅通过这些特有的影像学表现而作出诊断。因为肺部空洞性疾病可以出现在多种疾病当中，即使是同一种疾病，在疾病发展的不同过程当中，囊腔的

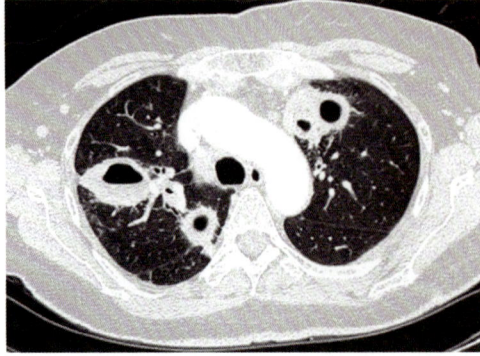

图6-25　肉芽肿病合并多血管炎的胸部CT影像
CT示多发双侧空洞性肿块和结节。右上叶空洞内
有气液平面。

表现也是不一样的。因此我们应该详细了解病史、病程，结合患者自身情况、疾病的进展以及相应的实验室检查，作出正确的诊断，达到早期发现、早期诊断、早期治疗的目的。

参考文献

[1]　Hansell DM，Bankier AA，MacMahon，et al. Fleischner Society：glossary of terms for thoracic imaging[J]. Radiology，2008，246(3)：697-722.

[2]　Aktoğu S，Yuncu G，Halilçolar H，et al. Bronchogenic cysts：clinicopathological presentation and treatment[J]. The European respiratory journal，1996，9(10)：2017-2021.

[3]　Lee KH，Lee JS，Lynch DA，et al. The radiologic differential diagnosis of diffuse lung diseases characterized by multiple cysts or cavities[J]. J Comput Assist Tomogr，2002，26(1)：5-12.

[4]　Guo J，Liang C，Sun Y，et al. Lung cancer presenting as thin-walled cysts：An analysis of 15 cases and review of literature[J]. Asia Pac J Clin Onco，2016，12(1)：e105-e112.

[5]　Mathis G. Thoraxsonography—Part 1：Chest wall and pleura[J]. Ultrasound Med Biol，1997，23(8)：1131-1139.

[6]　Muller NL. Computed tomography and magnetic resonance imaging：past，present and future[J]. Eur Respir J Suppl，2002，35：3s-12s.

[7]　Schueller G，Matzek W，Kalhs P，et al. Pulmonary infections in the late period after allogeneic bone marrow transplantation：chest radiography versus computed tomography[J]. Eur J Radiol，2005. 53(3)：489-494.

[8]　Heussel CP，Kauczor HU，Heussel GE，et al. Pneumonia in febrile neutropenic patients and in bone marrow and blood stem-cell transplant recipients：use of high-resolution computed tomography[J]. J Clin Oncol，1999，17(3)：796-805.

[9]　Woodring JH，Fried AM. Significance of wall thickness in solitary cavities of the lung：a

follow-up study[J]. AJR Am J Roentgenol, 1983, 140(3): 473-474.

[10] Woodring JH, Fried AM, Chuang VP. Solitary cavities of the lung: diagnostic implications of cavity wall thickness[J]. AJR Am J Roentgenol, 1980, 135(6): 1269-1271.

[11] Park Y, Kim TS, Yi CA, et al. Pulmonary cavitary mass containing a mural nodule: differential diagnosis between intracavitary aspergilloma and cavitating lung cancer on contrastenhanced computed tomography[J]. Clin Radiol, 2007, 62(3): 227-232.

[12] Sansom HE, Baque-Juston M, Wells AU, et al. Lateral cavity wall thickening as an early radiographic sign of mycetoma formation[J]. Eur. Radiol, 2000, 10(2): 387-390.

[13] Franquet T, Müller NL, Giménez A, et al.Infectio us pulmonary nodules in immunocompromised patients: usefulness of computed tomography in predicting their etiology[J].J Comput Assist Tomogr, 2003, 27(4): 461-468.

[14] Yang YW, Kang YA, Lee SH, et al. Aetiologies and predictors of pulmonary cavities in South Korea[J]. Int J Tuberc Lung Dis, 2007, 11(4): 457-462.

[15] Swensen SJ, Viggiano RW, Midthun DE, et al. Lung nodule enhancement at CT: Multicenter study[J]. Radiology, 2000, 214(1): 73-80. doi: 10.1148/radiology.214.1.r00ja1473.

[16] Walker CM, Abbott GF, Greene RE, et al. Imaging pulmonary infection: Classic signs and patterns[J]. AJR Am J Roentgenol. 2014, 202(3): 479-492. doi: 10.2214/AJR.13.11463.

[17] Murata K, Takahashi M, Mori M, et al. Pulmonary metastatic nodules: CT-pathologic correlation[J]. Radiology, 1992, 182(2): 331-335. doi: 10.1148/radiology.182.2.1732945. PMID: 1732945.

[18] Allbutt TC, Rolleston HD. A System of medicine by many writers[J]. The American Journal of the Medical Sciences, 1906, 132(5): 769.

[19] Tasker AD, Flower CD. Imaging the airways.Hemoptysis, bronchiectasis, and small airways disease[J]. Clin Chest Med, 1999, 20(4): 761-773.

[20] Kang EY, Miller RR, Muller NL. Bronchiectasis: comparison of preoperative thin-section CT and pathologic finding in resected specimens[J]. Radiology, 1995, 195(3): 649-654.

[21] Cole PJ. Inflammation : a two-edged sword-the model of bronchiectasis[J]. Eur J Respir Dis suppl, 1986, 147: 6-15.

[22] Boiselle PM, DippolitoG, Copeland J, et al. Multiplanar and 3D imaging of the central airways: comparison of image quality and radiation dose of single-detector row CT and multi-detector row CT at differing tube currents in dogs[J]. Radiology, 2003, 228(1): 107-111.

[23] Williamson JP, James AL, Phillips MJ, et al. Quantifying tracheobronchial tree dimensions: methods, limitations and emerging techniques[J]. Eur Respir J, 2009, 34: 42-55.

[24] Matsuoka S, Uchiyama K, Shima H, et al. Bronchoarterial ratio and bronchial wall thickness on highresolution CT in asymptomatic subjects: correlation with age and smoking[J]. Am J Roentgenol, 2003, 180(2): 513-518.

[25] Kang EY, Miller RR, Müller NL. Bronchiectasis: comparison of preoperative thin-section CT and pathologic findings in resected specimens[J]. Radiology, 1995, 195(3): 649-654.

[26] Pauwels RA, Buist AS, Calverley PM, et al. Global strategy for the diagnosis, management, and prevention of chronicobstructive pulmonary disease. NHLBI/WHO Global Initiative for ChronicObstructive Lung Disease (GOLD) Workshop summary[J]. Am J Respir Crit Care Med, 2001, 163(5): 1256-1276.

[27] Snider GL, Kleinerman J, Thurlbeck WM, et al. The definition of emphysema. Report of a National Heart, Lung, and Blood Institute, Division of Lung Diseases workshop[J]. Am Rev Respir Dis, 1985, 132(1): 182-185.

[28] Tuder RM, Yoshida T, Arap W, et al. State of the art. Cellular and molecular mechanisms of alveolar destruction in emphysema: an evolutionary perspective[J]. Proc Am Thorac Soc, 2006, 3(6): 503-510.

[29] Wright JL, Churg A. Current concepts in mechanism of emphysema[J]. Toxicol Pathol, 2007, 35(1): 111-115.

[30] Grumelli S, Corry DB, Song LZ, et al. An immune basis for lung parenchymal destruction in chronic obstructive pulmonary disease and emphysema[J]. PLoS Med, 2004, 1(1): e8.

[31] Stern EJ, Frank MS, Schmutz JF, et al. Panlobular pulmonary emphysema caused by i.v. injection of methylphenidate (Ritalin): findings on chest radiographs and CT scans[J]. AJR Am J Roentgenol, 1994, 162(3): 555-560.

[32] Thurlbeck WM, Müller NL. Emphysema: definition, imaging, and quantification[J]. AJR Am J Roentgenol, 1994, 163(5): 1017-1025.

[33] Leopold JG, Gough J. The centrilobular form of hypertrophic emphysema and its relation to chronic bronchitis[J]. Thorax, 1957, 12(3): 219-235.

[34] Finkelstein R, Ma HD, Ghezzo H, et al. Morphometry of small airways in smokers and its relationship to emphysema type and hyperresponsiveness[J]. Am J Respir Crit Care Med, 1995, 152(1): 267-276.

[35] Cosio Piqueras MG, Cosio MG. Disease of the airways in chronic obstructive pulmonary disease[J]. Eur Respir J Suppl, 2001, 34: 41s-49s.

[36] Satoh K, Kobayashi T, Misao T, et al. CT assessment of subtypes of pulmonary emphysema in smokers[J]. Chest, 2001, 120(3): 725-729.

[37] Thurlbeck WM. The incidence of pulmonary emphysema, with observations on the relative incidence and spatial distribution of various types of emphysema[J]. Am Rev Respir Dis, 1963, 87(4): 206-215.

[38] Gurney JW. Cross-sectional physiology of the lung[J]. Radiology, 1991, 178(1): 1-10.

[39] Nakano Y, Sakai H, Muro S, et al. Comparison of low attenuation areas on computed tomographic scans between innerand outer segments of the lung in patients with chronic obstructive pulmonary disease: incidence and contribution to lung function[J]. Thorax, 1999, 54(5): 384-389.

[40] Naidich DP, McCauley DI, Khouri NF, et al. Computed tomography of bronchiectasis[J]. J Comput Assist Tomogr, 1982, 6(3): 437-444.

[41] Thurlbeck WM. Chronic airflow obstruction. In: Thurlbeck WM, Churg AM (ed). Pathology of the lung[M]. 2nd Ed. New York: Thieme Medical Publishers, 1995, 739-826.

[42] Heppleston AG, Leopold JG. Chronic pulmonary emphysema: anatomy and pathogenesis[J]. Am J Med, 1961, 31: 279-291.

[43] Eriksson S. Studies in alpha-1-antitrypsin deficiency[J]. Acta Medica Scandinavica, 1965, 432: 1-85.

[44] Macleod WM. Abnormal transradiancy of one lung[J]. Thorax, 1954, 9(2): 147-153.

[45] Peters RM, Peters BA, Benirschke SK, et al. Chest dimensions in young adults with

spontaneous pneumothorax[J]. Ann Thorac Surg, 1978, 25(3): 193-196.

[46]　Lesur O, Delorme N, Fromaget JM, et al. Computed tomography in the etiologic assessment of idiopathic spontaneous pneumothorax[J]. Chest, 1990, 98(2): 341-347.

[47]　Stoloff IL, Kanofsky P, Magilner L. The risk of lung cancer in males with bullous disease of the lung[J]. Arch Environ Health, 1971, 22(1): 163-167.

[48]　Broaddus CV, Mason RJ, Ernst JD, et al. Murray and Nadel's Textbook of Respiratory Medicine[M]. Philadelphia: Elsevier Saunders, 2016.

[49]　Takayanagi N, Kagiyama N, Ishiguro T, et al. Etiology and outcome of community-acquired lung abscess[J]. Respiration, 2010, 80(2): 98-105.

[50]　Wang JL, Chen KY, Fang CT, et al. Changing bacteriology of adult community-acquired lung abscess in Taiwan: Klebsiella pneumoniae versus anaerobes[J]. Clin Infect Dis, 2005, 40(7): 915-922.

[51]　Huang HC, Chen HC, Fang HY, et al. Lung abscess predicts the surgical outcome in patients with pleural empyema[J]. J Cardiothorac Surg, 2010, 5: 88.

[52]　Chatha N, Fortin D, Bosma KJ. Management of necrotizing pneumonia and pulmonary gangrene: a case series and review of the literature[J]. Can Respir J, 2014, 21(4): 239-245.

[53]　Tsai YF, Ku YH. Necrotizing pneumonia: a rare complication of pneumonia requiring special consideration[J]. Curr Opin Pulm Med, 2012, 18(3): 246-252.

[54]　El-Baz A, El-Damati A, Aljehani Y, et al. Management of acute necrotizing lung infections: the role of surgery[J]. Ibnosina J Med Biomed Sci, 2014, 6: 9-13.

[55]　Cook RJ, Ashton RW, Aughenbaugh GL, et al. Septic pulmonary embolism: presenting features and clinical course of 14 patients[J]. Chest, 2005, 128(1): 162-166.

[56]　Ye R, Zhao L, Wang C, et al. Clinical characteristics of septic pulmonary embolism in adults: a systematic review[J]. Respir Med, 2013, 108(1): 1-8.

[57]　Wilson JW. Nocardiosis: updates and clinical overview[J]. Mayo Clin Proc, 2012, 87(4): 403-407.

[58]　Tsujimoto N, Saraya T, Kikuchi K, et al. High-resolution CT findings of patients with pulmonary nocardiosis[J]. J Thorac Dis, 2012, 4(6): 577-582.

[59]　Raju S, Ghosh S, Mehta AC. Chest CT signs in pulmonary disease: a pictorial review[J]. Chest, 2017, 151(6): 1356-1374.

[60]　Kurahara Y, Tachibana K, Tsuyuguchi K, et al. Pulmonary nocardiosis: a clinical analysis of 59 cases[J]. Respir Investig, 2014, 52(3): 160-166.

[61]　Brown-Elliott BA, Brown JM, Conville PS, et al. Clinical and laboratory features of the Nocardia spp. based on current molecular taxonomy[J]. Clin Microbiol Rev, 2006, 19(2): 259-282.

[62]　Centers for Disease Control and Prevention. C. neoformans infection[EB/OL]. (2016–04–05). http://www.cdc.gov/fungal/diseases/ cryptococcusneoformans.

[63]　Lindell RM, Hartman TE, Nadrous HF, et al. Pulmonary cryptococcosis: CT findings in immunocompetent patients[J]. Radiology, 2005, 236(1): 326-331.

[64]　Yamakawa H, Yoshida M, Yabe M, et al. Correlation between clinical characteristics and chest computed tomography findings of pulmonary cryptococcosis[J]. Pulm Med, 2015, 2015(4): 703407.

[65] Fox DL, Müller NL. Pulmonary cryptococcosis in immunocompetent patients: CT findings in 12 patients[J]. AJR Am J Roentgenol, 2005, 185(3): 622-626.

[66] Yu JQ, Tang KJ, Xu BL, et al. Pulmonary cryptococcosis in non-AIDS patients[J]. Braz J Infect Dis, 2012, 16(6): 531-539.

[67] Centers for Disease Control and Prevention. Valley fever (coccidioidomycosis) [EB/OL]. (2018−03−11). http://www.cdc.gov/fungal/diseases/ coccidioidomycosis.

[68] Capone D, Marchiori E, Wanke B, et al. Acute pulmonary coccidioidomycosis: CT findings from 15 patients[J]. Br J Radiol, 2008, 81(969): 721-724.

[69] Greene RE, Schlamm HT, Oestmann JW, et al. Imaging findings in acute invasive pulmonary aspergillosis: clinical significance of the halo sign[J]. Clin Infect Dis, 2007, 44(3): 373-379.

[70] Muqeetadnan M, Rahman A, Amer S, et al. Pulmonary mucormycosis: an emerging infection[J]. Case Rep Pulmonol, 2012, 2012: 120809.

[71] Georgiadou SP, Sipsas NV, Marom EM, et al. The diagnostic value of halo and reversed halo signs for invasive mold infections in compromised hosts[J]. Clin Infect Dis, 2011, 52(9): 1144-1155.

[72] Hoppe LE, Kettle R, Eisenhut M, et al. Tuberculosis: diagnosis, management, prevention, and control—summary of updated NICE guidance[J]. BMJ, 2016, 352: h6747.

[73] Johnson JL, Ellner JJ. Cavitary pulmonary disease[M]//In: Root RK, ed. Clinical Infectious Diseases: A Practical Approach. New York: Oxford University Press, 1999: 539-540.

[74] Martinez S, McAdams HP, Batchu CS. The many faces of pulmonary nontuberculous mycobacterial infection[J]. AJR Am J Roentgenol, 2007, 189(1): 177-186.

[75] Erasmus JJ, McAdams HP, Farrell MA, et al. Pulmonary nontuberculous mycobacterial infection: radiologic manifestations[J]. Radiographics, 1999, 19(6): 1487-1505.

[76] Centers for Disease Control and Prevention. Histoplasmosis[EB/OL]. (2018−03−11). https://www.cdc.gov/fungal/diseases/histoplasmosis/index.html.

[77] Azar MM, Hage CA. Clinical perspectives in the diagnosis and management of histoplasmosis[J]. Clin Chest Med, 2017, 38(3): 403-415.

[78] Centers for Disease Control and Prevention. Blastomycosis[EB/OL]. (2018−03−11). https://www.cdc.gov/fungal/diseases/blastomycosis/index.html.

[79] Centers for Disease Control and Prevention. Paragonimiasis[EB/OL]. (2016−07−25). http://www.cdc.gov/parasites/paragonimus/index.html.

[80] Smith JA, Kauffman CA. Blastomycosis[J]. Proc Am Thorac Soc. 2010, 7(3): 173-180.

[81] Kim TS, Han J, Shim SS, et al. Pleuropulmonary paragonimiasis: CT findings in 31 patients[J]. AJR Am J Roentgenol, 2005, 185(3): 616-621.

[82] Nagayasu E, Yoshida A, Hombu A, et al. Paragonimiasis in Japan: a twelve-year retrospective case review (2001-2012)[J]. Intern Med, 2015, 54(2): 179-186.

[83] Centers for Disease Control and Prevention. Echinococcosis[EB/OL]. (2018−03−12). https://www.cdc.gov/parasites/echinococcosis/index.html.

[84] Lal C, Huggins JT, Sahn SA. Parasitic diseases of the pleura[J]. Am J Med Sci, 2013, 45(5): 385-389.

[85] Kunst H, Mack D, Kon OM, et al. Parasitic infections of the lung: a guide for the respiratory physician[J]. Thorax, 2011, 66: 528-536.

[86] Im JG, Whang HY, Kim WS, et al. Pleuropulmonary paragonimiasis: radiologic findings in 71 patients [J]. AJR Am J Roentgenol, 1992, 159(1): 39-43.

[87] Centers for Disease Control and Prevention. Echinococcosis[EB/OL]. (2018–03–12). https://www.cdc.gov/parasites/echinococcosis/index.html.

[88] Martinez S, Heyneman LE, McAdams HP, et al. Mucoid impactions: finger-in-glove sign and other CT and radiographic features[J]. Radiographics, 2008, 28(5): 1369-1382.

[89] Fang W, Washington L, Kumar N. Imaging manifestations of blastomycosis: a pulmonary infection with potential dissemination[J]. Radiographics, 2007, 27(3): 641-655.

[90] Feng G, Wang D, Chen LI, et al. Malignant conversion of a solitary squamous cell papilloma in the trachea treated by radiotherapy: a case report[J]. Oncol Lett, 2015, 9(5): 2013-2016.

[91] Marchiori E, Araujo Neto Cd, Meirelles GS, et al. Laryngotracheobronchial papillomatosis: findings on computed tomography scans of the chest[J]. J Bras Pneumol, 2008, 34(12): 1084-1089.

[92] Abe K, Tanaka Y, Takahashi M, et al. Pulmonary spread of laryngeal papillomatosis: radiological findings[J]. Radiat Med, 2006, 24(4): 297-301.

[93] Scott DL, Wolfe F, Huizinga TW. Rheumatoid arthritis[J]. Lancet, 2010, 376(9746): 1094-1108.

[94] Shaw M, Collins BF, Ho LA, et al. Rheumatoid arthritis-associated lung disease[J]. Eur Respir Rev, 2015, 24(135): 1-16.

[95] Ananthakrishnan L, Sharma N, Kanne JP. Wegener's granulomatosis in the chest: high-resolution CT findings[J]. AJR Am J Roentgenol., 2009, 192(3): 676-682.

[96] Almouhawis HA, Leao JC, Fedele S, et al. Wegener's granulomatosis: a review of clinical features and an update in diagnosis and treatment[J]. J Oral Pathol Med, 2013, 42(7): 507-516.

[97] Martinez F, Chung JH, Digumarthy SR, et al. Common and uncommon manifestations of Wegener granulomatosis at chest CT: radiologic-pathologic correlation[J]. Radiographics, 2012, 32(1): 51-69.

（葛韬，戴洁）

第七章　囊腔型肺癌与慢性阻塞性肺疾病

一、慢性阻塞性肺疾病

慢性阻塞性肺疾病的定义存在一定争议，目前被广泛接受的是慢性阻塞性肺疾病全球倡议（global initiative for chronic obstructive lung disease，GOLD）2018年报告中所提出的"一种常见、可预防、可治疗的，由气道和（或）肺泡异常改变（通常是由于接触大量有毒颗粒或气体）所引起的，以持续性呼吸道症状和气流受限为特征的疾病"[1]。慢性咳嗽、咳痰和进行性呼吸困难是COPD最常见的三大呼吸系统症状[2]。COPD的诊断必须具备3个特征：①吸入支气管扩张剂后的第1 s用力呼气量（forced expiratory volume in one second，FEV_1）与用力肺活量（forced vital capacity，FVC）的比值小于0.7（GOLD建议对初始FEV_1/FVC比值在0.6~0.8的患者进行重复肺活量测定，以降低日常生物变异性，并提高诊断特异性），证实存在持续性气流受限；②相应的症状，包括呼吸困难、慢性咳嗽、咳痰或气促；③接触有害刺激，如吸烟史或其他环境因素暴露[1,3]。

COPD的慢性气流受限是由小气道疾病（如阻塞性毛细支气管炎）和肺实质破坏（如肺气肿）混合引起的，两者的相对致病性因人而异。慢性炎症导致肺泡结构改变、小气道狭窄和肺实质破坏。小气道的结构和功能丧失可能导致气流受限和黏液纤毛功能障碍，这是该病的主要特征[3]。

二、肺癌与COPD

肺癌是世界上癌症死亡的第一大原因[4,5]。COPD是世界第四大死因，至2030年可能成为第三大死因，目前的患病率约为10%[6-8]。COPD和肺癌都具有高死亡率和相似的致病危险因素，如吸烟、遗传背景、环境暴露和潜在的共同炎症过程[9-10]。有研究表明，COPD是肺癌的最大危险因素，特别是鳞状细胞癌，且独立于吸烟这一因素[11-14]。

在评估COPD和肺癌关系的研究中，肺癌患者中COPD的患病率为28.4%~39.8%[15-16]。当研究包括了年龄较大、吸烟年限较长的肺癌筛查选定人群时，这一比例可高达66%[17]。肺癌患者中肺气肿的患病率为47%~76%，且比例随着吸烟量的增加而增加[15,18]。

研究表明，在GOLD 1级或2级的COPD患者中，肺癌患病率为6%，如果将更严重的患者包括在内，肺癌患病率将增加至9%[19-20]。De Torres等[20]分析了COPD患者患肺癌的风险，结果显示肺癌发病率为每年16.7/1 000人。Sanchez-Salcedo等[17]报道与非COPD患者相比，COPD患者的肺癌患病风险比（hazard ratio，HR）为4.52（95%CI 2.5~8.18）。气流阻塞程度影响肺癌患病风险，De Torres等[20]发现患肺癌的风险随着气流阻塞程度的加重而降低，GOLD 1级、GOLD 2级和GOLD 3级的HR分别为3.05（95%CI 1.41~6.59）、2.06（95%CI 1.01~4.18）和1.67（95%CI 0.81~3.44）。一项包含了7 368例患者（其中包含2 809例肺气肿患者和870例肺癌患者）的Meta分析显示，CT检查有肺气肿的患者合并肺癌的风险是无肺气肿患者的2.11倍（95%CI 1.10~4.04）[21]。

有研究分析了在不同吸烟量下COPD患者罹患肺癌的风险。Abal Arca等[16]观察996例肺癌患者样本得出，COPD亚组中的吸烟者比例明显高于非COPD亚组（96.6% vs 74.4%），COPD组患者吸烟量为67包/年，而非COPD组为59包/年。De Torres等[20]在一项纳入2 507例COPD患者的研究中比较肺癌患者和非肺癌患者的特征，发现患有肺癌的COPD患者的吸烟比例更高，吸烟量也更大（74.1包/年 vs 66.9包/年）。该研究小组在另一项研究中发现，如果吸烟超过60包/年，则COPD患者患肺癌的风险更高，HR为2.7（95%CI 1.7~4.3）[19]。同样，对于合并肺气肿的患者，吸烟越多，肺癌患病率越高（小于30包/年为0.6%，30~60包/年为1.6%，超过60包/年为2.8%）[15]。一项病例对照研究发现，吸烟超过40包/年的肺气肿患者患肺癌的危险性更高（OR 4.46，95%CI 3.07~6.49 vs OR 2.84，95%CI 1.51~5.32）[22]。有一项研究分析了在无吸烟史的人群中，肺气肿患者患肺癌的风险相比非肺气肿患者更高（OR 6.3，95%CI 2.4~16.9）[15]。

在过去十年中，肺癌常见的组织学类型发生了变化，从高达48%的鳞状细胞癌转变为目前腺癌占所有确诊肺癌的50%左右。而在COPD患者的肺癌组织学类型中，肺腺癌比例为21.9%~55.0%，肺鳞状细胞癌比例为25.6%~48.2%，其他包括腺鳞癌、小细胞癌、大细胞癌、类癌等[16-17,20,22-23]。就目前而言，仍然无法确定COPD或肺气肿存在与特定的肺癌组织学类型之间的关系。

既往研究证明吸烟暴露与小细胞肺癌密切相关，但在COPD患者中诊断出的肺癌几乎都是非小细胞肺癌（98%）[24]。可能COPD（慢性炎症）和吸烟暴露引起的分子变化会导致非小细胞肺癌而不是小细胞肺癌的形成，其机制仍有待研究[18]。

（一）肺鳞状细胞癌与COPD

既往文献报道显示，囊腔型肺癌最终病理结果为鳞状细胞癌的比例为 3.8%~29.2%[25-32]。但尚无针对囊性肺鳞状细胞癌与COPD发病机制相关性的研究，故在此对COPD与肺鳞状细胞癌的关系作阐述，以期为两种疾病之间的发生发展提供启示。

在肺鳞状细胞癌与COPD间，异常炎症和免疫反应是共同的联系（图7-1）[33]。

COPD是一种慢性炎症性疾病，异常的免疫力不仅会导致过度的氧化应激和有害的肺部重塑，还将提高肺癌的易感性，并且促进肿瘤进展（图7-1）。

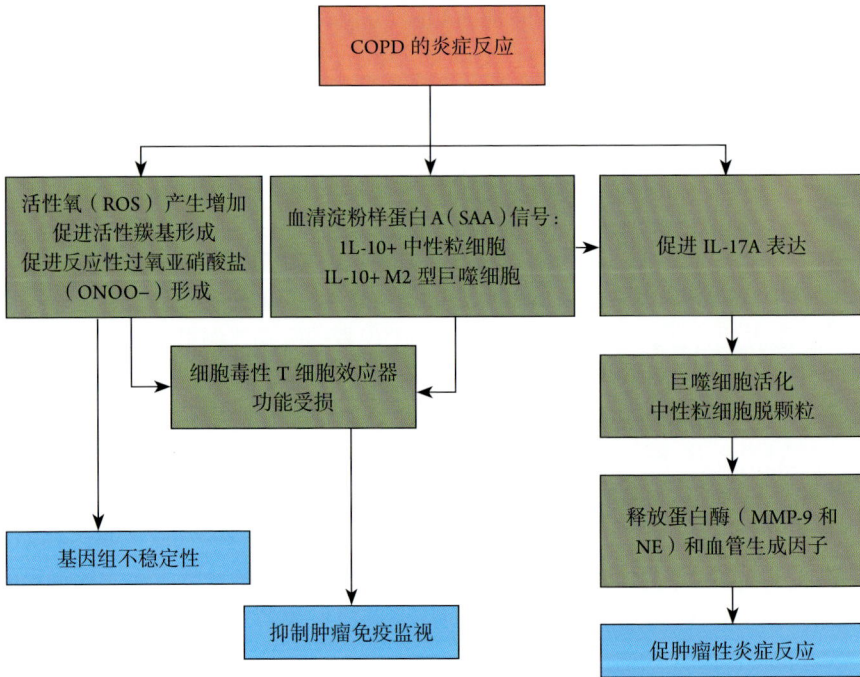

图7-1 COPD与肺鳞状细胞癌发生的相关机制

COPD中异常的炎症反应和氧化机制可导致基因组不稳定，抑制肿瘤免疫监视，诱导利于肿瘤生长的炎症微环境，从而促进肺癌的发生发展。Translated from the *British Journal of Pharmacology* (published by John Wiley and Sons), (2016) 173, 635-648, Steven Bozinovski, Ross Vlahos, Desiree Anthony, Jonathan McQualter, Gary Anderson, Louis Irving and Daniel Steinfort, COPD and squamous cell lung cancer: aberrant inflammation and immunity is the common link, © 2015 The British Pharmacological Society. With permission from John Wiley and Sons[33].

COPD与包括中性粒细胞在内的固有免疫细胞的持续激活有关，其中强大的氧自由基和弹性蛋白酶不受控制地释放，不仅会造成DNA损伤，还会促进肿瘤的迁移[34-36]。COPD中的气道巨噬细胞偏向于M2状态，这将释放有利于肿瘤微环境的支持因子[34,37-40]。COPD中的获得性免疫也受到损害，这可能与耗尽的T细胞群无法有效应对呼吸道感染有关[41-44]。COPD中的T细胞无能状态（吸烟可以诱导T细胞无能状态，这种状态依赖于吸烟暴露的程度）也可能通过抑制细胞毒性T细胞对癌细胞的清除作用而导致肿瘤逃逸[45-51]。使用CTLA-4和PD-1抑制药刺激T细胞功能可降低COPD急性加重和降低COPD患者发生肺癌的风险；然而，细胞毒性T细胞的激活也与结构细胞凋亡导致的肺气肿有关[52-56]。来源于CD4+T细胞Th17亚群的IL-17A是一种关键的免疫细胞因子，越来越被认为是一种肿瘤生长的介质，有研究表明其可参与调节肺部炎症，且在COPD中（尤其有吸烟暴露）高表达，可能与COPD的发生有关[57-64]。系统性炎症在COPD和肺癌中很常见，而血清淀粉样蛋白A（serum amyloid A，SAA）对这两种疾病的严重程度都有预测作用[65-67]。有研究表明，SAA通过加重促肿瘤性炎症和促进肿瘤逃逸，从而增强癌症的炎症和免疫反应，而COPD肺癌患者肺内SAA的表达增加可能通过刺激M2型巨噬细胞表达和诱导IL-17A介导的炎症来促进肿瘤的生长[65,68-72]。

（二）肺腺癌与COPD

既往报道中，囊腔型肺癌中腺癌居多，达42.0%~100%[25-32]。对腺癌发病与COPD之间的关系进行阐述，可能对囊性肺腺癌与COPD之间的发生发展联系有所启示，为今后该领域的研究提供潜在方向。

研究表明COPD与肺癌发病的主要危险因素均为吸烟，但COPD与肺癌之间的关系独立于患者年龄或吸烟程度。与不合并COPD的吸烟者相比，合并COPD的吸烟者患肺癌的风险增加了6倍[13]。即使排除过度诊断等因素，COPD患者患肺癌的风险仍然是前者的2倍[73]，而且，这种风险似乎也随着FEV_1的进行性下降而增加[74]。

近年来，腺癌已成为发达国家最常见的肺癌组织学类型，尤其是在被动吸烟暴露的患者、轻度吸烟的女性中，腺癌的发病率正迅速升高[4]，而肺腺癌也包含了一系列不同的病理亚型[75-76]。一项在COPD患者队列中进行的研究报道表示，在基线GOLD Ⅰ期患者中，肺腺癌发病率较高[20]。

在此基础上，一项针对COPD相关肺腺癌表型的研究表明，与吸烟者相比，COPD相关肺腺癌表现出侵袭性较低的分子学和形态学特征（贴壁型成分增多，实性型比例减少，细胞增殖降低，KRAS突变率较低）。COPD相关肺腺癌的发病机制可能不同于由吸烟作为危险因素而发生的肺癌[77]。

目前仅可以推测，COPD相关肺腺癌的发生发展可能涉及多种致癌机制。鉴于炎症在COPD发病机制中的重要性，有理由怀疑，肺腺癌的发生发展可能也存在多条主要驱动炎症介导的致癌途径。

三、囊腔型肺癌与COPD

既往文献报道显示，囊腔型肺癌患者中，合并肺气肿的患者占4.72%～96.7%，在不同研究中，这一占比差异较大[25-30,32,78]，这可能与囊腔型肺癌入组标准、COPD/肺气肿评判标准不一致，以及地区、人种差异相关。

Farooqi等[28]发现，伴发肺气肿的囊腔型肺癌，癌症病灶主要与离散的囊腔相邻，且在病理上囊腔内缺乏化生上皮。考虑到囊腔型肺癌患者同时伴发肺气肿，他们认为COPD和肺气肿可能是肺癌的独立危险因素，并且可能是恶性肿瘤发展的促进因素，但具体机制尚不清楚。Guo等[30]研究发现，26.7%的囊腔型肺癌患者合并肺气肿，他们推测，大量吸烟可引起肺气肿改变，并降低周围肺组织的强度，从而促进囊肿的形成，该研究中3例有大量吸烟史的囊腔型肺癌病例病理结果为肺腺癌。Mascalchi等[29]发现，70.8%的囊腔型肺癌患者合并肺气肿。Haider等[27]发现，45.5%的囊腔型肺癌患者合并肺气肿。Fintelmann等[32]的研究显示，96.7%的囊腔型肺癌患者有吸烟史，同样，有96.7%的囊腔型肺癌患者合并有肺气肿，强烈提示吸烟、肺气肿与囊腔型肺癌之间的联系，最终病理结果有80.0%为腺癌，发生于各肺叶，周围型更常见，并且在23%的患者中表现为多发性。

综上所述，部分研究确实发现了囊腔型肺癌与COPD或肺气肿之间的可能联系，但非统一入组标准的研究结果无法作为确凿的证据，仍然需要更有说服力的流行病学数据作为支持，以及对三者间发病机制的深入探索。

四、合并COPD的囊腔型肺癌的预后

目前没有关于合并COPD的囊腔型肺癌的预后和生存率的数据。既往大多数研究认为，合并COPD可能会恶化肺癌的预后[79-83]，但这一结论并没有得到其他研究的证实[84-85]。两项Meta分析显示，COPD是肺癌预后的不良因素，但纳入研究间的异质性很高[83,86]。研究间异质性的来源往往与肿瘤分期、治疗方式以及COPD严重程度有关[83]。

参考文献

[1] Mirza S，Clay RD，Koslow MA，et al. COPD Guidelines：A Review of the 2018 GOLD Report[J]. Mayo Clin Proc，2018，93(10)：1488-1502.

[2] Vestbo J，Hurd SS，Agusti AG，et al. Global strategy for the diagnosis，management，and

prevention of chronic obstructive pulmonary disease: GOLD executive summary[J]. Am J Respir Crit Care Med, 2013, 187(4): 347-365.

[3] Vogelmeier CF, Criner GJ, Martinez FJ, et al. Global Strategy for the Diagnosis, Management, and Prevention of Chronic Obstructive Lung Disease 2017 Report. GOLD Executive Summary[J]. Am J Respir Crit Care Med, 2017, 195(5): 557-582.

[4] Torre LA, Bray F, Siegel RL, et al. Global cancer statistics, 2012[J]. CA Cancer J Clin, 2015, 65(2): 87-108.

[5] Ferlay J, Soerjomataram I, Dikshit R, et al. Cancer incidence and mortality worldwide: sources, methods and major patterns in GLOBOCAN 2012[J]. Int J Cancer, 2015, 136(5): E359-E386.

[6] Buist AS, McBurnie MA, Vollmer WM, et al. International variation in the prevalence of COPD (the BOLD Study): a population-based prevalence study[J]. Lancet, 2007, 370(9589): 741-750.

[7] Lozano R, Naghavi M, Foreman K, et al. Global and regional mortality from 235 causes of death for 20 age groups in 1990 and 2010: a systematic analysis for the Global Burden of Disease Study 2010[J]. Lancet, 2012, 380(9859): 2095-2128.

[8] Miravitlles M, Soler-Cataluña JJ, Calle M, et al. Spanish COPD Guidelines (GesEPOC): pharmacological treatment of stable COPD. Spanish Society of Pulmonology and Thoracic Surgery[J]. Arch Bronconeumol, 2012, 48(7): 247-257.

[9] Durham AL, Adcock IM. The relationship between COPD and lung cancer[J]. Lung Cancer, 2015, 90(2): 121-127.

[10] Wang ZL. Association between chronic obstructive pulmonary disease and lung cancer: the missing link[J]. Chin Med J (Engl), 2013, 126(1): 154-165.

[11] Papi A, Casoni G, Caramori G, et al. COPD increases the risk of squamous histological subtype in smokers who develop non-small cell lung carcinoma[J]. Thorax, 2004, 59(8): 679-681.

[12] Young RP, Hopkins RJ, Christmas T, et al. COPD prevalence is increased in lung cancer, independent of age, sex and smoking history[J]. Eur Respir J, 2009, 34(2): 380-386.

[13] Punturieri A, Szabo E, Croxton TL, et al. Lung cancer and chronic obstructive pulmonary disease: needs and opportunities for integrated research[J]. J Natl Cancer Inst, 2009, 101(8): 554-559.

[14] Mathers CD, Loncar D. Projections of global mortality and burden of disease from 2002 to 2030[J]. PLoS Med, 2006, 3(11): e442.

[15] Henschke CI, Yip R, Boffetta P, et al. CT screening for lung cancer: Importance of emphysema for never smokers and smokers[J]. Lung Cancer, 2015, 88(1): 42-47.

[16] Abal Arca J, Parente Lamelas I, Almazan Ortega R, et al. Lung cancer and COPD: a common combination[J]. Arch Bronconeumol, 2009, 45(10): 502-507.

[17] Sanchez-Salcedo P, Berto J, de-Torres JP, et al. Lung cancer screening: fourteen year experience of the Pamplona early detection program (P-IELCAP)[J]. Arch Bronconeumol, 2015, 51(4): 169-176.

[18] Hohberger LA, Schroeder DR, Bartholmai BJ, et al. Correlation of regional emphysema and lung cancer: a lung tissue research consortium-based study[J]. J Thorac Oncol, 2014, 9(5):

639-645.

[19] de-Torres JP, Wilson DO, Sanchez-Salcedo P, et al. Lung cancer in patients with chronic obstructive pulmonary disease. Development and validation of the COPD Lung Cancer Screening Score[J]. Am J Respir Crit Care Med, 2015, 191(3): 285-291.

[20] de Torres JP, Marin JM, Casanova C, et al. Lung cancer in patients with chronic obstructive pulmonary disease--incidence and predicting factors[J]. Am J Respir Crit Care Med, 2011, 184(8): 913-919.

[21] Smith BM, Pinto L, Ezer N, et al. Emphysema detected on computed tomography and risk of lung cancer: a systematic review and meta-analysis[J]. Lung Cancer, 2012, 77(1): 58-63.

[22] Li Y, Swensen SJ, Karabekmez LG, et al. Effect of emphysema on lung cancer risk in smokers: a computed tomography-based assessment[J]. Cancer Prev Res (Phila), 2011, 4(1): 43-50.

[23] de-Torres JP, Casanova C, Marin JM, et al. Exploring the impact of screening with low-dose CT on lung cancer mortality in mild to moderate COPD patients: a pilot study[J]. Respir Med, 2013, 107(5): 702-707.

[24] Torres-Duran M, Ruano-Ravina A, Kelsey KT, et al. Small cell lung cancer in never-smokers[J]. Eur Respir J, 2016, 47(3): 947-953.

[25] Tan Y, Gao J, Wu C, et al. CT Characteristics and Pathologic Basis of Solitary Cystic Lung Cancer[J]. Radiology, 2019, 291(2): 495-501.

[26] Deng H, Zhang J, Zhao S, et al. Thin-wall cystic lung cancer: A study of 45 cases[J]. Oncol Lett, 2018, 16(1): 755-760.

[27] Haider E, Burute N, Harish S, et al. Lung cancer associated with cystic airspaces: Characteristic morphological features on CT in a series of 11 cases[J]. Clin Imaging, 2019, 56: 102-107.

[28] Farooqi AO, Cham M, Zhang L, et al. Lung cancer associated with cystic airspaces[J]. AJR Am J Roentgenol, 2012, 199(4): 781-786.

[29] Mascalchi M, Attina D, Bertelli E, et al. Lung cancer associated with cystic airspaces[J]. J Comput Assist Tomogr, 2015, 39(1): 102-108.

[30] Guo J, Liang C, Sun Y, et al. Lung cancer presenting as thin-walled cysts: An analysis of 15 cases and review of literature[J]. Asia Pac J Clin Oncol, 2016, 12(1): e105-e112.

[31] Hanaoka N, Tanaka F, Otake Y, et al. Primary lung carcinoma arising from emphysematous bullae[J]. Lung Cancer, 2002, 38(2): 185-191.

[32] Fintelmann FJ, Brinkmann JK, Jeck WR, et al. Lung Cancers Associated With Cystic Airspaces: Natural History, Pathologic Correlation, and Mutational Analysis[J]. J Thorac Imaging, 2017, 32(3): 176-188.

[33] Bozinovski S, Vlahos R, Anthony D, et al. COPD and squamous cell lung cancer: aberrant inflammation and immunity is the common link[J]. Br J Pharmacol, 2016, 173(4): 635-648.

[34] Agusti A, Edwards LD, Rennard SI, et al. Persistent systemic inflammation is associated with poor clinical outcomes in COPD: a novel phenotype[J]. PLoS One, 2012, 7(5): e37483.

[35] Pryor WA. Cigarette smoke radicals and the role of free radicals in chemical carcinogenicity[J]. Environ Health Perspect, 1997, 105(Suppl 4): 875-882.

[36] Dekhuijzen PN, Aben KK, Dekker I, et al. Increased exhalation of hydrogen peroxide in patients with stable and unstable chronic obstructive pulmonary disease[J]. Am J Respir Crit

Care Med, 1996, 154(3 Pt 1): 813-816.

[37] Allavena P, Sica A, Solinas G, et al. The inflammatory micro-environment in tumor progression: the role of tumor-associated macrophages[J]. Crit Rev Oncol Hematol, 2008, 66(1): 1-9.

[38] Houghton AM. Mechanistic links between COPD and lung cancer[J]. Nat Rev Cancer, 2013, 13(4): 233-245.

[39] Shaykhiev R, Krause A, Salit J, et al. Smoking-dependent reprogramming of alveolar macrophage polarization: implication for pathogenesis of chronic obstructive pulmonary disease[J]. J Immunol, 2009, 183(4): 2867-2883.

[40] Vlahos R, Bozinovski S. Role of alveolar macrophages in chronic obstructive pulmonary disease[J]. Front Immunol, 2014, 5: 435.

[41] Bracke KR, Verhamme FM, Seys LJ, et al. Role of CXCL13 in cigarette smoke-induced lymphoid follicle formation and chronic obstructive pulmonary disease[J]. Am J Respir Crit Care Med, 2013, 188(3): 343-355.

[42] Germain C, Gnjatic S, Tamzalit F, et al. Presence of B cells in tertiary lymphoid structures is associated with a protective immunity in patients with lung cancer[J]. Am J Respir Crit Care Med, 2014, 189(7): 832-844.

[43] Brusselle GG, Joos GF, Bracke KR. New insights into the immunology of chronic obstructive pulmonary disease[J]. Lancet, 2011, 378(9795): 1015-1026.

[44] Mandal P, Ghosh Y. Re: "The Bleph and the Brain: The Effect of Upper Eyelid Surgery on Chronic Headaches"[J]. Ophthalmic Plast Reconstr Surg, 2018, 34(2): 182.

[45] Klemke M, Wabnitz GH, Funke F, et al. Oxidation of cofilin mediates T cell hyporesponsiveness under oxidative stress conditions[J]. Immunity, 2008, 29(3): 404-413.

[46] Stampfli MR, Anderson GP. How cigarette smoke skews immune responses to promote infection, lung disease and cancer[J]. Nat Rev Immunol, 2009, 9(5): 377-384.

[47] Klemke M, Samstag Y. Molecular mechanisms mediating oxidative stress-induced T-cell suppression in cancer[J]. Adv Enzyme Regul, 2009, 49(1): 107-112.

[48] Schmielau J, Finn OJ. Activated granulocytes and granulocyte-derived hydrogen peroxide are the underlying mechanism of suppression of t-cell function in advanced cancer patients[J]. Cancer Res, 2001, 61(12): 4756-4760.

[49] Laan M, Bozinovski S, Anderson GP. Cigarette smoke inhibits lipopolysaccharide-induced production of inflammatory cytokines by suppressing the activation of activator protein-1 in bronchial epithelial cells[J]. J Immunol, 2004, 173(6): 4164-4170.

[50] Malmberg KJ, Arulampalam V, Ichihara F, et al. Inhibition of activated/memory (CD45RO(+)) T cells by oxidative stress associated with block of NF-kappaB activation[J]. J Immunol, 2001, 167(5): 2595-2601.

[51] Nagaraj S, Gupta K, Pisarev V, et al. Altered recognition of antigen is a mechanism of CD8+ T cell tolerance in cancer[J]. Nat Med, 2007, 13(7): 828-835.

[52] Erfani N, Mehrabadi SM, Ghayumi MA, et al. Increase of regulatory T cells in metastatic stage and CTLA-4 over expression in lymphocytes of patients with non-small cell lung cancer (NSCLC)[J]. Lung Cancer, 2012, 77(2): 306-311.

[53] Mu CY, Huang JA, Chen Y, et al. High expression of PD-L1 in lung cancer may contribute

to poor prognosis and tumor cells immune escape through suppressing tumor infiltrating dendritic cells maturation[J]. Med Oncol, 2011, 28(3): 682-688.

[54] Rizvi NA, Mazières J, Planchard D, et al. Activity and safety of nivolumab, an anti-PD-1 immune checkpoint inhibitor, for patients with advanced, refractory squamous non-small-cell lung cancer (CheckMate 063): a phase 2, single-arm trial[J]. Lancet Oncol, 2015, 16(3): 257-265.

[55] Kalathil SG, Lugade AA, Pradhan V, et al. T-regulatory cells and programmed death 1+ T cells contribute to effector T-cell dysfunction in patients with chronic obstructive pulmonary disease[J]. Am J Respir Crit Care Med, 2014, 190(1): 40-50.

[56] Chen K, Pociask DA, McAleer JP, et al. IL-17RA is required for CCL2 expression, macrophage recruitment, and emphysema in response to cigarette smoke[J]. PLoS One, 2011, 6(5): e20333.

[57] Prause O, Bozinovski S, Anderson GP, et al. Increased matrix metalloproteinase-9 concentration and activity after stimulation with interleukin-17 in mouse airways[J]. Thorax, 2004, 59(4): 313-317.

[58] Ivanov S, Bozinovski S, Bossios A, et al. Functional relevance of the IL-23-IL-17 axis in lungs in vivo[J]. Am J Respir Cell Mol Biol, 2007, 36(4): 442-451.

[59] Ouyang W, Kolls JK, Zheng Y. The biological functions of T helper 17 cell effector cytokines in inflammation[J]. Immunity, 2008, 28(4): 454-467.

[60] Di Stefano A, Caramori G, Gnemmi I, et al. T helper type 17-related cytokine expression is increased in the bronchial mucosa of stable chronic obstructive pulmonary disease patients[J]. Clin Exp Immunol, 2009, 157(2): 316-324.

[61] Doe C, Bafadhel M, Siddiqui S, et al. Expression of the T helper 17-associated cytokines IL-17A and IL-17F in asthma and COPD[J]. Chest, 2010, 138(5): 1140-1147.

[62] Chen X, Wan J, Liu J, et al. Increased IL-17-producing cells correlate with poor survival and lymphangiogenesis in NSCLC patients[J]. Lung Cancer, 2010, 69(3): 348-354.

[63] Reppert S, Boross I, Koslowski M, et al. A role for T-bet-mediated tumour immune surveillance in anti-IL-17A treatment of lung cancer[J]. Nat Commun, 2011, 2: 600.

[64] Chang SH, Mirabolfathinejad SG, Katta H, et al. T helper 17 cells play a critical pathogenic role in lung cancer[J]. Proc Natl Acad Sci USA, 2014, 111(15): 5664-5669.

[65] Bozinovski S, Hutchinson A, Thompson M, et al. Serum amyloid a is a biomarker of acute exacerbations of chronic obstructive pulmonary disease[J]. Am J Respir Crit Care Med, 2008, 177(3): 269-278.

[66] Liu L, Liu J, Wang Y, et al. A combined biomarker pattern improves the discrimination of lung cancer[J]. Biomarkers, 2011, 16(1): 20-30.

[67] Dowling P, Clarke C, Hennessy K, et al. Analysis of acute-phase proteins, AHSG, C3, CLI, HP and SAA, reveals distinctive expression patterns associated with breast, colorectal and lung cancer[J]. Int J Cancer, 2012, 131(4): 911-923.

[68] Anthony D, McQualter JL, Bishara M, et al. SAA drives proinflammatory heterotypic macrophage differentiation in the lung via CSF-1R-dependent signaling[J]. FASEB J, 2014, 28(9): 3867-3877.

[69] Anthony D, Seow HJ, Uddin M, et al. Serum amyloid A promotes lung neutrophilia by

increasing IL-17A levels in the mucosa and gammadelta T cells[J]. Am J Respir Crit Care Med, 2013, 188(2): 179-186.

[70] De Santo C, Arscott R, Booth S, et al. Invariant NKT cells modulate the suppressive activity of IL-10-secreting neutrophils differentiated with serum amyloid A[J]. Nat Immunol, 2010, 11(11): 1039-1046.

[71] Lee JM, Kim EK, Seo H, et al. Serum amyloid A3 exacerbates cancer by enhancing the suppressive capacity of myeloid-derived suppressor cells via TLR2-dependent STAT3 activation[J]. Eur J Immunol, 2014, 44(6): 1672-1684.

[72] Li Y, Cai L, Wang H, et al. Pleiotropic regulation of macrophage polarization and tumorigenesis by formyl peptide receptor-2[J]. Oncogene, 2011, 30(36): 3887-3899.

[73] Young RP, Duan F, Chiles C, et al. Airflow Limitation and Histology Shift in the National Lung Screening Trial. The NLST-ACRIN Cohort Substudy[J]. Am J Respir Crit Care Med, 2015, 192(9): 1060-1067.

[74] Wasswa-Kintu S, Gan WQ, Man SF, et al. Relationship between reduced forced expiratory volume in one second and the risk of lung cancer: a systematic review and meta-analysis[J]. Thorax, 2005, 60(7): 570-575.

[75] Villa C, Cagle PT, Johnson M, et al. Correlation of EGFR mutation status with predominant histologic subtype of adenocarcinoma according to the new lung adenocarcinoma classification of the International Association for the Study of Lung Cancer/American Thoracic Society/European Respiratory Society[J]. Arch Pathol Lab Med, 2014, 138(10): 1353-1357.

[76] Rekhtman N, Ang DC, Riely GJ, et al. KRAS mutations are associated with solid growth pattern and tumor-infiltrating leukocytes in lung adenocarcinoma[J]. Mod Pathol, 2013, 26(10): 1307-1319.

[77] Schiavon M, Marulli G, Nannini N, et al. COPD-related adenocarcinoma presents low aggressiveness morphological and molecular features compared to smoker tumours[J]. Lung Cancer, 2014, 86(3): 311-317.

[78] Shen Y, Xu X, Zhang Y, et al. Lung cancers associated with cystic airspaces: CT features and pathologic correlation[J]. Lung Cancer, 2019, 135: 110-115.

[79] Hashimoto N, Matsuzaki A, Okada Y, et al. Clinical impact of prevalence and severity of COPD on the decision-making process for therapeutic management of lung cancer patients[J]. BMC Pulm Med, 2014, 14(1): 14.

[80] Sekine Y, Suzuki H, Yamada Y, et al. Severity of chronic obstructive pulmonary disease and its relationship to lung cancer prognosis after surgical resection[J]. Thorac Cardiovasc Surg, 2013, 61(2): 124-130.

[81] Zhai R, Yu X, Shafer A, et al. The impact of coexisting COPD on survival of patients with early-stage non-small cell lung cancer undergoing surgical resection[J]. Chest, 2014, 145(2): 346-353.

[82] Kiri VA, Soriano J, Visick G, et al. Recent trends in lung cancer and its association with COPD: an analysis using the UK GP Research Database[J]. Prim Care Respir J, 2010, 19(1): 57-61.

[83] Dai J, Liu M, Swensen SJ, et al. Regional Emphysema Score Predicting Overall Survival, Quality of Life, and Pulmonary Function Recovery in Early-Stage Lung Cancer Patients[J]. J Thorac Oncol, 2017, 12(5): 824-832.

[84] Izquierdo JL, Resano P, El Hachem A, et al. Impact of COPD in patients with lung cancer and advanced disease treated with chemotherapy and/or tyrosine kinase inhibitors[J]. Int J Chron Obstruct Pulmon Dis, 2014, 9: 1053-1058.

[85] Lee SJ, Lee J, Park YS, et al. Impact of chronic obstructive pulmonary disease on the mortality of patients with non-small-cell lung cancer[J]. J Thorac Oncol, 2014, 9(6): 812-817.

[86] Gao YH, Guan WJ, Liu Q, et al. Impact of COPD and emphysema on survival of patients with lung cancer: A meta-analysis of observational studies[J]. Respirology, 2016, 21(2): 269-279.

（徐欣楠，戴洁）

第八章 囊腔型肺癌与肺大泡

肺大泡是指由各种原因导致的肺泡腔内压力升高，肺泡壁破裂后互相融合，在肺组织内形成含气囊腔，一般囊腔直径>1 cm，壁厚<1 mm。气肿型肺大泡的产生被认为与吸烟高度相关，且是肺癌的高危因素之一[1-2]。在Iwama[1]的研究中，339例肺癌患者中有45例（13.3%）同时合并肺大泡，其中吸烟者39例（86.7%）。Korol等[3]的研究中，气肿型肺大泡患者发生肺癌的风险比无肺大泡患者高6倍。在Stoloff[4]的研究中，肺大泡患者中有6.1%的患者合并肺癌，而在无肺大泡人群中，罹患肺癌的比例仅为0.16%。肺大泡患者发生肺癌的风险是无肺大泡人群的32倍。

Stoloff[4]研究发现，在26例肺癌伴发肺大泡的患者中，有6例患者的肿瘤起源于肺大泡内部，20例患者的肿瘤起源于正常肺组织。Iwama发现[1]肺癌伴发肺大泡时，大泡与肺癌病灶紧密相邻。这种发生在肺大泡内，或者肺大泡壁邻近肺大泡的原发性肺癌，被称为肺大泡相关性肺癌，最早由Tsutsui等[5]于1988年提出，其发生率为3.5%~4.2%。肺大泡相关性肺癌与薄壁型囊腔型肺癌在影像上表现十分相近，有研究认为肺大泡的存在是囊腔型肺癌的发病机制之一[6]。影像上提示恶性可能的特征包括囊腔壁的不对称增厚、腔内有痰液、边缘不规则、短毛刺和血管集束征。

尽管文献报道肺癌与肺大泡疾病存在相关性，但肺大泡相关性肺癌的发病机制目前仍不明确，可能的机制包括吸烟导致DNA损伤、致癌物的聚集以及炎症反应等。肺大泡好发于吸烟者，而吸烟同时也是肺癌的高危因素。来自日本的文献报道，约75%的肺大泡相关性肺癌患者有重度吸烟史，所有患者均为40岁以上的男性，西方国家也有类似报道[7]。但也有文献表明，即使是很少量吸烟的年轻患者，也有可能发生肺大泡相关性肺癌[8]。

肺大泡相关性肺癌的另一种发病机制可能是肿瘤导致了肺大泡的形成。由于肿瘤可以抑制抗弹力纤维酶的活性，导致肺泡间隔的破坏，进而引起了继发性的肺大泡形成；另一方面，癌组织可以导致支气管的狭窄或者闭塞，引起气流受限，从而导致肺大泡的形成[5]。

肺大泡和肺癌的共同遗传因素也可能是肺大泡相关性肺癌发生的原因。Goldstein等[9]认为，可能导致肺大泡形成的相关先天性遗传因素，同时也能够增加肺癌的易感性。先天性肺囊肿的囊壁可出现上皮化生[10]，这一现象支持了Goldstein提出的假说。

肺大泡相关性肺癌的形成机制也可能类似瘢痕癌的形成。肺大泡与周围气道的气流相对受限，有害物质或病原菌容易沉积在肺大泡壁上，引起肺大泡局部的反复慢性炎症，形成瘢痕组织，这一过程可能最终导致瘢痕癌的形成。致癌物在大泡内的沉积也会导致原本呈线性分布的上皮细胞发生化生。累积的致癌物使大泡内形成的肺癌更具侵袭性[2]。在Ogawa等[7,11]的病例报道中，肿瘤邻近瘢痕，Ogawa提出肺大泡相关性肺癌的形成可能与瘢痕癌的形成有共同的机制：瘢痕组织、烟草暴露以及充气的肺大泡共同导致了肿瘤的形成。但目前并无证据支持肺大泡与肺实质瘢痕之间存在相关性。

PD-L1表达于肿瘤细胞及肿瘤浸润细胞，通过与T细胞表面的受体结合，介导肿瘤细胞的免疫逃逸。在肺大泡相关性肺癌的形成机制中，PD-L1也可能发挥了一定作用，其在气肿性肺大泡患者中的表达阳性率为44.4%，而在肺大泡相关性肺癌患者中的阳性率则为58.0%[12]，肺大泡相关性肺癌与PD-L1的表达显著相关（$P=0.021$）。

Tsutsui等总结了肺大泡相关性肺癌的影像学特点：①结节影位于或邻近肺大泡；②大泡壁部分或弥漫性增厚；③出现大泡的继发表现，如大泡直径的改变、液体的潴留及气胸。由于缺少特异性表现，多数患者往往是在常规胸部影像学检查时偶然发现，近60%的肺大泡相关性肺癌患者首诊时并未发现肺癌，而在随访中明确诊断，其中1例患者在确诊肺大泡10年之后被诊断为肺癌。由此可见，肺大泡患者定期进行胸部影像学随访对及早发现肺大泡相关性肺癌非常重要。大泡自发性缩小或退化是极其罕见的，这一现象的出现，可能意味着肺癌的发生。他们曾经报道过1例患者，肺大泡自发性退化，6个月后影像学上发现肿瘤沿肺大泡的壁生长，并逐渐扩大。

肺大泡相关性肺癌与大泡伴感染在影像上的鉴别一直是一个难题。因为大泡的存在本身会增加感染的风险，从而使病灶内的细胞出现异型性改变。在急性感染或炎症情况下，大泡壁会增厚，形成不规则囊腔或空洞；当感染真菌时，则会出现囊壁结节增大，甚至发展为肿块[6]。当患者有急性感染的症状和影像学表现，或与之前的肺部影像相比进展迅速时，罹患肺癌的可能性较小。

肺大泡相关性肺癌的组织学分型中，绝大多数是非小细胞肺癌，文献中仅有1例小细胞肺癌合并肺大泡的病例报道[8]。近年来，文献报道囊腔型肺癌以腺癌为主[13]；而早期文献认为肺大泡相关性肺癌中鳞状细胞癌的发生率可能高于腺癌，且低分化和未分化癌占半数以上。Goldstein[9]通过胸部X线片筛查了

411例原发性肺癌患者，其中18例（3.9%）患者伴发有肺大泡，病理类型包括未分化癌12例、鳞状细胞癌4例、腺癌2例。

任何与肺大泡相关的肺肿块均应作为手术切除的指征。对于计划接受手术的巨大肺大泡患者，手术切除应当尽可能完整，因为肺大泡的周围存在隐匿性肺癌的可能[14]。戒烟是预防肺癌的关键措施之一，患有肺大泡的患者应当被视为肺癌的高风险人群，这些人更应意识到戒烟的必要性和紧迫性。

参考文献

[1]   Iwama E，Okamoto I，Yabuuchi H，et al. Characteristics of Smoking Patients with Lung Cancer with Emphysematous Bullae[J]. J Thorac Oncol, 2016, 11(9)：1586-1590.

[2]   Hanaoka N，Tanaka F，Otake Y，et al. Primary lung carcinoma arising from emphysematous bullae[J]. Lung Cancer, 2002, 38(2)：185-191.

[3]   Koral E. The correlation of carcinoma and congenital cystic emphysema of the lungs；report of ten cases[J]. Dis Chest, 1953, 23(4)：403-411.

[4]   Stoloff IL，Kanofsky P，Magilner L. The risk of lung cancer in males with bullous disease of the lung[J]. Arch Environ Health, 1971, 22(1)：163-167.

[5]   Kaneda M，Tarukawa T，Watanabe F，et al. Clinical features of primary lung cancer adjoining pulmonary bulla[J]. Interact Cardiovasc Thorac Surg, 2010, 10(6)：940-944.

[6]   Sheard S，Moser J，Sayer C，et al. Lung Cancers Associated with Cystic Airspaces：Underrecognized Features of Early Disease[J]. Radiographics, 2018, 38(3)：704-717.

[7]   Ogawa D，Shiota Y，Marukawa M，et al. Lung cancer associated with pulmonary bulla. case report and review of literature[J]. Respiration, 1999, 66(6)：555-558.

[8]   Aronberg DJ，Sagel SS，LeFrak S，et al. Lung carcinoma associated with bullous lung disease in young men[J]. AJR Am J Roentgenol. 1980, 134(2)：249-252.

[9]   Goldstein MJ，Snider GL，Liberson M，et al. Bronchogenic carcinoma and giant bullous disease[J]. Am Rev Respir Dis, 1968, 97(6)：1062-1070.

[10]   Womack NA，Graham EA. Epithelial metaplasia in congenital cystic disease of the lung：Its possible relation to carcinoma of the bronchus[J]. Am J Pathol, 1941, 17(5)：645-654.5.

[11]   Yohoo H，Suckow EE. Peripheral lung cancers arising in scars[J]. Cancer, 1961, 14(6)：1205-1215.

[12]   Toyokawa G，Takada K，Okamoto T，et al. High Frequency of Programmed Death-ligand 1 Expression in Emphysematous Bullae-associated Lung Adenocarcinomas[J]. Clin Lung Cancer, 2017, 18(5)：504-511.

[13]   Guo J，Liang C，Sun Y，et al. Lung cancer presenting as thin-walled cysts：An analysis of 15 cases and review of literature[J]. Asia Pac J Clin Oncol, 2016, 12(1)：e105-e112.

[14]   Venuta F，Rendina EA，Pescarmona EO，et al. Occult lung cancer in patients with bullous emphysema[J]. Thorax, 1997, 52(3)：289-290.

（靳凯淇，沈莹舟）

第九章　囊腔型肺癌自然病程

1941年，美国学者Womack和Graham[1]首次报道了肺囊性病变与肺癌相关的研究。在《国际早期肺癌行动计划》（I-ELCAP）的报道中，囊腔型肺癌的发病率约为3.7%[2-3]。由于缺乏肺癌病例在发现病灶前的胸部CT随访记录，我们无从得知有多少肺癌是由囊腔样病灶发展而来，也无法预估肺部囊腔最后发展成肺癌的风险有多大。当发现肺部新出现囊腔样病灶时，我们需要提高警惕。

关于囊腔型肺癌的形成机制，Aronberg等首先提出了"活瓣"机制，但也有学者推测，囊泡内通气导致肺泡上皮癌发生[1,4-5]。也有人提出这些病变在癌腔交界处显示凝固性坏死灶，与周围肺组织的缺血变化相一致[6]。一项研究发现，黏液滞留在肺腺癌腔的形成中起着关键作用[3]，但也有一些研究表明，非黏液腺瘤也会形成囊肿[7-8]。Xue等[9]提出肿瘤细胞直接侵入支气管，形成单向活瓣机制。Yang等[3]提示了一种单向阀机制，其中肿瘤起源于肺泡壁，并产生大量的纤维组织，导致气道狭窄和局部狭窄，从而引起狭窄气道远端逐渐形成膨胀性囊腔。

根据囊腔型肺癌的CT形态特征，我们将其总结归纳为4种类型（图9-1）[10]：Ⅰ型为薄壁型（囊壁厚度<2 mm）；Ⅱ型为厚壁型（囊壁厚度≥2 mm）；Ⅲ型为囊腔伴结节型；Ⅳ型为混合型。

囊腔病灶的病程进展形式多种多样。在Farooqi[2]报道的所有病例中，囊壁最初为均匀的薄壁组织，约1 mm，在后期随访过程中可能会出现囊壁的增厚或囊壁上新发结节[11-12]，这个过程一般需要12~118个月[12]。对发现时为Ⅱ型或Ⅲ型病变的结节，随着随访时间的增加，则可能出现结节增大、实性成分增多，同时伴有囊腔的缩小，有些囊腔甚至会完全消失。这提示我们：当发现一个实体肿瘤时，其在早期发生时很可能是伴有含气囊腔的，只不过含气囊腔在后来的发展过程中逐渐消失。另一种情况是含气囊腔随着肿瘤的生长而增大，这可能反映了与囊性气腔相连的远端气道上的瓣膜机制[13]。20%的囊

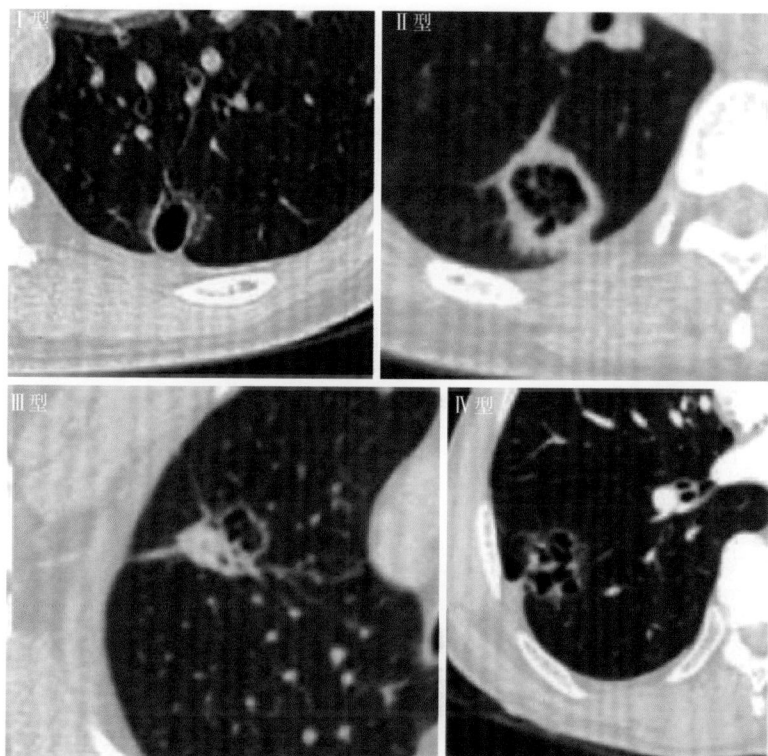

图9-1　4种囊腔形态

腔在初次发现时即表现为多房，还有25%的囊腔病灶则是在随访过程中逐渐由单房发展为多房。对于这些形态上的改变，我们均需要警惕其是否为肺癌的前兆[14]（图9-2）。

由于CT图像上分辨不出细胞水平上肿瘤的发生，我们无法判别囊腔形成与肺癌发生的先后顺序。肿瘤细胞有可能早已存在并导致了囊腔的形成。可能的机制包括终末细支气管水平的炎症或肿瘤生长过程导致的活瓣阻塞，从而导致囊性空腔的形成[4]。另外也可能是囊腔的存在为肿瘤的发生提供了条件。1例52岁的男性患者，有长期吸烟史，初次CT检查发现双肺上叶多发囊性改变，随访期间其囊腔大小及囊壁厚度等未见明显变化；经过77个月的随访，右上叶邻近囊腔发现一个5 mm的结节，低倍镜组织学图像显示胸膜下囊腔塌陷，内衬低立方上皮，与间皮起源一致，与囊泡相融。肿瘤累及囊壁，诊断为非典型类癌。邻近非肿瘤性肺显示广泛的气肿性、炎症性和纤维化改变；高倍镜下囊壁组织学图像显示出与囊壁下非典型类癌一致的特征。

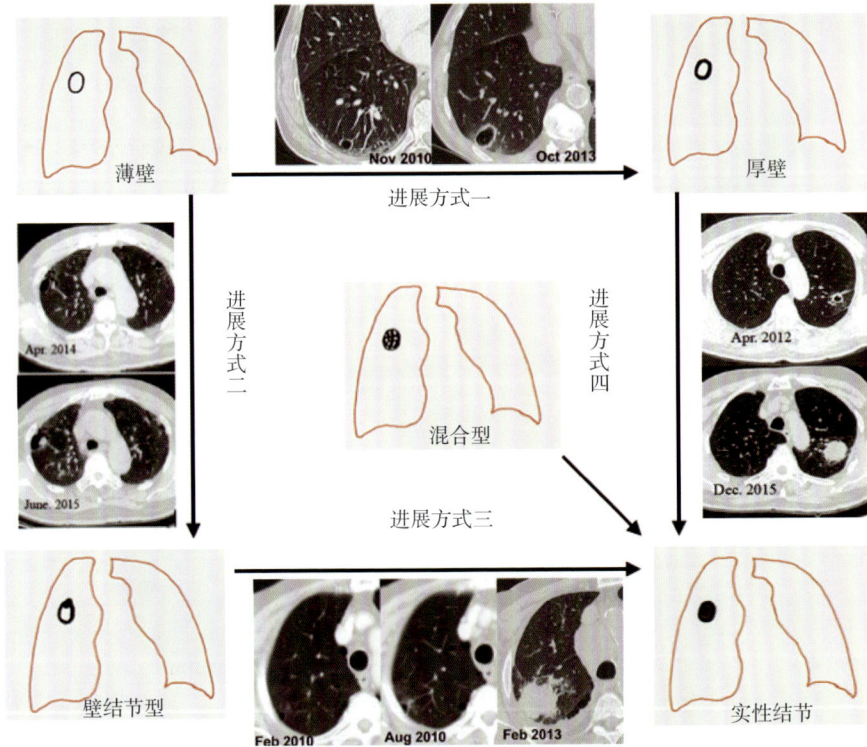

图9-2 囊腔型肺癌病程进展模式

关于囊腔型肺癌的预后，目前尚无前瞻性临床研究数据，回顾性研究得到的数据也较少。Kaneda等[15]认为囊腔型肺癌患者的预后要远远差于一般肺癌患者。需要注意的是，该项研究所纳入的19例患者中，9例（47.4%）为鳞状细胞癌患者，仅2例（10.5%）为腺癌患者。在另一项研究中，41.4%（12/29）的患者在确诊2年后死亡，Fintelmann等[13]认为这或许与囊腔型肺癌较高的KRAS突变率有关。

总的来说，囊腔型肺癌主要分为4种类型，各型间可能互相转换。囊腔型肺癌早期主要是以薄壁囊腔形式出现，随着病变的进展，肿瘤细胞可局部增生形成向囊腔内突出的内生结节或向囊腔外突出的附壁结节；肿瘤细胞也可沿着囊壁增生使囊壁整体增厚，并向周围组织浸润；或者囊腔出现网格状多囊性改变。所以在临床工作中，薄壁型囊性病变易出现漏诊或误诊，应建立随访机制，一旦发现薄壁型囊性病变的囊腔变大、囊壁增厚、出现内生结节或附壁结节，需经多学科（multi disciplinary team，MDT）会诊讨论，及时给予处理。

参考文献

[1] Womack NA, Graham EA. Epithelial metaplasia in congenital cystic disease of the lung: Its possible relation to carcinoma of the bronchus[J]. Am J Pathol, 1941, 17(5): 645-654.

[2] Farooqi AO, Cham M, Zhang L, et al. Lung cancer associated with cystic airspaces[J]. AJR Am J Roentgenol, 2012, 199(4): 781-786.

[3] Tan Y, Gao J, Wu C, et al. CT Characteristics and Pathologic Basis of Solitary Cystic Lung Cancer[J]. Radiology, 2019, 291(2): 495-501.

[4] Aronberg DJ, Sagel SS, LeFrak S, et al. Susman N. Lung carcinoma associated with bullous lung disease in young men[J]. AJR Am J Roentgenol, 1980, 134(2): 249-252.

[5] Goldstein MJ, Snider GL, Liberson M, Poske RM. Bronchogenic carcinoma and giant bullous disease[J]. Am Rev Respir Dis, 1968, 97(6): 1062-1070.

[6] Isobe K, Hata Y, Iwata M, et al. An autopsied case of mucinous bronchioloalveolar carcinoma associated with multiple thin-walled cavities[J]. Nihon Kokyuki Gakkai Zasshi, 2009, 47(6): 512-517.

[7] Matsushima H, Oda T, Hasejima N, et al. [Pulmonary adenocarcinoma with multiloculated cystic change][J]. Nihon Kokyuki Gakkai Zasshi, 2007, 45(7): 556-559.

[8] Yoshida T, Harada T, Fuke S, et al. Lung adenocarcinoma presenting with enlarged and multiloculated cystic lesions over 2 years[J]. Respir Care, 2004, 49(12): 1522-1524.

[9] Xue X, Wang P, Xue Q, et al. Comparative study of solitary thin-walled cavity lung cancer with computed tomography and pathological findings[J]. Lung cancer, 2012, 78(1): 45-50.

[10] Shen Y, Xu X, Zhang Y, et al. Lung cancers associated with cystic airspaces: CT features and pathologic correlation[J]. Lung Cancer, 2019, 135: 110-115.

[11] Mascalchi M, Attinà D, Bertelli E, Lung cancer associated with cystic airspaces[J]. J Comput Assist Tomogr, 2015, 39(1): 102-108.

[12] Farooqi AO, Cham M, Zhang L, et al. Lung cancer associated with cystic airspaces[J]. AJR Am J Roentgenol, 2012, 199(4): 781-786.

[13] Fintelmann FJ, Brinkmann JK, Jeck WR, et al. Lung Cancers Associated With Cystic Airspaces: Natural History, Pathologic Correlation, and Mutational Analysis[J]. J Thorac Imaging, 2017, 32(3): 176-188.

[14] Sheard S, Moser J, Sayer C, et al. Lung Cancers Associated with Cystic Airspaces: Underrecognized Features of Early Disease[J]. Radiographics, 2018, 38(3): 704-717.

[15] Kaneda M, Tarukawa T, Watanabe F, et al. Clinical features of primary lung cancer adjoining pulmonary bulla[J]. Interact Cardiovasc Thorac Surg, 2010, 10(6): 940-944.

（陈林松，沈莹冉）

第十章 临床表现与术前评估

一、临床表现

肺癌患者的临床表现可因肿瘤的部位、大小，是否压迫和侵犯邻近器官以及有无转移等情况的不同而各异，多数患者常在疾病进展到中晚期，出现一些特异性症状后才被发现。囊腔型肺癌的临床表现与其他早期周围型肺癌病变一样，均无明显特殊临床症状及体征，大部分只有在影像学检查中才被发现。

（一）非特异性症状

肺癌的症状通常为非特异性，与其他普通肺部疾病相类似。一般认为有咳嗽、胸痛、痰血或咯血、发热、喘鸣、呼吸困难、体重下降等7大症状。

1. 咳嗽

肺癌最为常见的症状。多呈阵发性刺激性干咳，易与呼吸道感染、慢性支气管炎等相混淆，不为患者重视（尤其是长期吸烟患者常伴有慢性咳嗽）。当病变增大使支气管引流欠佳时可伴有咳痰，多为白色泡沫样痰或白黏痰；若病变出现坏死、炎症或阻塞部位继发感染，则可出现黄脓痰。

2. 胸痛

肺癌引起的胸痛多为胀痛或压迫感，常于咳嗽或深呼吸时明显。病程初期可表现为偶发或阵发性，且无明显固定部位，一般由炎症因子刺激壁层胸膜形成。随着病情进展可表现为固定位置的持续性疼痛，此时应考虑病变已侵犯胸膜或胸壁，但有时也可因恶性胸腔积液的产生减轻了病灶对脏层胸膜的刺激而使得疼痛症状缓解。部分患者的胸痛则多为"自主感受"所致，并没有明显疾病基础。

3. 痰血或咯血

多见于中央型或管内型的肺癌患者，由于病变表面受损或发生破溃等引起血管破裂并导致出血，据受累血管的粗细及出血程度不同，表现为痰血或咯血，但一般情况下出血量不多。

4. 发热

一般情况下肺癌的发热多由病变阻塞支气管引流或囊腔内分泌物瘀滞引流欠佳所致，继而伴发感染，此类发热经抗炎治疗后多可恢复正常，但由于阻塞未解除，使得病情易反复。在病程晚期，发热多由肿瘤坏死产生大量炎性物质及毒素吸收后产生，抗炎治疗全然无效。

5. 喘鸣

多见于管内型或中央型病变，由于支气管内径在病灶的占位作用下变狭窄，造成气体局部形成湍流而产生喘鸣。肺癌引起的喘鸣多为双相局限性，且经支气管扩张药治疗无效。但较少出现在囊腔型肺癌的患者中。

6. 呼吸困难

肺癌引起呼吸困难的原因很多，如管内型肺癌压迫或侵犯支气管等使得管腔狭窄；肿瘤转移致纵隔及肺门淋巴结肿大，压迫隆突、主支气管或肺动静脉主干；胸膜转移、肺不张、感染或纵隔淋巴结肿大影响淋巴回流，产生大量胸腔积液；心包直接受侵或转移致心包积液，压迫心脏，影响有效心排血量；病变累及胸廓出口或转移致高位纵隔淋巴结肿大压迫，出现上腔静脉综合征引起头面部肿胀；病变累及致膈神经麻痹，使膈肌上抬，并伴有反常运动；周围性病变破裂形成气胸等。目前未有文献提示囊腔型肺癌的患者有因病灶本身所致的呼吸困难。

7. 体重下降

多于肺癌晚期出现，由于肿瘤消耗、肿瘤坏死产生大量炎性物质和毒素，感染及疼痛影响食欲，使患者消瘦甚至出现恶病质。

（二）邻近结构受累的临床表现

囊腔型肺癌一般较少出现早期累及周边邻近组织的情况，但随着病变的进展会出现相应的临床表现。

1. 肺上沟瘤（Pancoast tumor）

肺尖部发生的肿瘤侵犯肺上沟部，由于胸廓入口处结构狭小，易出现因侵犯或压迫臂丛下神经根、星状神经节、交感神经节链、邻近的上位肋骨及椎体等结构所产生的相关症状。累及臂丛C8、T1、T2神经根时，出现肩部局限性疼痛，逐渐放射至上臂、前臂及手；如累及星状神经节和交感神经节链，则出现同侧的Horner综合征，即同侧眼下陷、睑下垂、瞳孔缩小、颜面无汗；当病变累及第1肋骨、第2肋骨及椎体时，可出现该部位的顽固性剧痛。

2. 上腔静脉综合征

由病变侵犯或压迫上腔静脉所致，主要症状表现为颈面部及上肢肿胀、颈部静脉曲张，平卧时症状加剧明显。

3. 声音嘶哑及饮水呛咳

由于肺癌转移致第5组、第6组淋巴结或右侧锁骨下淋巴结肿大，侵犯或压迫喉返神经致声带麻痹，导致声音嘶哑及饮水呛咳。

4. 胸膜、心包和膈肌受累

胸膜、心包和膈肌受累最常见的症状为呼吸困难（详见本章"非特异性症状"相关内容）。胸膜及心包受侵所致的胸腔积液或心包积液多为血性，血性心包积液多为恶性肿瘤直接侵犯或转移所致，液基细胞学检测阳性率较胸腔积液高。但由于其生长较慢，一般不会导致心包压塞。

（三）肺外症状

1. 肺外转移

肺癌常经血液、淋巴液等转移至肺外其他组织，常见的转移部位有脑、骨、肝脏、肾上腺等器官。①脑转移患者临床表现随转移灶累及部位及程度不同而表现多样，如恶心、呕吐、眩晕、头痛、视物模糊等，对脑部转移结节的诊断，磁共振成像（magnetic resonance imaging，MRI）的敏感性及特异性均为最高。多数脑转移病灶可行放疗治疗控制占位压迫。②骨转移多见于脊柱、骨盆、股骨等承重部中轴骨及长骨，而手足部骨骼转移罕见。主要表现为受累部局部疼痛、病理性骨折等。骨平片、CT、MRI、正电子发射断层成像（positron emission tomography，PET）及骨扫描均可帮助诊断。骨扫描对于骨转移诊断的敏感性较高，但特异性不足。骨转移灶通常可行局部放疗治疗，以缓解症状。③肝脏与肾上腺的转移多无明显症状，常在CT检查或腹部彩超检查时发现。一旦出现腹胀、腹痛、厌食等消化道症状，均提示病程已进展至晚期，此时多伴有肝功能异常。

2. 副癌综合征

癌细胞能合成、释放具有内分泌功能的物质，引起相应的综合征（如高钙血症、抗利尿激素分泌失调综合征、Cushing综合征、神经肌肉综合征、肥大性肺性骨关节病、肺癌相关皮肤黏膜综合征、男性乳房发育、类癌综合征等）。多见于鳞状细胞癌及小细胞肺癌。由于囊腔型肺癌的病理类型以腺癌为主，故未有相关副癌综合征出现在囊腔型肺癌中的报道。

二、术前评估及准备

手术治疗的主要对象是局限性的肿瘤病灶，手术追求的是彻底切除肺癌原发灶，故术前应准确评估患者的TNM分期及严格评估患者身体情况。

（一）病灶情况评估

目前对囊腔型肺癌的术前病灶评估多依赖胸部CT检查及相关随访结果，详见影像学特点与分类、鉴别诊断及自然病程（随访）等相关章节。目前部分学者正在综合运用医疗大数据挖掘技术及人工智能技术，以实现基于深度学习的肺癌精准早筛、手术决策、预后评估系统的更新与推广。

（二）常规术前准备

（1）仔细衡量及评估全身情况。全面采集病史（尤其是对手术存在影响的既往病史，如高血压、糖尿病等慢性或重大疾病史），仔细完善体格检查，完善术前基础检查（血常规、肝肾功能、血电解质、凝血功能评估）。

（2）明确肿瘤分期的各项检查。胸部及上腹部CT、腹部彩超、头颅CT或MRI、全身骨显像、PET-CT、气管镜检查、血液肿瘤标志物，部分病例应选择肺穿刺、经支气管镜腔内超声（endobronchial ultrasonography，EBUS）、纵隔镜检查等。

（3）心肺功能评估。如心电图、24小时动态心电图、心脏超声、肺功能、动脉血气等，部分不能耐受或配合肺功能检查者及肺功能介于临界者，可通过肺通气显像及肺灌注显像进行精确评估。

（4）术前相关并发症风险评估。随着快速康复理念、个体化精准诊疗理念不断深入胸外科临床，对患者术前风险的评估得到关注，主要的评估有深静脉血栓风险评估、营养情况状态评估、术后支气管胸膜瘘风险评估。

（5）随着亚肺叶切除手术在早期肺癌中的运用，越来越多的术者会选择

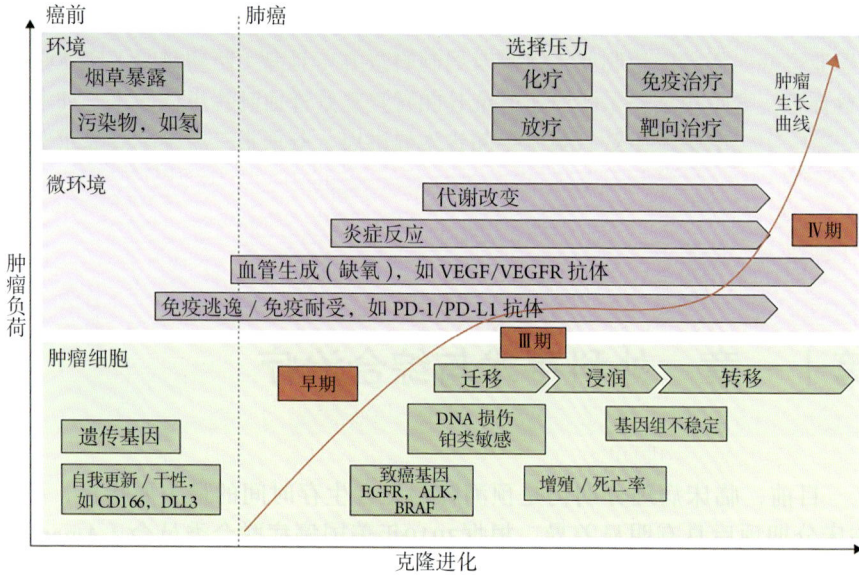

图11-1 肺癌不同发生发展阶段的治疗方式

Translated from *The Lancet Oncology*, Vol 17, Wan-Ling Tan, Amit Jain, Angela Takano, Evan W Newell, N Gopalakrishna Iyer, Wan-Teck Lim, Eng-Huat Tan, Weiwei Zhai, Axel M Hillmer, Wai-Leong Tam, Daniel S W Tan, Novel therapeutic targets on the horizon for lung cancer, e347-62, Copyright (2016), with permission from Elsevier[1].

（1）原则：完整彻底切除是保证手术根治性、分期准确性、加强局控和长期生存的关键。

（2）手术方式：解剖性肺切除仍是标准术式。对于部分中央型肺癌，在手术技术能够保证切缘的情况下，支气管和（或）肺动脉袖式肺叶切除等在围术期风险和疗效上不亚于全肺切除，为推荐术式。亚肺叶切除目前仍处于临床研究阶段，日本和北美的两项比较早期肺癌肺叶切除与亚肺叶切除的前瞻性多中心随机对照试验短期结果显示，未发现两种切除范围之间在手术并发症或死亡率差异有统计学意义，目前正在等待长期随访结果。

（3）手术路径：开胸和微创手术具备同样的肿瘤学治疗效果，外科医生可根据习惯和熟练程度选择手术方式。目前已证实胸腔镜（包括机器人辅助）等微创手术安全可行，围术期结果优于开胸手术，长期疗效与开胸手术相近。因此，在外科技术可行且不牺牲肿瘤学原则的前提下推荐胸腔镜手术路径。

（4）淋巴结清除标准：对于肺恶性肿瘤，至少应整块清除或系统采样3组纵隔淋巴结（左侧第4L、5、6、7、8、9组，右侧第2R、4R、7、8、9组）。对于淋巴结清扫或采样个数，至少清扫或采样纵隔及肺内共12个淋巴结。Ⅰ~Ⅲ期肺癌在术前规范纵隔分期未发现淋巴结转移（PET或EUBS、纵隔镜检查阴性）的前提下，淋巴结清扫相比淋巴结采样并未明显提高分期准确性或带来术后生存优势，但术前仅行影像分期（未行PET或EUBS、纵隔镜分期）者，仍推荐行淋巴结清扫。术前影像学显示磨玻璃为主病变（成分>50%），且术中冷冻为伏壁生长为主的浸润型腺癌，纵隔淋巴结转移概率极低，可选择性采样1~3组（左侧第5、7、9组，右侧第2或4、7、9组）纵隔淋巴结。

（5）手术切除标准：完整切除，应包括阴性切缘（支气管、动脉、静脉、支气管周围、肿瘤附近组织）和系统性淋巴结清扫或采样且最上纵隔淋巴结阴性。无论何时，如有出现切缘受累、未切除的阳性淋巴结、淋巴结外侵犯或转移性胸腔或心包积液，即为不完整切除。完整切除即为R0，镜下发现不完整切除为R1，肉眼可见肿瘤残余为R2，镜下切缘阴性但纵隔淋巴结清扫未达到标准或最上纵隔淋巴结阳性为Rx。

（6）术后辅助治疗：术后辅助治疗需根据切缘情况、病理分期和患者身体状况综合决策。

完整切除即R0切除NSCLC的后续治疗如下。①ⅠA期患者术后定期随访。②ⅠB期患者术后可随访，同时，ⅠB期患者术后辅助治疗需行多学科评估，评估术后辅助化疗的益处与风险，有高危险因素者如低分化肿瘤（包括神经内分泌肿瘤但不包括分化良好的神经内分泌肿瘤）、脉管侵犯、肿瘤直径>4 cm、脏层胸膜侵犯、楔形切除推荐进行术后辅助化疗。病理亚型以实体型或微乳头为主的ⅠB期腺癌患者也可考虑辅助化疗。③ⅡA和ⅡB期患者，推荐以铂类为基础的辅助化疗，不建议行术后辅助放疗。

非完整切除即切缘阳性NSCLC的后续治疗如下。①ⅠA期患者，无论R1或是R2切除，均首选再次手术，放疗可供选择。②ⅠB期患者，无论是R1或是R2切除，均应首选再次手术，放疗可供选择，后续化疗视情况而定。ⅠB期有高危险因素者可考虑进行术后辅助化疗。③ⅡA期患者均应进行辅助化疗。④ⅡB期R1切除患者可选择再次手术和术后辅助化疗，或者同步或序贯放化疗；R2切除患者可选择再次手术和术后辅助化疗，或者同步放化疗。

（二）Ⅲ期NSCLC的治疗

Ⅲ期NSCLC是一类具有较大异质性的疾病，分为ⅢA、ⅢB、ⅢC期。ⅢC期和绝大部分ⅢB期NSCLC被归类为不可切除的Ⅲ期NSCLC，以根治性同步放化疗为主要治疗模式。ⅢA和少部分ⅢB期NSCLC的治疗模式分为不可切除和可切除，对于不可切除者，治疗以根治性同步放化疗为主；对于可切除者，行以外科为主导的综合治疗。

（1）可切除的局部晚期NSCLC治疗如下。①T3N1期的NSCLC患者，首选手术治疗，术后行辅助化疗。②N2期NSCLC患者，影像学检查发现单组纵隔淋巴结肿大并且直径<3 cm或两组纵隔淋巴结肿大但没有融合，估计能完全切除的病例，推荐多学科讨论后决定手术与否。③T4N0~1期的NSCLC患者，对于同侧不同肺叶内存在少数外周结节的患者，首选治疗为手术切除，也可选择术前新辅助化疗，术后进行辅助化疗；其他可切除的T4N0~1期NSCLC患者行以外科手术治疗为主的综合治疗。④肺上沟瘤的治疗。

（2）不可切除的局部晚期NSCLC治疗如下。①部分ⅢA（N2）期患者，影像学检查提示纵隔融合肿大的淋巴结，纵隔镜、超声引导下经支气管针吸活检（endobronchial ultrasound-guided trans-bronchial needle aspiration，EBUS-TBNA）或超声内镜引导下细针穿刺活检术（endoscopic ultrasound-guided fine-needle aspiration biopsy，EUS-FNA）检查证实为阳性的NSCLC患者，须经胸部肿瘤多学科讨论后明确为不可切除患者。②ⅢB、ⅢC的患者，不可切除的局部晚期NSCLC首选治疗为同步化放疗。

（三）Ⅳ期NSCLC患者的全身治疗

Ⅳ期NSCLC的治疗需根据美国东部肿瘤协作组（Eastern Cooperative Oncology Group，ECOG）评分、基因检测结果决定。

（1）含铂两药方案是标准的一线化疗方案，在化疗基础上可以联合血管内皮抑素；对于晚期无驱动基因、非鳞状NSCLC患者，可在化疗基础上联合贝伐珠单抗，目前可选用的治疗药物详见表11–1。

（2）EGFR基因敏感突变的Ⅳ期NSCLC患者，推荐使用EGFR-TKI，包括吉非替尼、厄洛替尼、埃克替尼、阿法替尼、奥希替尼（1类推荐证据），脑转移患者推荐奥希替尼（2A类推荐证据）；对于G719X、L861Q、S768I等少见突变的患者，首先推荐阿法替尼；ALK融合基因阳性患者推荐克唑替尼一线治疗，ROS1融合基因阳性患者推荐克唑替尼一线治疗。

（3）EGFR基因、ALK和ROS1融合基因阴性或突变状况未知的Ⅳ期NSCLC患者，如果ECOG PS评分为0~1分，应当尽早开始含铂双药的全身化疗。对不适合铂类药物治疗的患者，可考虑非铂类两药联合方案化疗。

（4）ECOG PS评分为2分的晚期NSCLC患者应给予单药化疗，但对ECOG PS评分>2分的患者不建议使用细胞毒类药物化疗。

（5）对于老年患者，证据不支持将年龄作为选择化疗方案的唯一依据，须结合脏器功能指标及ECOG PS状态综合评估。脏器功能指标符合化疗条件，ECOG PS 0~1分的患者仍然可以考虑含铂两药方案，ECOG PS 2分的患者考虑单药化疗；严重脏器功能障碍者及ECOG PS 2分以上者不建议进行全身化疗。

（6）二线治疗可选择的药物包括多西紫杉醇、培美曲塞、免疫检查点抑

表 11-1 非小细胞肺癌的化疗药物及用法

化疗方案	剂量	用药时间	时间及周期
NP 方案			
长春瑞滨	25 mg/m²	第 1、8 天	21 天为 1 个周期，4~6 个周期
顺铂	75 mg/m²	第 1 天	
TP 方案			
紫杉醇	135~175 mg/m²	第 1 天	21 天为 1 个周期，4~6 个周期
顺铂	75 mg/m²	第 1 天	
或卡铂	AUC = 5~6	第 1 天	
GP 方案			
吉西他滨	1 000~1 250 mg/m²	第 1、8 天	21 天为 1 个周期，4~6 个周期
顺铂	75 mg/m²	第 1 天	
或卡铂	AUC=5~6	第 1 天	
或奈达铂（仅限鳞状细胞癌）	100 mg/m²	第 1 天	
PP 方案			
培美曲塞（非鳞状细胞癌）	500 mg/m²	第 1 天	21 天为 1 个周期，4~6 个周期
顺铂	75 mg/m²	第 1 天	
或卡铂	AUC=5~6	第 1 天	

制药和EGFR-TKI。EGFR基因敏感突变的患者，如果在一线和维持治疗时没有应用EGFR-TKI，二线治疗时应优先应用EGFR-TKI；对于EGFR基因敏感突变阴性的患者，免疫检查点抑制药Nivolumab（纳武单抗）优于二线化疗。

（7）ECOG PS评分>2分的Ⅳ期NSCLC患者，一般不能从化疗中获益，建议采用最佳支持治疗。在全身治疗基础上针对具体的局部情况，可以选择恰当的局部治疗方法以求改善症状、提高生活质量。

（8）第二代测序技术（next-generation sequencing，NGS）目前已经在临床得到较多应用，对于一线治疗进展后有条件的患者推荐使用该方法，辅助判断分子靶向药物的耐药机制，并指导下一步治疗。

二、小细胞肺癌的治疗

对可切除的早期小细胞肺癌（small cell lung carcinoma，SCLC）的治疗原则为先全身化疗（新辅助化疗），继之手术，术后辅助化放疗；对不可切除的Ⅲ期病变（即广泛期）同步放化疗有改善生存期倾向。

（1）局限期SCLC患者的治疗。①对可手术局限期SCLC患者（T1~2N0）的治疗：经系统的分期检查后提示无纵隔淋巴结转移的T1~2N0患者，推荐根治性手术，术式为肺叶切除术+肺门、纵隔淋巴结清扫术。术后病理提示N0的患者推荐辅助化疗，方案包括依托泊苷+顺铂、依托泊苷+卡铂。术后病理提示N1和N2的患者，推荐行辅助化疗合并胸部放疗。②不可手术局限期SCLC患者（超过T1~2N0或不能手术的T1~2N0）的治疗：ECOG PS评分0~2分的患者行化疗同步胸部放疗。

（2）广泛期SCLC患者的一线治疗。无症状或无脑转移的广泛期SCLC患者的治疗：ECOG PS评分0~2分或3~4分（由SCLC所致）患者，推荐化疗+支持治疗，化疗方案包括E方案（依托泊苷+顺铂）、EC方案（依托泊苷+卡铂）、IP方案（伊立替康+顺铂）、IC方案（伊立替康+卡铂），也可以选择依托泊苷+洛铂。

（3）SCLC患者的全脑预防性照射（prophylactic cranial irradiation，PCI）：制定PCI的治疗决策时应与患者及家属充分沟通，根据患者的具体情况，权衡利弊后确定。对完全切除的局限期SCLC，根据实际情况决定是否接受PCI治疗；对于获得完全缓解、部分缓解的局限期SCLC，推荐PCI；对于广泛期SCLC，酌情考虑PCI。不推荐年龄>65岁、有严重的合并症、ECOG PS评分>2分、神经认知功能受损的患者行PCI。PCI应在化放疗结束后3周左右时开始，PCI之前应该行脑增强MRI检查，如证实无脑转移，可开始PCI。PCI的剂量为25 Gy，2周内分10次完成。

（4）二线治疗。①对一线治疗后6个月内复发的ECOG PS评分0~2分患者，推荐选择静脉或口服拓扑替康化疗，也可推荐患者参加临床试验或选用以下药物，包括伊立替康、紫杉醇、多西他赛、长春瑞滨、吉西他滨、替莫唑胺、环磷酰胺联合多柔比星及长春新碱。ECOG PS评分2分的患者可酌情减量或应用生长因子支持治疗。②对一线治疗后6个月以上复发患者，选用原一线治疗方案。

（5）老年SCLC患者的治疗。对老年SCLC患者不能仅根据年龄确定治疗方案，根据机体功能状态指导治疗更有意义。如老年患者有日常生活自理能力，体力状况良好，器官功能相对较好，应当接受标准联合化疗（如果有指征也可放疗）。但因老年患者出现骨髓抑制、乏力和器官功能储备较差的概率更高，所以在治疗过程中应谨慎观察，以避免过高的风险[2]。晚期SCLC治疗方案的选择可见图11-2[1]。

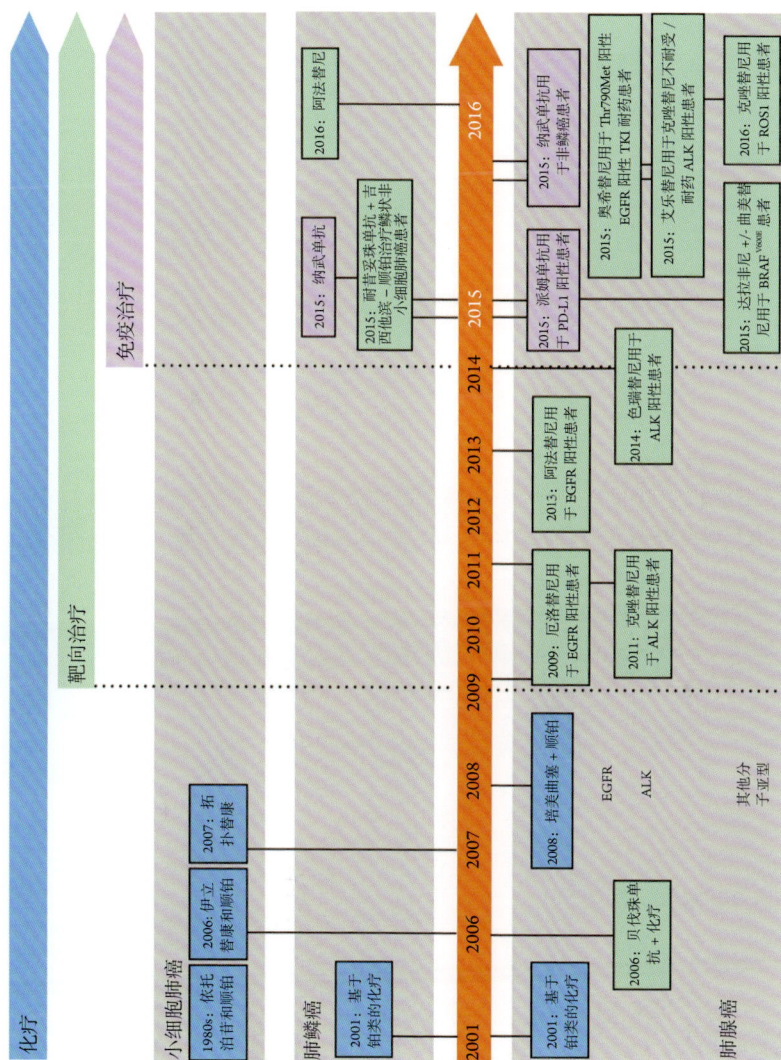

图11-2 晚期小细胞肺癌的治疗

Translated from *The Lancet Oncology*, Vol 17, Wan-Ling Tan, Amit Jain, Angela Takano, Evan W Newell, N Gopalakrishna Iyer, Wan-Teck Lim, Eng-Huat Tan, Weiwei Zhai, Axel M Hillmer, Wai-Leong Tam, Daniel S W Tan, Novel therapeutic targets on the horizon for lung cancer, e347-62, Copyright (2016), with permission from Elsevier[1].

参考文献

[1]　Tan WL，Jain A，Takano A，et al. Novel therapeutic targets on the horizon for lung cancer[J]. Lancet Oncol，2016，17(8)：e347-e362.

[2]　中华医学会,中华医学会肿瘤学分会,中华医学会杂志社. 中华医学会肺癌临床诊疗指南(2019版)[J].肿瘤研究与临床,2020,32(4)：217-249.

（孙良栋，万紫微）

第十二章　疾病预后转归

目前，有关囊腔型肺癌预后的资料较少。仅有的几篇报道来自日本学者，均为使用外科患者术后的生存数据进行的单中心回顾性队列研究。研究的证据级别不高，设计存在差异，结论具有分歧。总之，尚无证据发现囊腔型肺癌在肿瘤学方面的典型的预后特征。

Toyokawa等[1]回顾了283例接受手术的腺癌患者，研究仅入组了术前HRCT测量肿瘤直径≤3.0 cm的患者，且术前无淋巴结转移或远处转移（cT1N0M0）。该组病例中，邻近囊腔型肺癌（CA-ADJ）的患者有31例（11.0%），单因素分析显示其与实性病灶相比，男性比例、吸烟率、C/T比、病理分期、高侵袭性病理亚型比例、胸膜及脉管侵犯率、EGFR野生型比例及PD-L1阳性率高，统计学上具有显著性。该研究中，囊腔型肺癌患者的5年总生存率（overall survival，OS）为78.4%，5年无病生存率（disease free survival，DFS）为63.8%，两者均较非囊腔型肺癌患者的5年生存率低，但多因素分析未提示囊腔型肺癌为独立的不良预后因素。研究提示CT上呈囊性的早期腺癌具有更高的侵袭性，预后较非囊性腺癌差。但需要注意的是，尽管囊腔型肺癌在多因素分析时与预后无关，但由于多因素分析同时纳入了病理分期、腺癌亚型等术前不易确定的因素，因此研究无法否定在肿瘤尚未切除的情况下术前发现囊性征象对不良预后的提示价值。

另一项研究中，Hanaoka等[2]回顾了1 478例经手术切除的原发性肺癌，发现其中50例（3.4%）肺癌起源于肺气肿相关的肺大泡。对比两组患者发现肺大泡来源的肺癌分期更早，但分化程度更低，通过免疫组化标记增殖细胞核抗原（proliferating cell nuclear antigen，PCNA）显示增生更活跃。研究仅统计了5年总体生存率，在肺大泡来源的肺癌患者中为50.3%，其余患者为46.9%。多因素分析未发现肺大泡来源的囊腔型肺癌与预后独立相关。该研究将囊腔型肺癌限定在仅与肺气肿相关的类型，需要由肺功能检测证实。病理类型覆盖面广，包括鳞状细胞癌、小细胞肺癌和大细胞肺癌等，且不限分期，也不限于是否行根治性手术，因此统计的生存率较低。由于观察例数少，影响因素多，研究结果可能存在假阴性。

Kimura等[3]的研究中，回顾了12例（4.4%，12/275例）PⅠ期（病理诊断分期Ⅰ期）接受手术的邻近囊腔型肺癌患者，其5年总体生存率为37.0%，5年无复发生存率（relapse free survival，RFS）为55.0%，均显著低于非囊腔型肺癌。多因素分析显示囊腔型肺癌为不良预后因素（HR=6.99）。该研究或提示囊腔型肺癌的不良预后与肺癌的发展阶段有关，在早期肺癌中更为显著。然而，该研究的囊腔型肺癌例数较少，5年总体生存率显著低于无复发生存率，提示更多患者死于非肿瘤原因，结果存在不确定性，研究结果需谨慎判读。

有趣的是，Shinohara等[4]虽然在其研究中同样发现囊腔型肺癌伴有更多高侵袭性征象，其研究结论却是囊腔型肺癌是有利的预后因素。该研究纳入了291例接受根治性手术的肺癌患者，其中包括52例（17.9%）邻近囊腔型肺癌患者。研究对邻近囊腔型肺癌采用了具体严格的定义：①囊腔指薄层CT上显示直径>10 mm的含气空腔；②肺癌结节与囊腔接邻的部分超过囊腔环周的30°；③囊腔壁的厚度<10 mm；④排除其他含中央积液的空洞型肺癌；⑤排除病理证实为中央坏死的空洞型肺癌。

经对比，邻近囊腔型肺癌患者更为年轻，吸烟率、男性比例、上叶分布、中低分化比例、胸膜凹陷征及非腺癌病理类型的比例较非囊腔型肺癌患者高。然而，其5年生存率为88.5%，5年无复发生存率为75.4%，均显著高于非囊腔型肺癌组。多因素分析显示邻近囊腔型肺癌为术后生存率的独立预后因素（HR=0.30，95%CI 0.12~0.77，P =0.012）。其他影响预后的独立因素包括年龄（HR=1.05）、淋巴结转移（HR=2.80）以及间质性肺炎（HR=3.24）。

该研究通过对囊腔型肺癌的精细定义，得出了囊腔型肺癌是增加患者术后生存率的有利因素的结论。作者对此的解释是，一方面，严格的定义排除了空洞型肺癌对研究结果的干扰；另一方面，由于研究中的囊腔考虑为肺大泡，手术中受累肺连同肿瘤一并切除，对于肺气肿患者可给予等同于肺减容术的功效，从而有益于延长患者生存期。值得肯定的是，该研究对囊腔型肺癌的定义给出了清晰的标准，这有助于控制混杂因素，提高研究结果的准确性，且便于读者在各实验间进行对比。然而，由于缺乏分子机制相关的探究，作者无法从肿瘤学的角度解释囊腔型肺癌对预后有利的原因，且研究未公布无复发生存率的多因素分析结果，囊腔型肺癌的保护作用仅为巧合还是有其肿瘤学依据则无从分析。

上述学者均对囊腔型肺癌的预后进行了研究，但结果差异明显，结论尚不统一。其深层的原因可能有多种，但对囊腔型肺癌的预后研究首先需要明确研究目的。囊腔型肺癌早期与良性病灶相仿，难以及时发现和治疗，而且可能因其具有独特的发病机制，导致患者的预后不同于常规类型的肺癌，在治疗上需要加以区分。因此，囊腔型肺癌的预后研究旨在为肺癌患者提供更多的危险分类依据，为探索分子病理学机制提供线索，指导临床的个体化治疗。

　　为提高研究质量，未来应注意结合分子病理学实验，为研究结果提供分子层面的证据。入组时同样应按照囊腔型肺癌可能的发生机制予以分类。另一方面，由于囊腔型肺癌是基于影像学的定义，在多因素分析时建议区分术前和术后的情境。不加区分地引入大量术后病理特征，将可能掩盖囊腔型肺癌在术前分期或分类时的实际价值。此外，应重视囊腔型肺癌的鉴别对研究结果的影响。上述提示囊腔型肺癌为有利预后因素的部分研究中，研究人群中囊腔型肺癌患者占患者总人数的比例较高，且对囊腔型肺癌具有清晰定义，其结果与其他研究的差异可能来自研究人员对囊腔型肺癌更早实施手术干预，且在结果中剔除了空洞型肺癌的影响。因此，研究应详细列出囊腔型肺癌的定义，区分薄壁囊腔及厚壁空洞[5]，并列明手术指征。最后，除壁结节型以外及非手术的囊腔型肺癌的预后研究目前尚为空白，也应给予同等重视并加以研究。

参考文献

[1]　Toyokawa G, Shimokawa M, Kozuma Y, et al. Invasive features of small-sized lung adenocarcinoma adjoining emphysematous bullae[J]. Eur J Cardiothorac Surg, 2018, 53(2): 372-378.

[2]　Hanaoka N, Tanaka F, Otake Y, et al. Primary lung carcinoma arising from emphysematous bullae[J]. Lung Cancer, 2002, 38(2): 185-191.

[3]　Kimura H, Saji H, Miyazawa T, et al. Worse survival after curative resection in patients with pathological stage I non-small cell lung cancer adjoining pulmonary cavity formation[J]. J Thorac Dis, 2017, 9(9): 3038-3044.

[4]　Shinohara S, Sugaya M, Onitsuka T. Impact of the favorable prognosis of patients with lung cancer adjoining bullae[J]. J Thorac Dis, 2018, 10(6): 3289-3297.

[5]　Watanabe Y, Kusumoto M, Yoshida A, et al. Cavity Wall Thickness in Solitary Cavitary Lung Adenocarcinomas Is a Prognostic Indicator[J]. Ann Thorac Surg, 2016, 102(6): 1863-1871.

（励逯元，戴洁）

第十三章　囊腔型肺癌病例影像汇编

病例1

男，62岁，体检发现右上肺空洞1个月余。

影像表现

右肺上叶一分叶状薄壁囊腔影，直径约为3.0 cm，边缘可见磨玻璃影，囊内见多发分隔及血管影穿行，可见胸膜凹陷征（图13-1）。

囊腔类型

右上叶薄壁型。

病理表现

右上叶肺切面见灰白灰黑色病灶，大小为2.5 cm×1.5 cm，质中，近胸膜。

病理诊断

右上叶浸润性腺癌（乳头型40％，伴贴壁型40％及腺管型20％）。

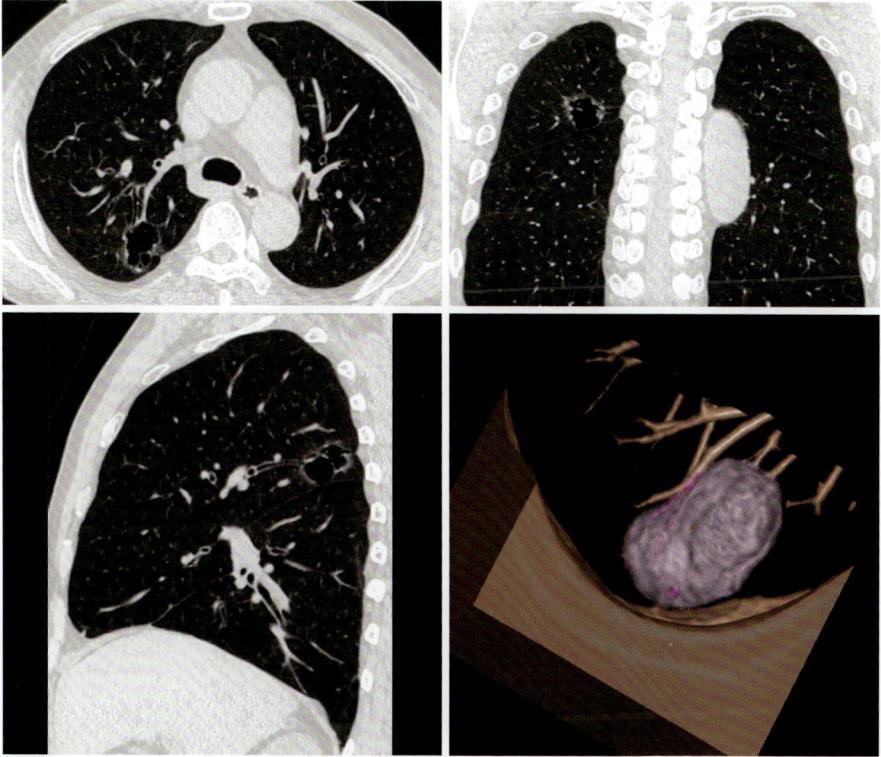

图13-1　62岁男性右上叶薄壁型囊腔影像

病例2

女，49岁，体检发现肺部磨玻璃影1个月。

影像表现

右肺上叶一磨玻璃结节伴内上侧薄壁囊腔影，直径约为1.7 cm，囊腔内见细线样分隔及血管影穿行（图13-2）。

囊腔类型

右上叶薄壁型。

病理表现

右上叶肺切面见一结节，大小为1.2 cm×1 cm，灰白色，边界清晰，质软，距胸膜0.5 cm。

病理诊断

右上叶浸润性腺癌（贴壁型为主，伴腺管型）。

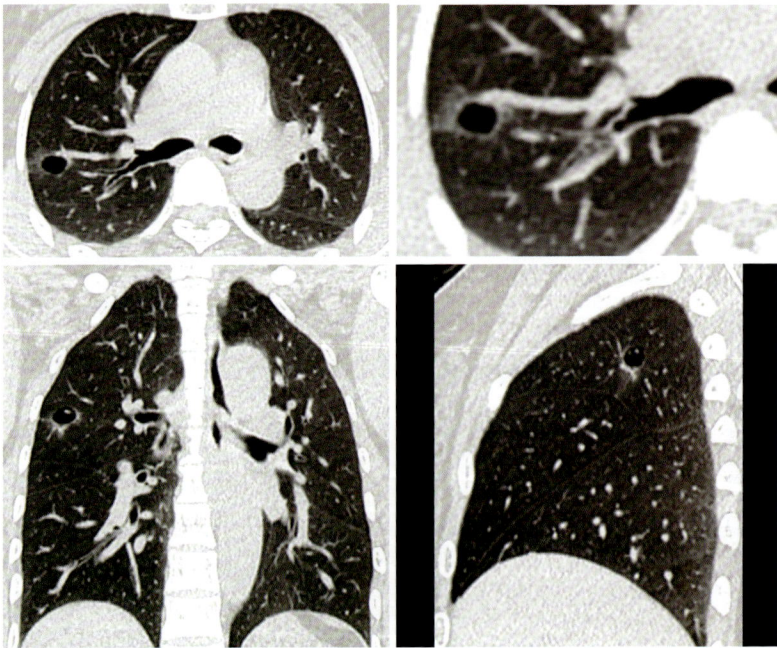

图13-2 49岁女性右上叶薄壁型囊腔影像

病例3

男，57岁，频发干咳3个月，发现右肺上叶空洞1周。

影像表现

右肺上叶见一薄壁囊腔影，直径约为2.0 cm，壁厚薄不一，可见贴壁走形之血管影（箭头所示），囊腔内壁欠光整，病灶边缘可见长毛刺，邻近胸膜牵拉，双肺肺气肿（图13-3）。

囊腔类型

右上叶薄壁型。

病理表现

右上肺叶切面见一灰白灰黑色结节，大小为1.2 cm×0.7 cm，部分囊性病变。

病理诊断

右上叶原位腺癌。

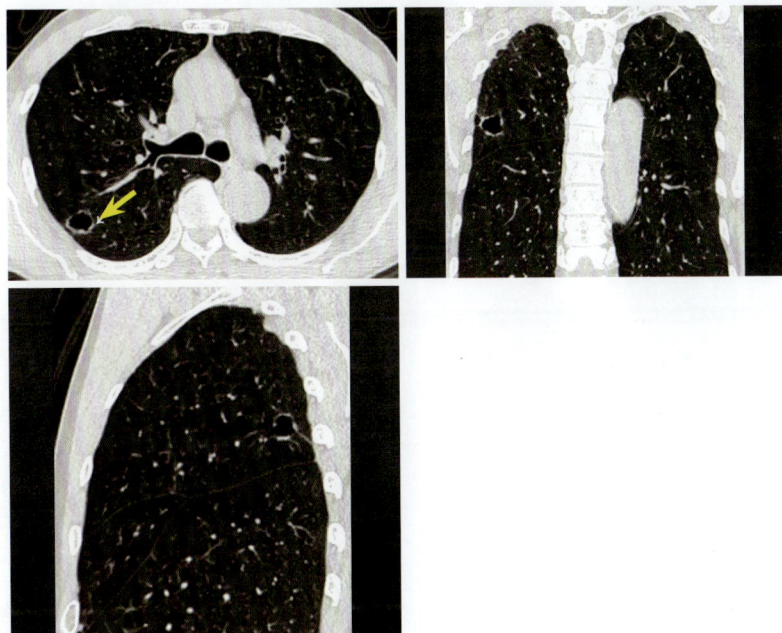

图13-3　57岁男性右上叶薄壁型囊腔影像

病例4

男，51岁，体检发现左肺下叶磨玻璃结节半个月余。

影像表现

左肺下叶胸膜下磨玻璃结节，直径约为1.8 cm，边缘见长毛刺，邻近胸膜牵拉。病灶中央见含气囊腔影，囊腔内壁光整（图13-4）。

囊腔类型

左下叶薄壁型。

病理表现

左下肺叶切面见结节，直径为1.5 cm，质中，部分呈囊性，边界尚清晰。

病理诊断

左下叶浸润性腺癌（贴壁型为主，伴腺管型及乳头型）。

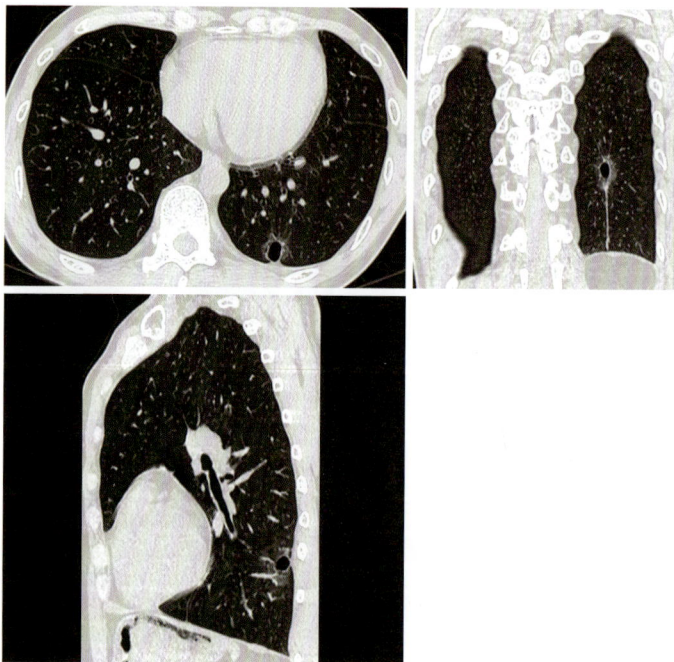

图13-4　51岁男性左下叶薄壁型囊腔影像

病例5

女，73岁，体检发现左上叶肿块伴右肺多发磨玻璃影2周余。

影像表现

左肺上叶一实性结节，直径约为2.3 cm，分叶状，边缘欠光整，内密度不均匀。左肺下叶可见一磨玻璃结节，直径约为1.7 cm，边缘见短毛刺，磨玻璃结节偏外上方见薄壁囊腔影，囊内见分隔，邻近叶间胸膜牵拉。另外双肺可见多发磨玻璃结节影（图13-5）。

囊腔类型

左下叶壁结节型。

病理表现

左上叶后段肺切面见一结节，大小为2.2 cm×2 cm，灰白色，可见胸膜凹陷征。左下叶背段肺切面见一结节，大小为1.5 cm×0.7 cm，灰白色，边界清晰，质中。

病理诊断

（左上叶）浸润性腺癌（腺泡型为主，伴微乳头型）。癌浸润脏层胸膜。（左下叶）微浸润性腺癌。

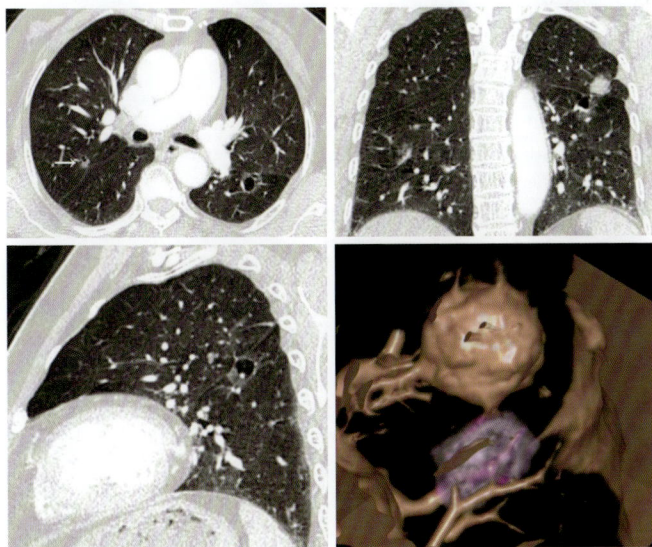

图13-5　73岁女性左下叶壁结节型囊腔影像

病例6

男，69岁，发现左肺结节1周。

影像表现

左肺上叶一直径约为2.6 cm实性结节，边缘呈明显分叶状改变并可见棘状突起征，病灶周围见边界模糊的磨玻璃影。另左肺下叶见一薄壁囊腔影，直径约为3.9 cm，边缘呈分叶状，囊壁厚薄不一，内壁不光整，囊内见分隔及血管影穿行，叶间胸膜轻度牵拉（图13-6）。

囊腔类型

左下叶薄壁型。

病理表现

左全肺切面左上叶见一灰白色肿块，直径为2.6 cm，边界清晰，质中，距胸膜1.5 cm，距切缘6 cm；左下叶结节，大小为2.7 cm×2 cm，边界清晰，质中，局部近胸膜，部分呈囊性。

病理诊断

（左上叶）大细胞癌伴神经内分泌分化。（左下叶）浸润性腺癌（贴壁型为主，含乳头型成分）。

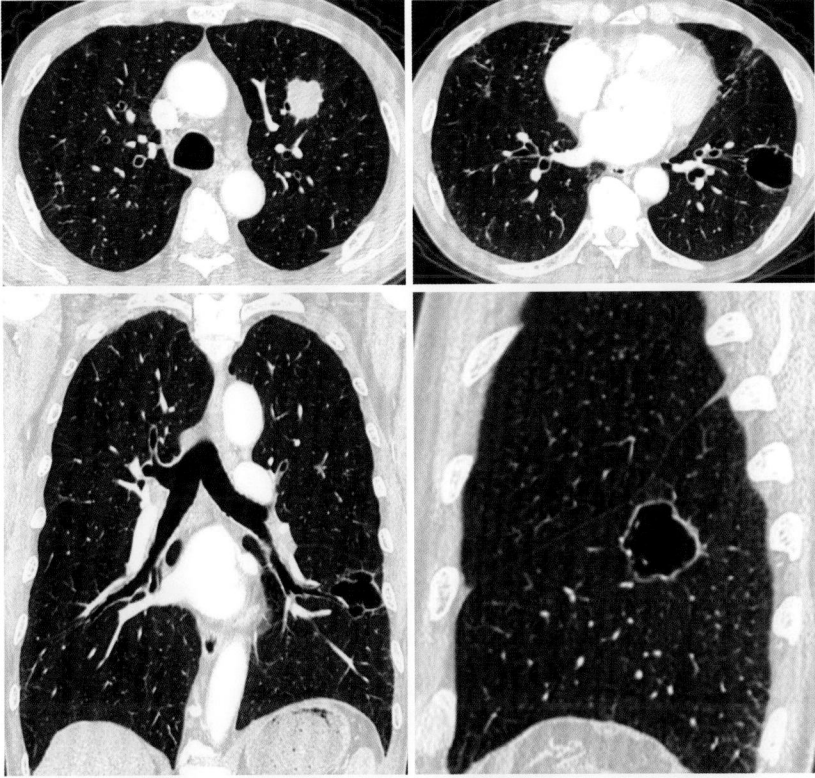

图13-6　69岁男性左下叶薄壁型囊腔影像

病例7

女，57岁，体检发现左肺上叶及右肺磨玻璃影4个月。

影像表现

左肺上叶一直径约为2 cm囊性病灶，囊内见多发细线样分隔及血管影穿行，可见胸膜凹陷征（图13-7）。

囊腔类型

左上叶薄壁型。

病理表现

左上叶舌段肺切面见一结节，直径为1 cm，边界清晰，质中。

病理诊断

左上叶原位腺癌。

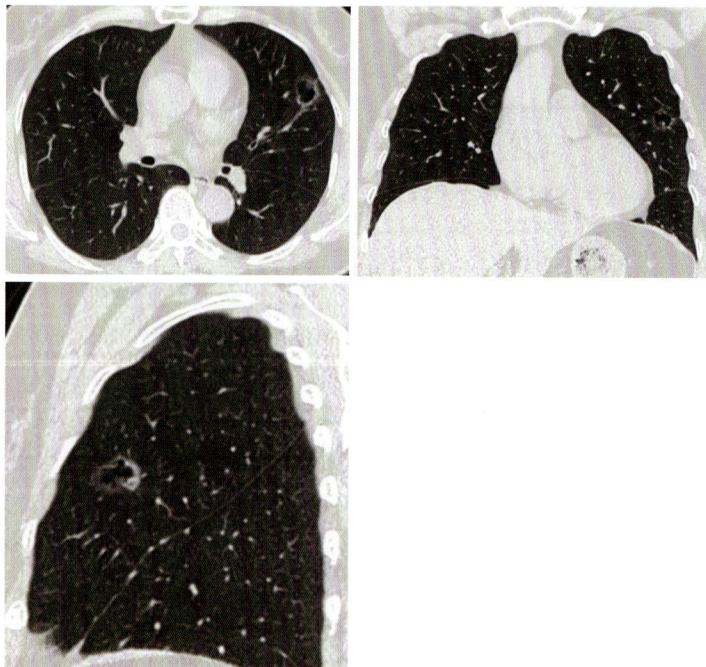

图13-7　57岁女性左上叶薄壁型囊腔影像

病例8

女，62岁，发现右下肺大泡3个月余。

影像表现

右肺下叶囊腔影，直径约为2 cm，边缘呈分叶状，周围见磨玻璃影。囊腔内壁不光整，囊内见分隔，叶间胸膜有牵拉（图13-8）。

囊腔类型

右下叶薄壁型。

病理表现

右下叶切面见结节，大小为2 cm×0.7 cm，灰白色，边界清晰，质中，近胸膜，距支气管切缘6 cm。

病理诊断

右下叶浸润性腺癌（贴壁型）。

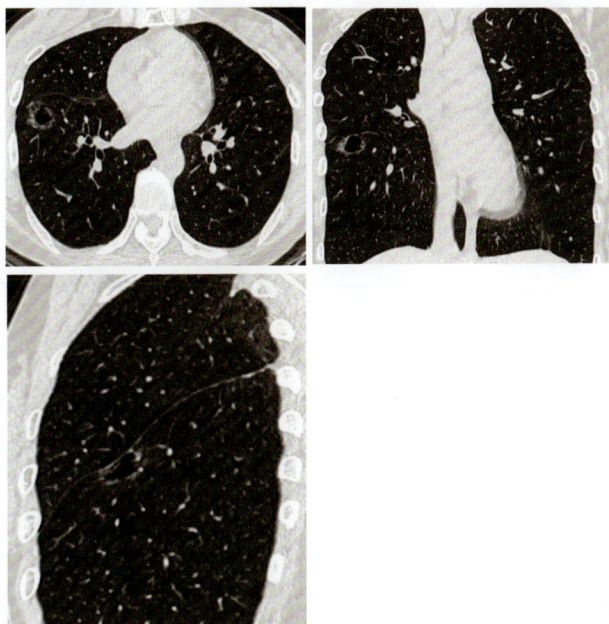

图13-8　62岁女性右下叶薄壁型囊腔影像

病例9

女，54岁，体检发现双肺磨玻璃结节3个月。

影像表现

左肺下叶一囊性病灶，直径约为1.5 cm，囊壁菲薄，囊内见分隔及小结节影。另右肺上叶见一直径约为7 mm磨玻璃结节，密度不均（图13-9）。

囊腔类型

左下叶薄壁型。

病理表现

左下叶部分肺切面见一结节，直径为0.5 cm，边界清，质中，距胸膜0.5 cm；右上叶部分切面见一灰红色结节，直径为0.6 cm，边界不清，质中，距胸膜0.5 cm。

病理诊断

左下叶原位腺癌。右上叶微浸润性腺癌。

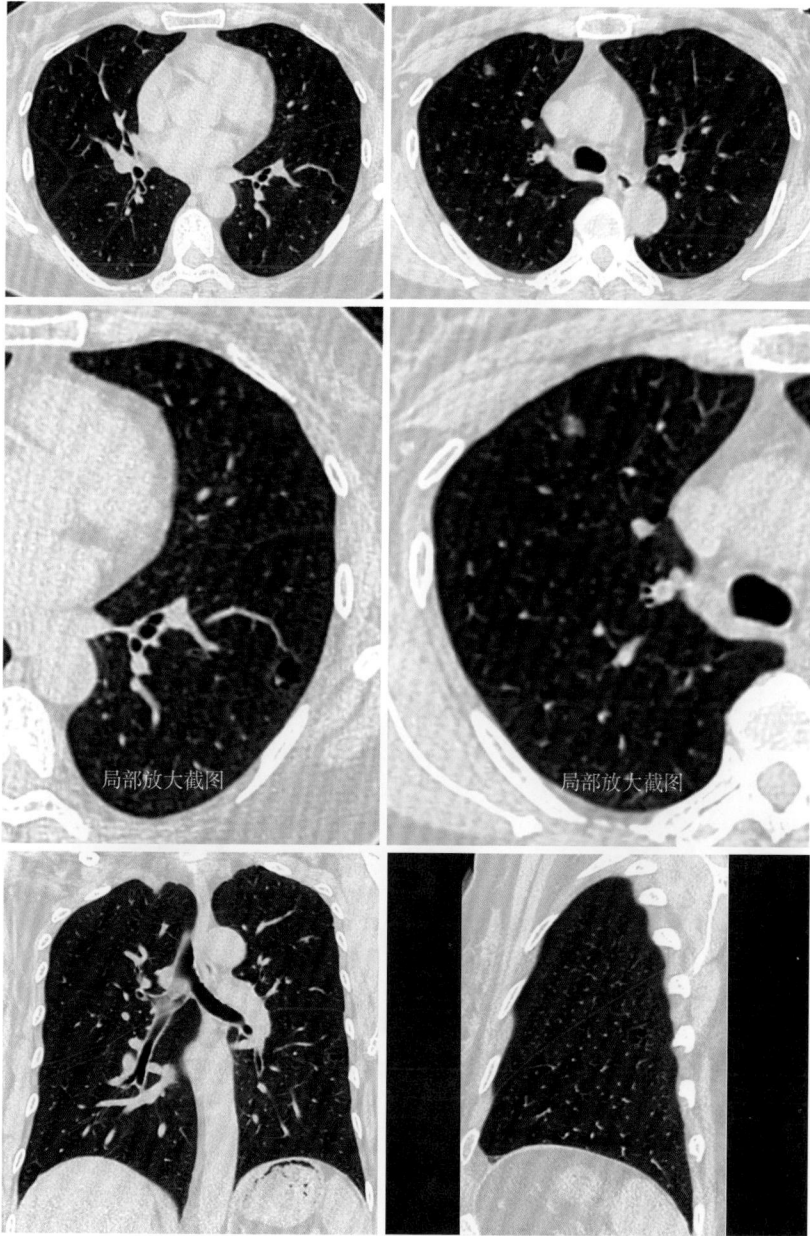

图13-9　54岁女性左下叶薄壁型囊腔影像

病例10

女，45岁，体检发现右肺下叶空洞1周。

影像表现

右肺下叶背段一含囊腔磨玻璃病灶，直径约为2.2 cm，边界清晰，边缘呈浅分叶状，囊腔内壁不光整，囊内见多发分隔（图13-10）。

囊腔类型

右下叶薄壁型。

病理表现

切面见一结节，大小为2.5 cm×1.7 cm，灰白色，边界清晰，质中，局部近胸膜。部分囊性变。

病理诊断

右下叶浸润性腺癌（腺管型为主，伴乳头型及贴壁型）。

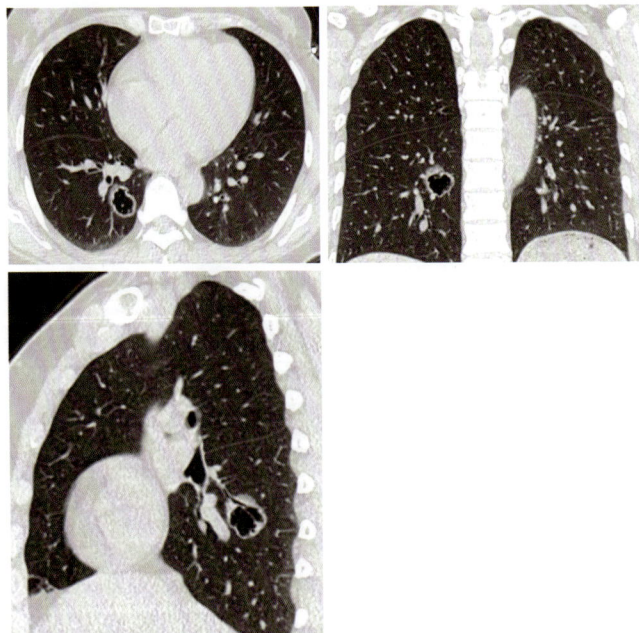

图13-10　45岁女性右下叶薄壁型囊腔影像

病例11

男，74岁，检查发现左肺尖边磨玻璃影。

影像表现

左肺下叶胸膜下磨玻璃结节，边界欠清晰，直径约为2.2 cm，内见含气囊腔影，囊内见分隔（图13-11）。另左肺上叶可见一直径约为1.6 cm磨玻璃结节（图13-11A）。

囊腔类型

左下叶薄壁型。

病理表现

左上叶部分肺切面见一灰白色结节，直径为1.0 cm，边界清晰，质中，距胸膜1 cm。左下叶部分肺切面见一灰白色病灶，直径为1.5 cm，边界不清晰，质中，局部近胸膜。

病理诊断

（左上叶）浸润性腺癌（贴壁型为主）。（左下叶）浸润性腺癌（腺管型为主，伴贴壁型）。

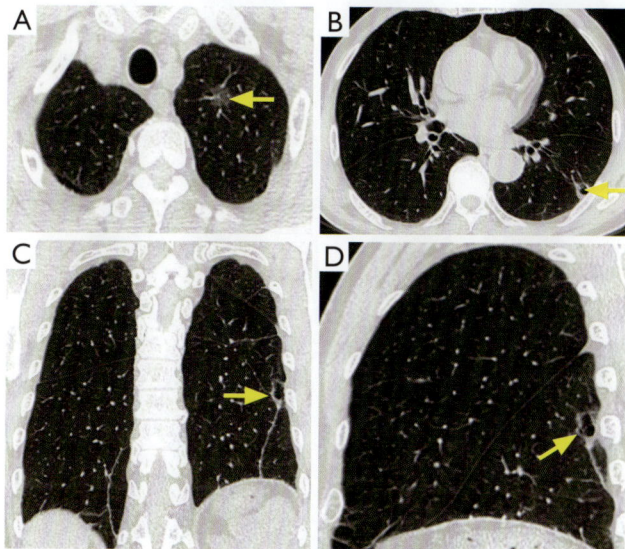

图13-11　74岁男性左下叶薄壁型囊腔影像

病例12

男，48岁，体检发现右肺下叶结节6天。

影像表现

右肺下叶磨玻璃结节，直径约为1.9 cm，边缘呈分叶状，内见含气囊腔影，囊腔内壁不光整，可见分隔影（图13-12）。

囊腔类型

右下叶薄壁型。

病理表现

右下叶切面见一结节，大小为2 cm×1.5 cm×0.7 cm，灰白色，质中，边界尚清晰。距胸膜1.8 cm。

病理诊断

右下叶结节浸润性腺癌（乳头型为主，伴贴壁型）。

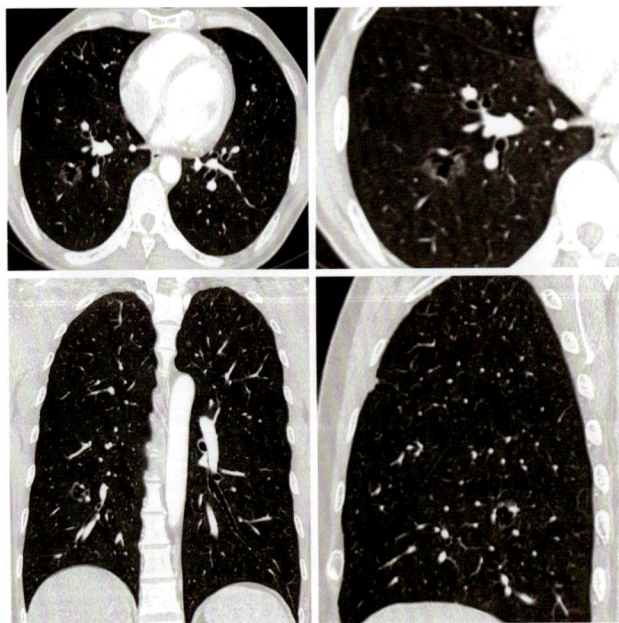

图13-12　48岁男性右下叶薄壁型囊腔影像

病例13

男，73岁，体检发现左肺下叶结节5个月。

影像表现

左肺下叶背段囊性结节，分叶状，直径约为1.6 cm，内壁不光整，囊内见分隔及血管影穿行，囊腔周围可见边界清楚的磨玻璃影（图13-13）。

囊腔类型

左下叶薄壁型。

病理表现

左下叶肺组织，大小为21 cm×12 cm×6 cm；切面见一结节，大小为1.9 cm×0.9 cm，灰白色，边界欠清晰，质软。

病理诊断

左下叶浸润性腺癌（贴壁型为主，伴腺管型）。

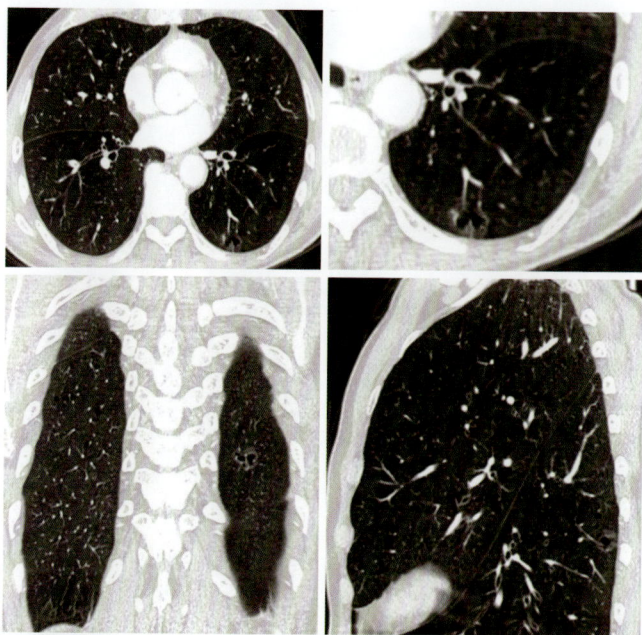

图13-13 73岁男性左下叶薄壁型囊腔影像

病例14

男，62岁，体检发现肺部阴影1周余。

影像表现

右肺下叶薄壁囊腔影，直径约为1.8 cm，边缘呈浅分叶状，囊壁厚薄不一，冠状位见囊内点状血管断面影（箭头所示）（图13-14）。

囊腔类型

右下叶薄壁型。

病理表现

右下叶肺叶切面见灰黑、灰白色结节，大小为2 cm×1.2 cm，质中，边界尚清晰，距支气管切缘3.0 cm，距胸膜3.5 cm。

病理诊断

右下叶浸润性腺癌（腺管型90%，微乳头型10%）。

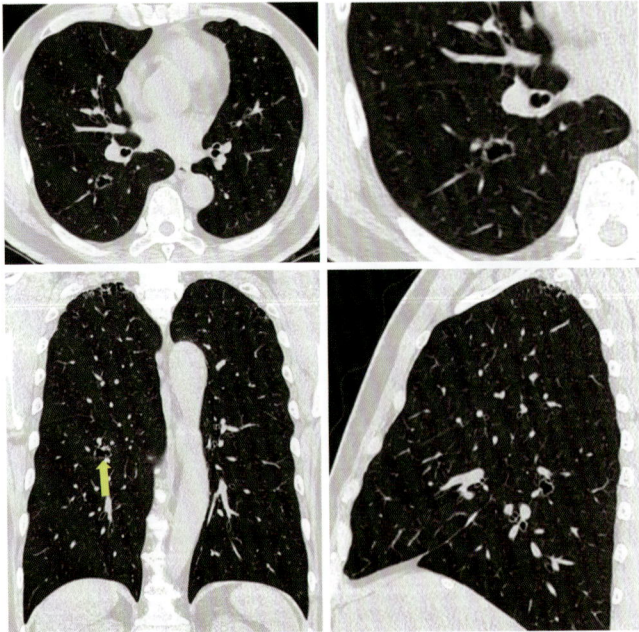

图13-14　62岁男性右下叶薄壁型囊腔影像

病例15

女，53岁，体检发现左肺结节伴空洞3个月余。

影像表现

左肺下叶一多房薄壁囊性病灶，最大截面约为1.7 cm×1.5 cm，囊内见分隔及血管影穿行（图13-15）。

囊腔类型

左下叶薄壁型。

病理表现

左下叶肺切面见灰白色结节，大小为1.8 cm×1.3 cm×1 cm，质中，边界尚清晰，距支气管切缘3 cm，距胸膜1.5 cm。

病理诊断

左下叶浸润性腺癌（乳头型70%及腺管型30%）。

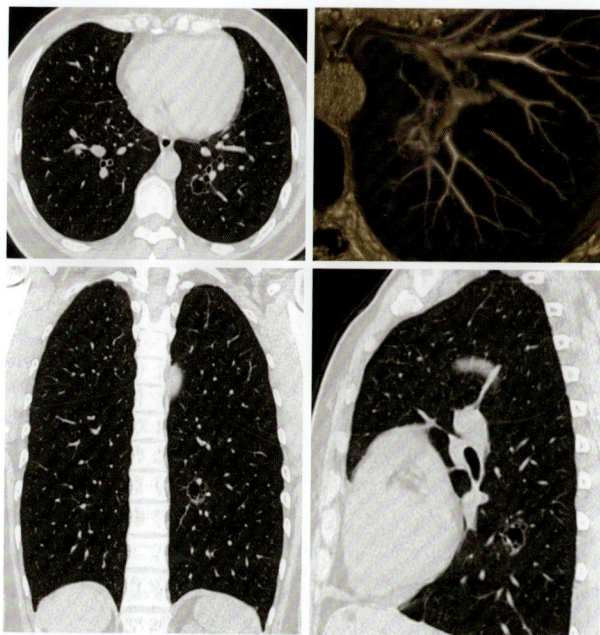

图13-15　53岁女性左下叶薄壁型囊腔影像

病例16

男，58岁，体检发现肺部异常影1个月。

影像表现

右肺下叶背段一巨大囊性病灶，最大截面大小约为4.0 cm×3.7 cm，囊内见分隔及血管影穿行，囊壁厚薄不均可见实性成分，实性部分可见短毛刺（箭头），相应支气管扭曲、截断（星号），可见胸膜凹陷征（图13-16）。

囊腔类型

右下叶薄壁型。

病理表现

右下叶肺切面见灰黑色结节，大小为3 cm×2 cm，质中，边界不清晰，局部近胸膜，距支气管切缘5 cm，见胸膜凹陷征。

病理诊断

右下叶浸润性腺癌（乳头型为主，伴实性型、腺管型及微乳头型）。

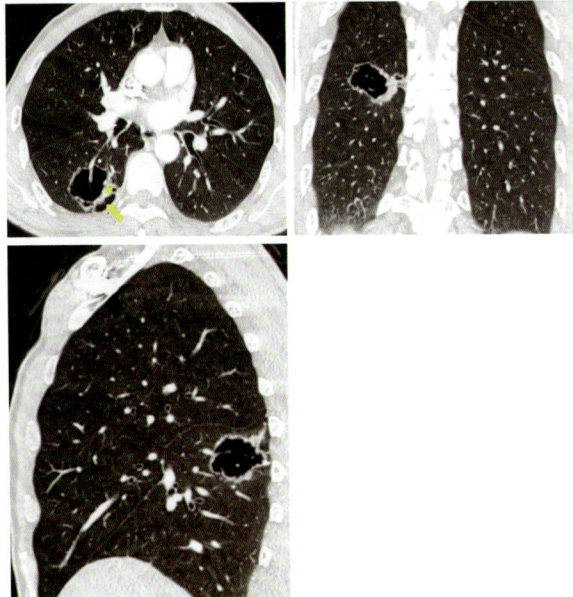

图13-16　58岁男性右下叶薄壁型囊腔影像

病例17

女，55岁，发现左肺结节1周。

影像表现

左肺上叶磨玻璃结节伴薄壁囊腔影，直径约为1.8 cm，囊腔位于病灶下方（图13-17）。

囊腔类型

左上叶薄壁型。

病理表现

左上叶固有段切面见一结节，大小为1 cm×0.7 cm，灰白色。

病理诊断

左上叶微浸润性腺癌。

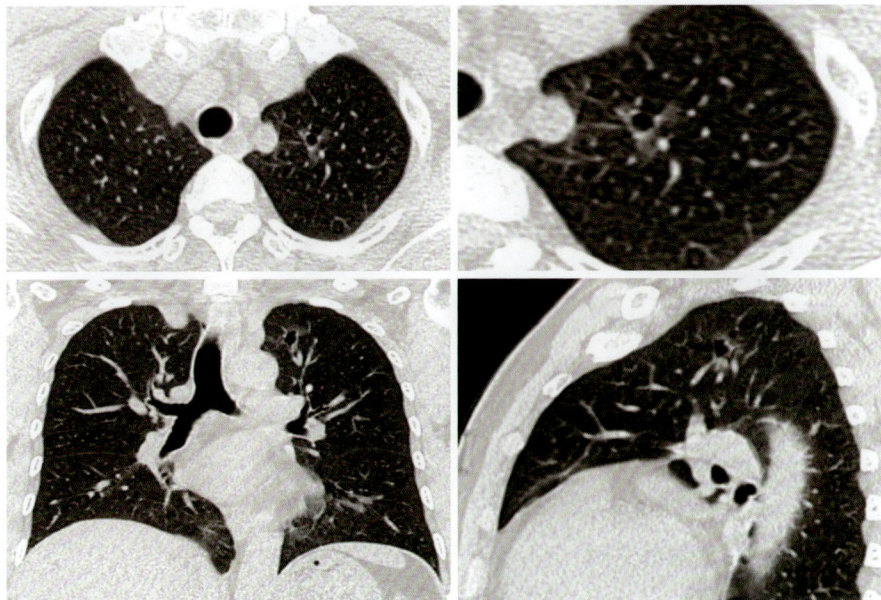

图13-17　55岁女性左上叶薄壁型囊腔影像

病例18

男，72岁，发现右肺上叶空泡样结节2年。

影像表现

右肺上叶见一薄壁囊腔影，囊壁菲薄较均匀，囊内见细线样分隔影（图13-18）。

囊腔类型

右上叶薄壁型。

病理表现

右上叶肺叶切面见灰白色结节，大小为2 cm×1.7 cm，内见空洞，距支气管切缘3 cm，距胸膜1.5 cm。

病理诊断

右上叶浸润性腺癌（腺管型60%，乳头型40%）。

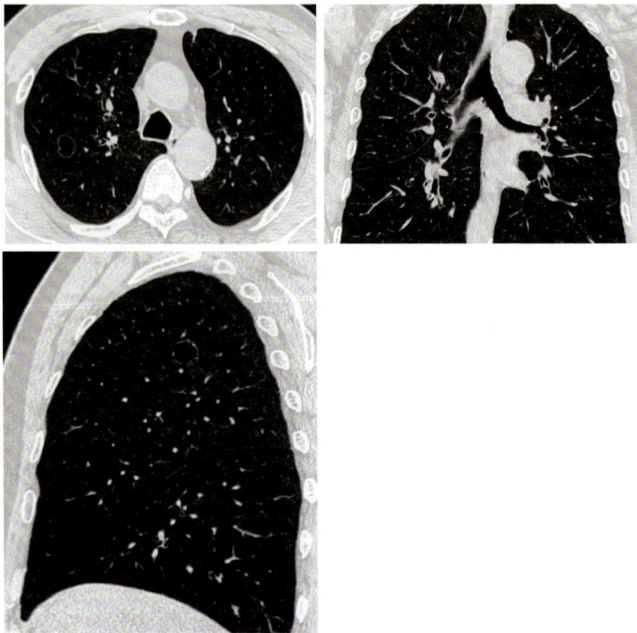

图13-18　72岁男性右上叶薄壁型囊腔影像

病例19

女，66岁，体检发现两肺异常影1年。

影像表现

右肺上叶混合密度肿块影，大小为3.4 cm×2.6 cm，分叶状，可见毛刺征及棘状突起征、血管集束征、胸膜凹陷征，其内支气管截断。右肺中叶磨玻璃结节伴薄壁囊腔影，呈卵圆形，大小为2.9 cm×1.6 cm，囊内见分隔影，叶间胸膜有牵拉（图13-19）。

囊腔类型

右中叶薄壁型。

病理表现

右上叶切面见一灰白色肿块，大小为2.5 cm×1.5 cm，边界清晰，质中，局部近胸膜。右中内侧段切面似有结节，直径为0.5 cm。

病理诊断

（右上叶）浸润性腺癌（乳头型为主，含腺管型及贴壁型成分）。（右中叶）原位腺癌。

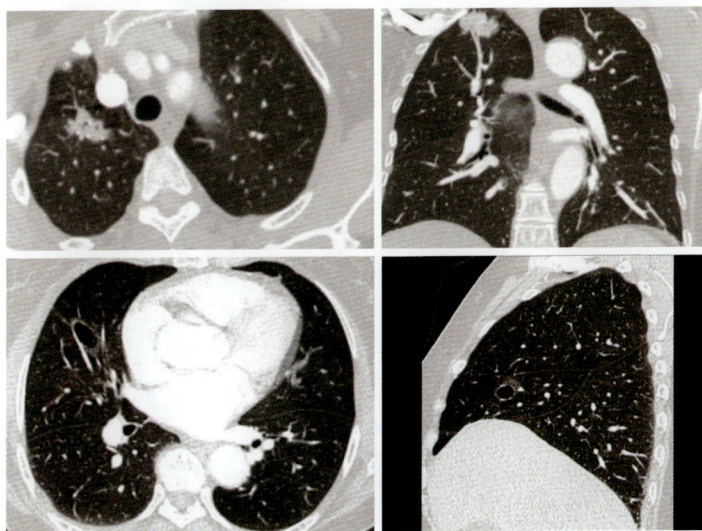

图13-19　66岁女性右中叶薄壁型囊腔影像

病例20

男，61岁，体检发现左肺异常影1周。

影像表现

左肺下叶一磨玻璃结节，直径约为2.7 cm，内可见囊腔，囊内见分隔及血管影穿行，使其呈多房改变（图13-20）。

囊腔类型

左下叶混合型。

病理表现

左下叶切面见灰红色结节，大小为2.1 cm×1.8 cm，边界尚清晰，质软，距胸膜1.5 cm，距切缘3 cm。

病理诊断

左下叶浸润性腺癌（乳头型为主）。

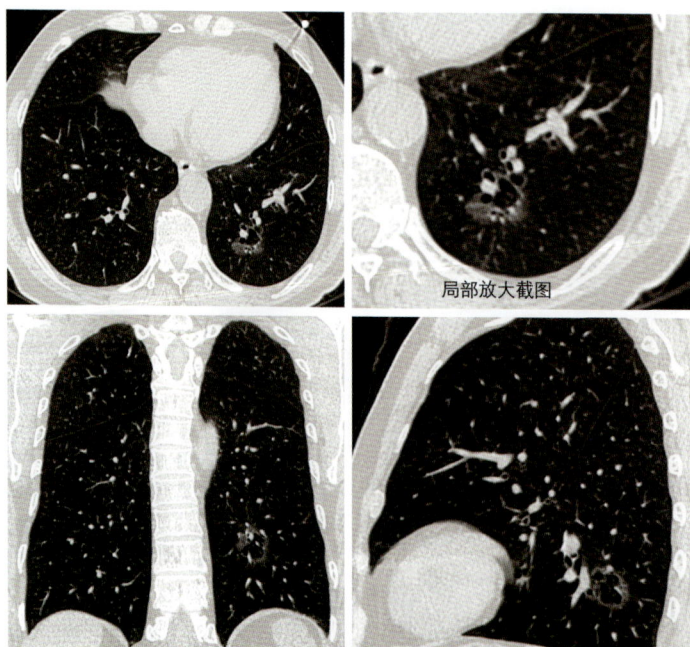

图13-20　61岁男性左下叶混合型囊腔影像

病例21

男，74岁，咳嗽10年，气促5年，发现左肺阴影1个月。

影像表现

左肺下叶小结节伴空洞，直径约为1 cm。双肺间质性改变伴纤维化（图13-21）。

囊腔类型

左下叶薄壁型。

病理表现

左下叶肺组织切面见一结节，大小为1.5 cm×1.0 cm，灰白色，边界尚清晰，质中。

病理诊断

左下叶非小细胞癌，酶标结果符合低分化鳞状细胞癌（非角化型）。

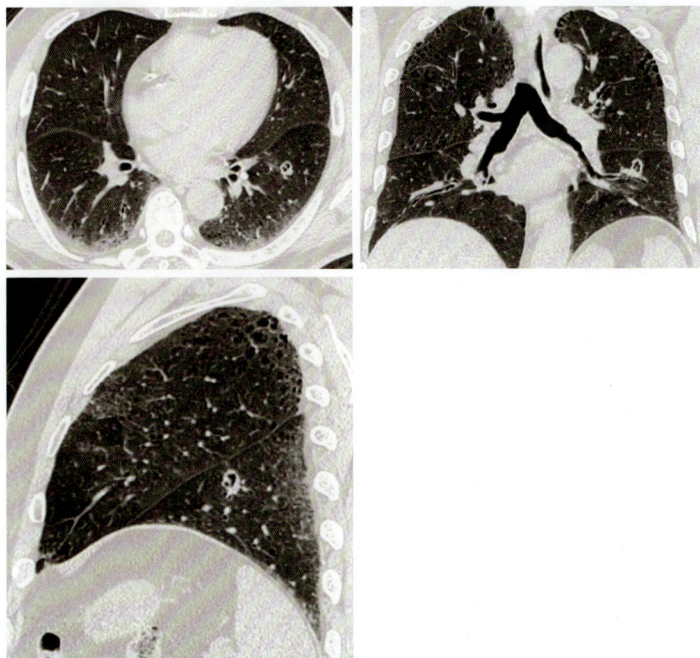

图13-21　74岁男性左下叶薄壁型囊腔影像

病例22

男，67岁，体检发现双肺多发结节2个月。

影像表现

左肺上叶混合性磨玻璃结节（mixed ground-glass nodule，mGGN），直径约为1.1 cm，边界清晰呈分叶状，邻近见胸膜凹陷征；右肺上叶薄壁囊腔影，呈浅分叶状，直径约为2.9 cm，边缘见边界清晰的磨玻璃影，囊内可见分隔及血管影穿行（图13-22）。

囊腔类型

右上叶薄壁型。

病理表现

右肺上叶薄壁囊腔影，呈浅分叶状，直径约为2.9 cm，见边界清晰的磨玻璃影，囊内可见分隔及血管影穿行。左上叶舌段+后段，切面见灰白色结节，大小为1.5 cm×1.4 cm×0.9 cm，质中，边界清晰，近胸膜。

病理诊断

（右上叶）浸润性腺癌（腺管型60%，贴壁型30%，乳头型10%）。（左上叶舌段+后段结节）浸润性腺癌（腺管型80%，贴壁型20%）。

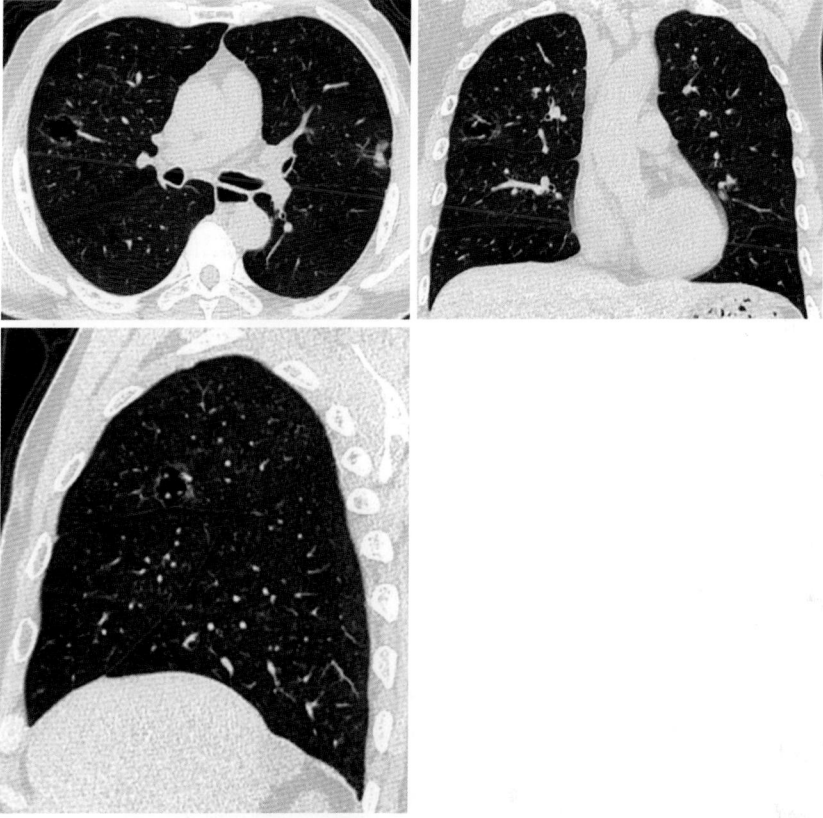

图13-22　67岁男性右上叶薄壁型囊腔影像

病例23

男，44岁，咳嗽1个月余，体检发现右下叶阴影伴空洞。

影像表现

右肺下叶混合性磨玻璃结节伴囊腔影，直径约为3.5 cm，边缘呈分叶状，可见短毛刺及胸膜凹陷征，囊内见分隔及血管影穿行（图13-23）。

囊腔类型

右下叶厚壁型。

病理表现

右下叶肺叶，切面见灰白色肿块，大小为3.2 cm×2.5 cm×1.5 cm，质中，边界欠清晰，距支气管切缘6 cm，近胸膜。

病理诊断

右下叶浸润性腺癌（乳头型55%，腺管型20%，贴壁型20%，微乳头型5%）。

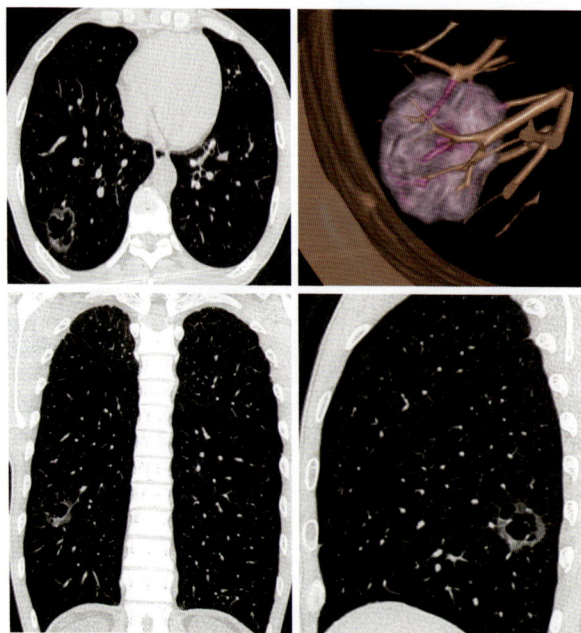

图13-23　44岁男性右下叶厚壁型囊腔影像

病例24

男，64岁，体检发现左肺下叶结节1个月余。

影像表现

左肺下叶磨玻璃样结节，直径约为2.4 cm，分叶状，病灶内见含气囊腔影，囊内见血管影穿行（图13-24）。

囊腔类型

左下叶薄壁型。

病理表现

左下叶肺叶切面见一结节，大小为2 cm×1 cm×1 cm，部分囊性变，质软，距支气管切缘2.5 cm，距胸膜1 cm。

病理诊断

左下叶浸润性腺癌（乳头型50%，腺管型30%，贴壁型20%）。

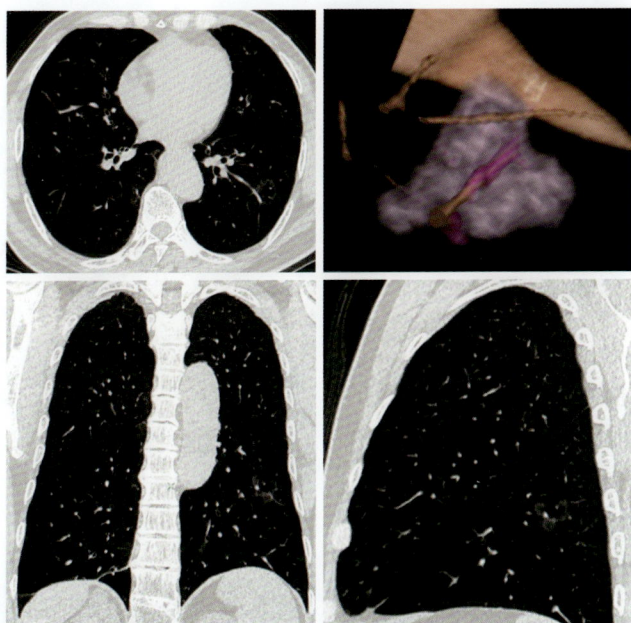

图13-24　64岁男性左下叶薄壁型囊腔影像

病例25

男，63岁，发现左肺阴影3年余。

影像表现

左肺上叶混合性磨玻璃结节，直径约为2.5 cm，见分叶征，邻近胸膜牵拉，病灶内见囊腔影，囊腔内密度不均（图13-25）。

囊腔类型

左上叶厚壁型。

病理表现

左上叶后段切面见一灰白色结节，直径为1.2 cm，灰白色，边界清晰，质中，局部近胸膜。

病理诊断

左上叶后段浸润性腺癌（贴壁型为主）。癌组织紧邻脏层胸膜。

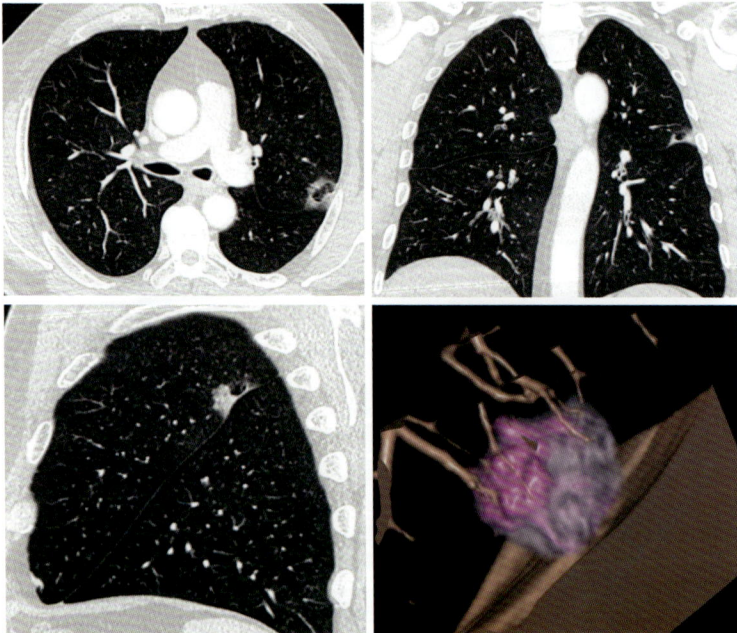

图13-25　63岁男性左上叶厚壁型囊腔影像

病例26

男，49岁，发现右肺下叶磨玻璃结节伴空洞1个月余。

影像表现

右肺下叶磨玻璃结节，直径约为2 cm，分叶状，邻近见胸膜凹陷征。病灶密度不均，可见含气囊腔影，囊内可见细线样分隔影（图13-26）。

囊腔类型

右下叶厚壁型。

病理表现

右下叶肺可见胸膜凹陷征，切面见一结节，大小为2 cm×1.2 cm，灰白色，边界清晰，质中，局部近胸膜。

病理诊断

右下叶浸润性腺癌（乳头型为主，伴腺管型及微乳头型）。

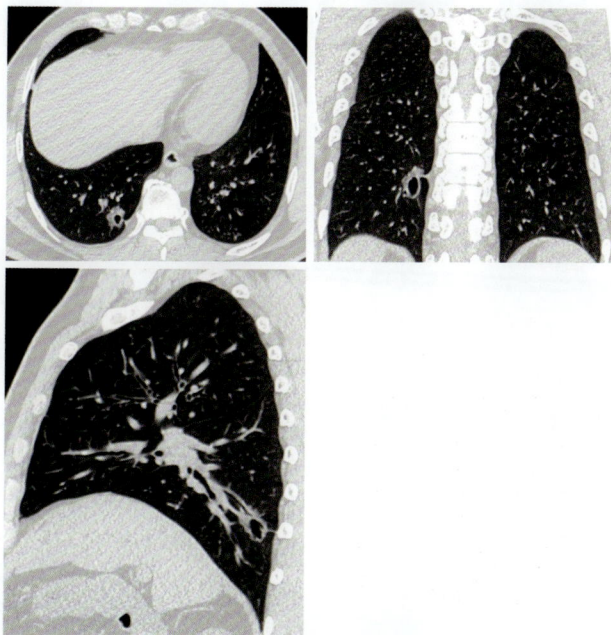

图13-26　49岁男性右下叶厚壁型囊腔影像

病例27

女，48岁，反复发热3周余，就诊检查发现右肺中叶磨玻璃影。

影像表现

右肺中叶磨玻璃结节伴囊腔影，直径约为2.1 cm，分叶状，邻近胸膜牵拉（图13-27）。

囊腔类型

右中叶厚壁型。

病理表现

右中叶肺近肺门部切面见结节，大小为2 cm×1.5 cm，质中，近胸膜。

病理诊断

右中叶浸润性腺癌（腺管型为主，伴乳头型）。

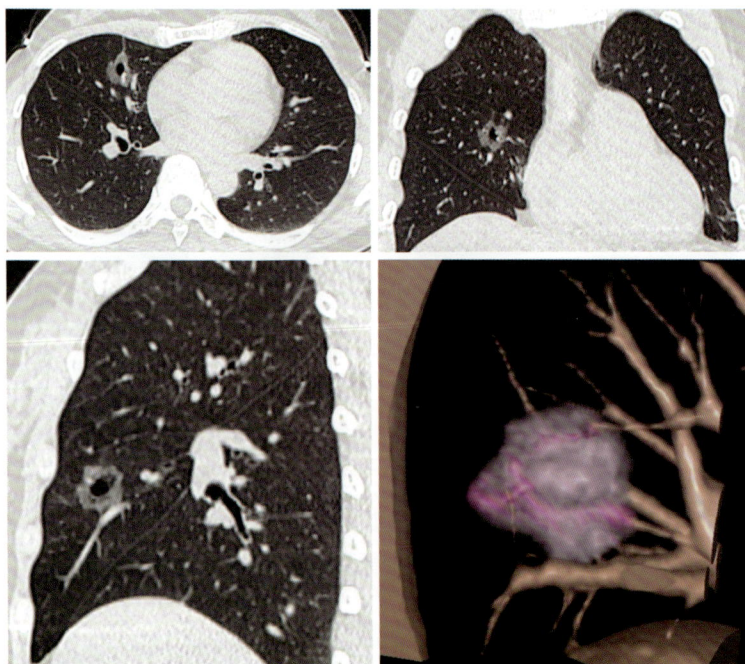

图13-27　48岁女性右中叶厚壁型囊腔影像

病例28

男，58岁，体检发现右肺中叶结节1周。

影像表现

双肺气肿。右肺中叶磨玻璃结节，边界清晰，直径约为1.7 cm，偏侧见一含气囊腔影，囊内可见分隔影（图13–28）。

囊腔类型

右中叶薄壁型。

病理表现

右中叶外侧段切面见灰白灰黑色结节，大小为1.2 cm×0.5 cm，近胸膜，距肺组织切缘1.0 cm。

病理诊断

右中叶结节原位腺癌。

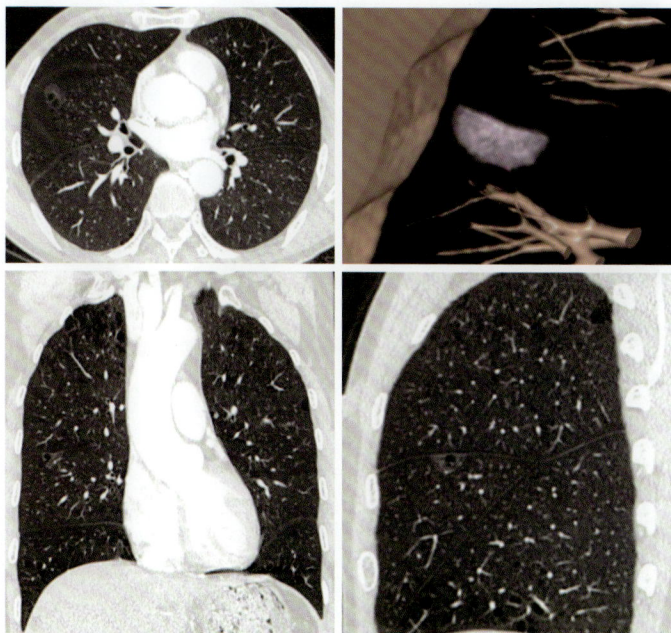

图13–28　58岁女性右中叶薄壁型囊腔影像

病例29

女，63岁，发现右肺异常影5个月。

影像表现

右肺中叶混合性磨玻璃结节，直径约为1.7 cm，边界毛糙见短毛刺，其内可见空泡征，叶间胸膜牵拉（图13-29）。

囊腔类型

右中叶薄壁型。

病理表现

右中叶肺组织切面见一结节，大小为1.3 cm×0.6 cm，灰白色，边界不清，质软。结节局部近胸膜。

病理诊断

右中叶浸润性腺癌（贴壁型为主伴乳头型）。

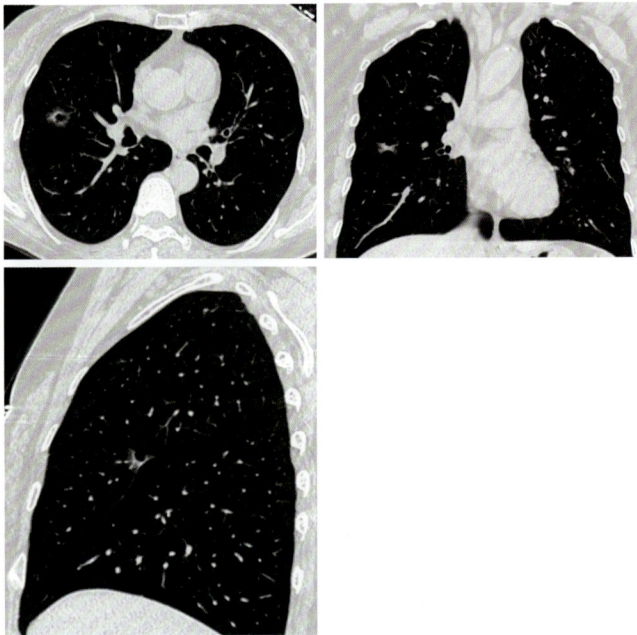

图13-29 63岁女性右中叶薄壁型囊腔影像

病例30

男，68岁，胸闷不适半个月余，就诊发现右下肺结节。

影像表现

右肺下叶囊性病灶，直径约为1.8 cm，边缘呈浅分叶状，囊内可见分隔，病灶周边见较均匀磨玻璃影（图13-30）。

囊腔类型

右下叶薄壁型。

病理表现

右下叶肺叶切面见灰白色结节，大小为1.8 cm×1.5 cm×1.5 cm，质软，边界尚清晰，距支气管切缘5 cm，距胸膜0.2 cm。

病理诊断

右下叶浸润性腺癌（贴壁型65%，乳头型35%）。

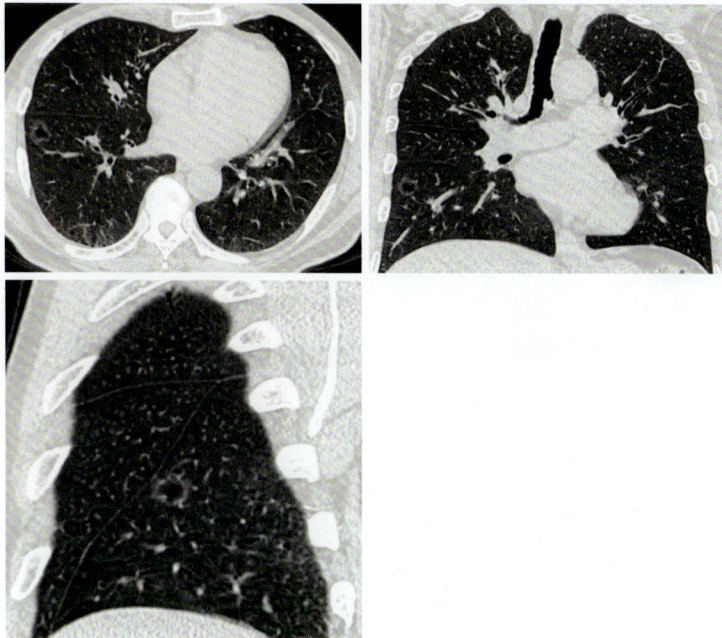

图13-30　68岁男性右下叶薄壁型囊腔影像

病例31

女，52岁，胸闷伴咳嗽、咳痰1个月余，就诊发现左肺下叶结节影。

影像表现

左肺下叶胸膜下直径约为2 cm实性结节，可见分叶征、棘状突起征，病灶内见小空洞影。邻近胸膜牵拉（图13-31）。

囊腔类型

左下叶厚壁型。

病理表现

左下叶，胸膜局部粘连，切面见一灰白色肿块，大小为2 cm×1.5 cm×2 cm，边界清晰，质中，局部近胸膜。

病理诊断

左下叶黏液腺癌，侵及脏层胸膜。

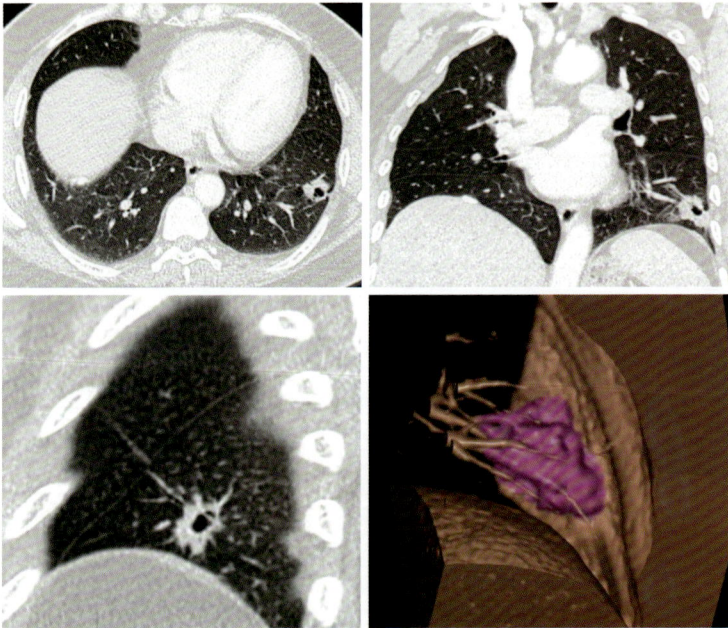

图13-31　52岁女性左下叶厚壁型囊腔影像

病例32

女，41岁，咳嗽、痰血2个月。

影像表现

右肺散在实变影、结节影伴散在空洞灶，右肺下叶空洞病灶较大，边缘呈分叶状，壁厚薄不一，内部见多发分隔影（图13-32）。

囊腔类型

右下叶厚壁型。

病理表现

右下叶切面见肿块，大小为4 cm×2.5 cm，边界清晰，质中，局部近胸膜；右中叶切面见肿块，大小为9 cm×7 cm，灰白色，黏滑感。

病理诊断

右下叶黏液腺癌。

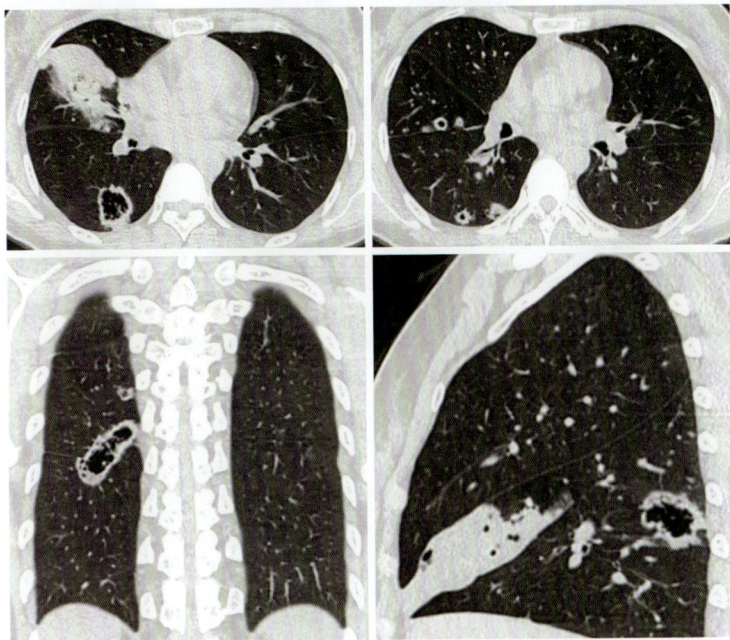

图13-32 41岁女性右下叶厚壁型囊腔影像

病例33

男，63岁，体检发现肺部异影6天。

影像表现

左肺下叶厚壁空洞，直径约为2.7 cm，空洞内外壁不光整，见短毛刺，空洞内可见分隔影。病灶周围见边界不清的磨玻璃影（图13-33）。

囊腔类型

左下叶厚壁型。

病理表现

左下叶切面见一灰白色肿块，大小为2.5 cm×2.5 cm，边界清晰，质中，距胸膜0.5 cm。

病理诊断

左下叶浸润性腺癌（腺管型为主）。

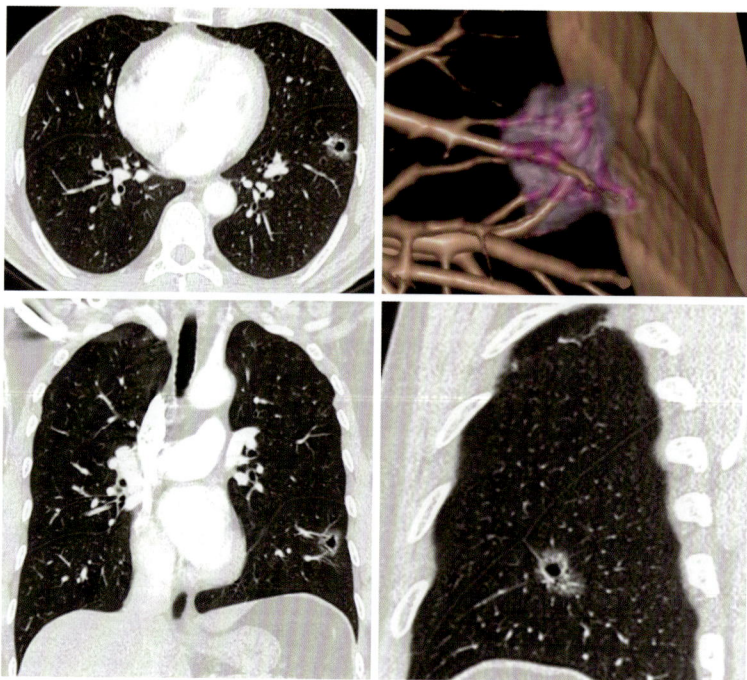

图13-33　63岁男性左下叶厚壁型囊腔影像

病例34

女，57岁，体检发现右肺上叶结节。

影像表现

右肺上叶一磨玻璃结节，直径约为1.9 cm，呈浅分叶状，边界清晰，内密度不均，见含气囊腔影，囊内见分隔影。邻近可见胸膜凹陷征（图13-34）。

囊腔类型

右上叶厚壁型。

病理表现

右上叶肺组织切面见一结节，大小为2 cm×1.1 cm，边界清晰，质中，局部近胸膜，切缘。

病理诊断

右上叶浸润性腺癌（贴壁型为主，伴腺管型）。

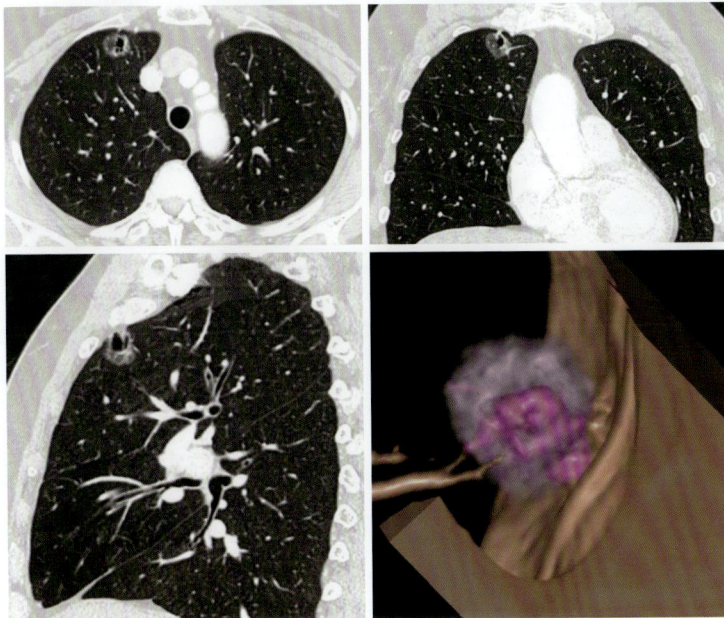

图13-34　57岁女性右上叶厚壁型囊腔影像

病例35

男，61岁，体检发现左上肺结节1个月。

影像表现

左肺上叶实性小结节，直径为1.2 cm，边缘见短毛刺及棘状突起征，病灶内见小空洞（图13-35）。

囊腔类型

左上叶厚壁型。

病理表现

左上叶切面见一灰白色肿块，直径为1.4 cm，边界清晰，质中，距胸膜2 cm。

病理诊断

左上叶浸润性腺癌（乳头型为主，含腺管型成分）。

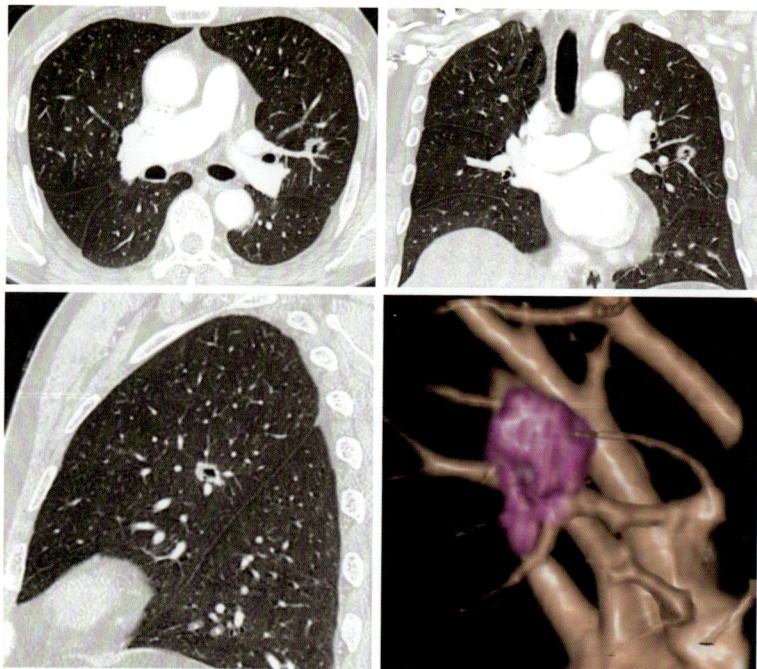

图13-35 61岁男性左上叶厚壁型囊腔影像

病例36

男，63岁，体检发现右肺异影1个月余。

影像表现

右肺下叶背段磨玻璃结节，直径约为2.3 cm，边界毛糙，内可见空泡征。邻近胸膜牵拉（图13-36）。

囊腔类型

右下叶厚壁型。

病理表现

右下叶背段切面见一结节，大小为2.2 cm×1.5 cm，灰白色，边界清晰，质中，局部近胸膜。

病理诊断

右下叶浸润性腺癌（贴壁型为主，伴腺管型）。

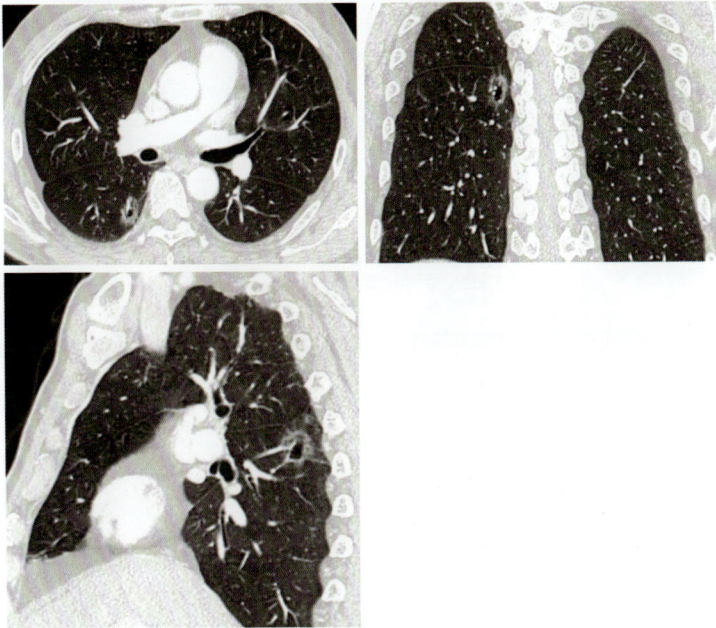

图13-36　63岁男性右下叶厚壁型囊腔影像

病例37

男，66岁，体检发现肺部异常影1个月。

影像表现

右肺下叶背段混合性磨玻璃结节，直径为2.1 cm，边界毛糙，见分叶征、毛刺征及胸膜凹陷征，病灶内可见囊腔影，囊内见点状血管断面影（图13-37）。

囊腔类型

右下叶厚壁型。

病理表现

右下叶切面见一肿块，直径为1.2 cm，灰白色，边界清晰，质中。

病理诊断

右下叶浸润性腺癌（贴壁型）。

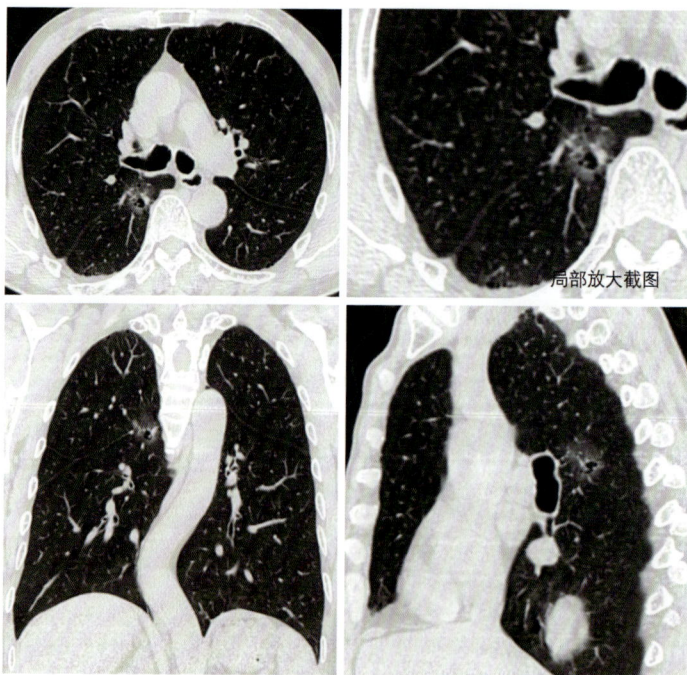

图13-37　66岁男性右下叶厚壁型囊腔影像

病例38

男，60岁，体检发现右肺上叶结节半个月余。

影像表现

右肺上叶混合磨玻璃病灶，见分叶征及胸膜凹陷征，病灶呈宽基底与水平裂相贴，其内密度不均，见含气囊腔影，囊内见分隔影（图13-38）。

囊腔类型

右上叶厚壁型。

病理表现

右上叶切面见一肿块，直径为1 cm，边界清晰，质中。

病理诊断

右上叶浸润性腺癌（贴壁型为主，伴腺管型）。

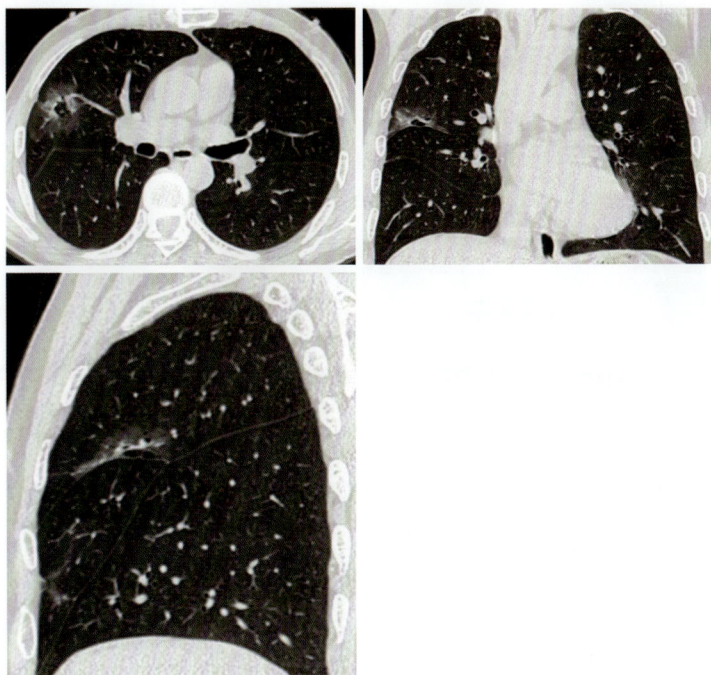

图13-38　60岁男性右上叶厚壁型囊腔影像

病例39

男，59岁，体检发现左肺阴影6年余。

影像表现

左肺下叶磨玻璃结节，直径约为2 cm，边缘呈分叶状，结节中央可见小囊腔影，囊内见分隔影（图13-39）。

囊腔类型

左下叶厚壁型。

病理表现

左下叶切面见一结节，直径为2.0 cm，边界清晰，质中，周围型，距胸膜0.8 cm。

病理诊断

左下叶结节浸润性腺癌（贴壁型为主）。

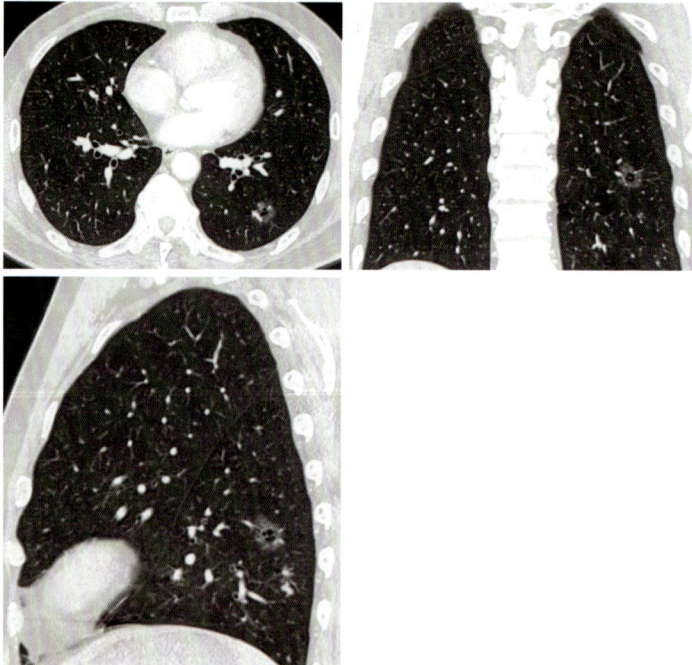

图13-39　59岁男性左下叶厚壁型囊腔影像

病例40

男，66岁，体检发现右肺中叶磨玻璃结节1年。

影像表现

双肺气肿。右肺中叶磨玻璃结节，直径为1.4 cm，边界清晰，结节偏侧可见薄壁囊腔影（图13-40）。

囊腔类型

右中叶薄壁型。

病理表现

右中叶肺组织切面见一结节，大小为1.5 cm×1.0 cm，灰白色，边界尚清晰，质中。

病理诊断

右中叶微浸润性腺癌。

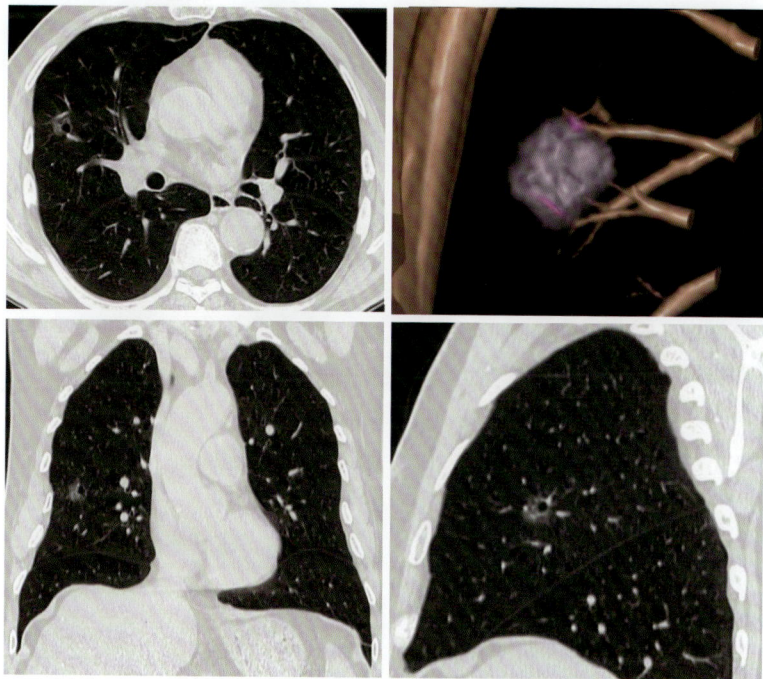

图13-40　66岁男性右中叶薄壁型囊腔影像

病例41

女，48岁，体检发现左肺下叶结节1个月。

影像表现

左肺下叶囊性病灶，直径约为1.2 cm，囊壁见边界清楚的磨玻璃影（图13-41）。

囊腔类型

左下叶薄壁型。

病理表现

左下叶肺叶切面见灰红色结节，大小为1.4 cm×1.2 cm×1 cm，质软，边界尚清晰，距支气管切缘3 cm，距胸膜2 cm。

病理诊断

左下叶微浸润性腺癌。

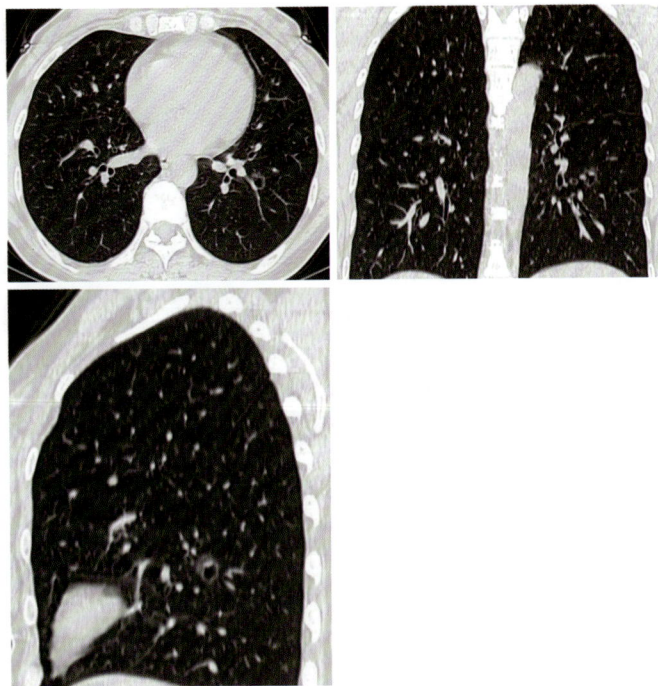

图13-41　48岁女性左下叶薄壁型囊腔影像

病例42

女，68岁，发现肺部阴影3年余。

影像表现

右肺上叶磨玻璃结节，直径约为0.7 cm，内可见空泡征（图13-42）。

囊腔类型

右上叶薄壁型。

病理表现

右上叶后段切面见灰红色结节，直径为0.6 cm，质软，边界尚清晰，距肺组织切缘2 cm，距胸膜0.5 cm。

病理诊断

右上叶后段原位腺癌。

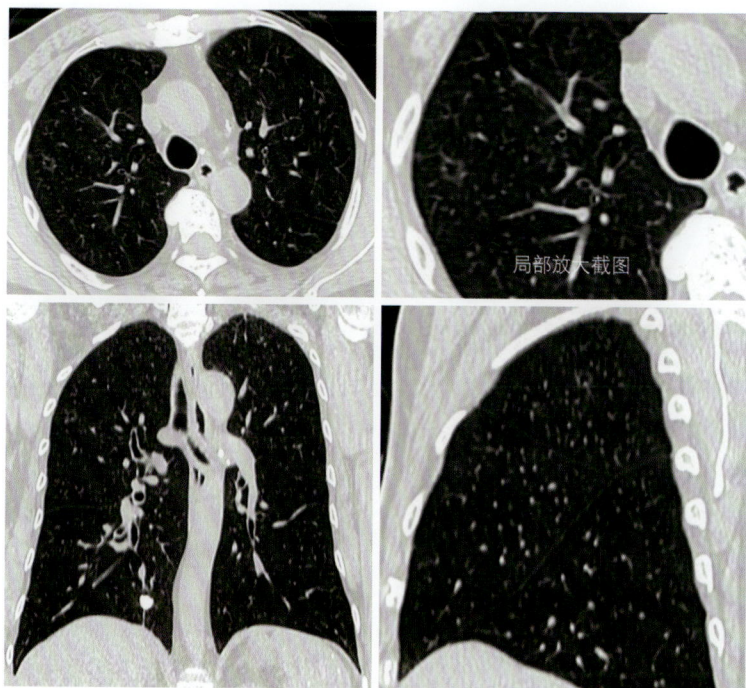

图13-42　68岁女性右上叶薄壁型囊腔影像

病例43

男，60岁，发现右肺磨玻璃结节2个月。

影像表现

右肺上叶磨玻璃结节，直径约为2.5 cm，密度较淡，病灶内见含气囊腔影，囊内见分隔及血管影穿行（图13-43）。

囊腔类型

右上叶薄壁型。

病理表现

右上叶切面见一结节，大小为2.2 cm×1.5 cm，灰白色，边界清晰，质中，局部近胸膜。

病理诊断

右上叶浸润性腺癌（贴壁型为主，伴乳头型）。

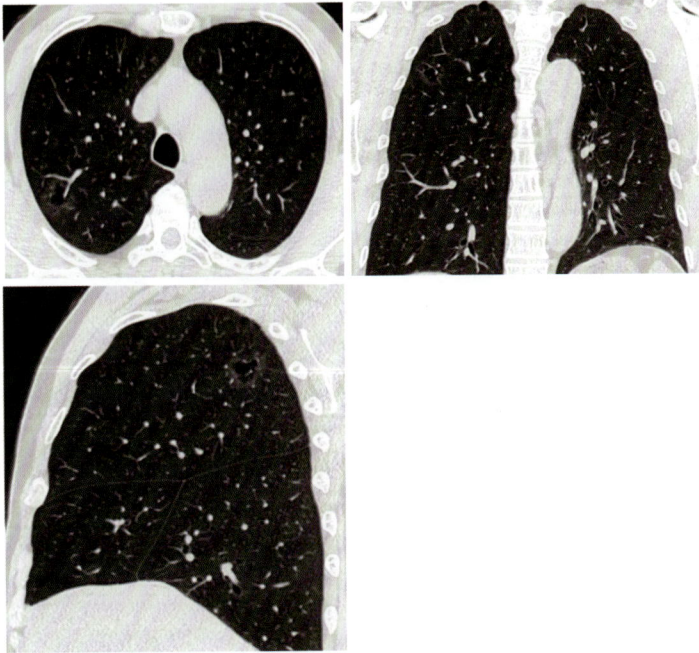

图13-43　60岁男性右上叶薄壁型囊腔影像

病例44

男，53岁，体检发现左下叶结节2周。

影像表现

左肺下叶见磨玻璃结节，直径约为2.4 cm，分叶状，结节内见含气囊腔影。可见胸膜凹陷征（图13-44）。

囊腔类型

左下叶厚壁型。

病理表现

左下叶肺组织切面见一结节，大小为2.5 cm×1.5 cm，灰白色，边界尚清晰，质中。局部近胸膜。

病理诊断

左下叶浸润性腺癌（贴壁型为主，伴腺管型）。癌组织紧邻胸膜。

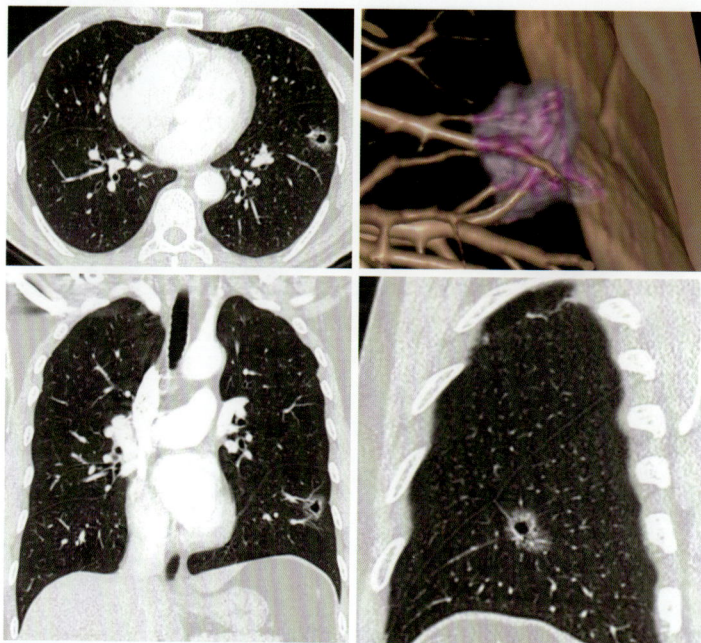

图13-44　53岁男性左下叶厚壁型囊腔影像

病例45

女，82岁，体检发现右肺中叶占位病灶5个月。

影像表现

右肺中叶见混合性磨玻璃结节，直径约为2.3 cm，边界毛糙，邻近胸膜牵拉。病灶偏侧见含气囊腔影，囊内见分隔影（图13-45）。

囊腔类型

右中叶厚壁型。

病理表现

右中叶肺切面见灰白色结节，大小为1.7 cm×1.5 cm，质偏软，边界尚清晰，距支气管切缘3 cm，近胸膜。

病理诊断

右中叶浸润性腺癌（贴壁型90%伴乳头型10%）。癌组织紧邻胸膜。

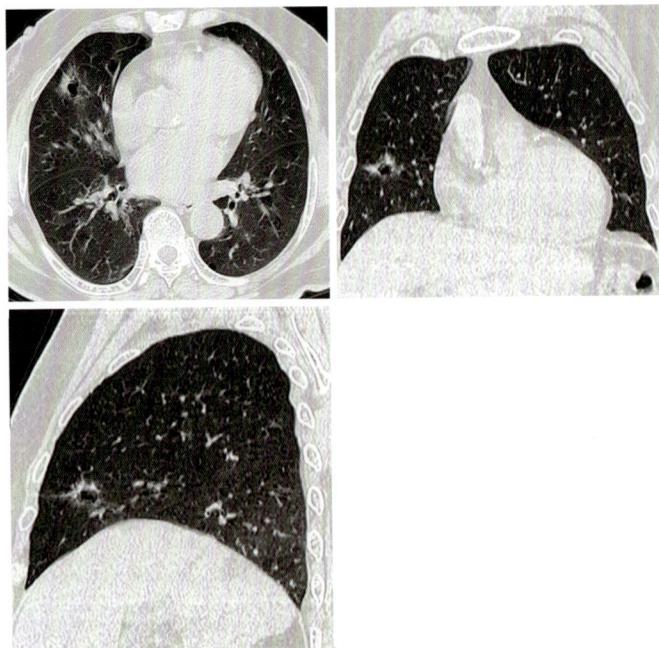

图13-45　82岁女性右中叶厚壁型囊腔影像

病例46

女，40岁，体检发现左肺上叶空洞性病灶1年8个月。

影像表现

左肺上叶尖后段混合性磨玻璃密度肿块影，直径为4 cm，边缘毛糙，见分叶征、毛刺征、棘状突起征及胸膜凹陷征，其内支气管扩张、扭曲（箭头所示）（图13-46）。

囊腔类型

左上叶厚壁型。

病理表现

左上叶切面见一灰白色肿块，大小为2.5 cm×1.3 cm，灰白色，边界清晰，质中，局部近胸膜。

病理诊断

左上叶浸润性腺癌（腺管型为主，伴乳头型、贴壁型）。

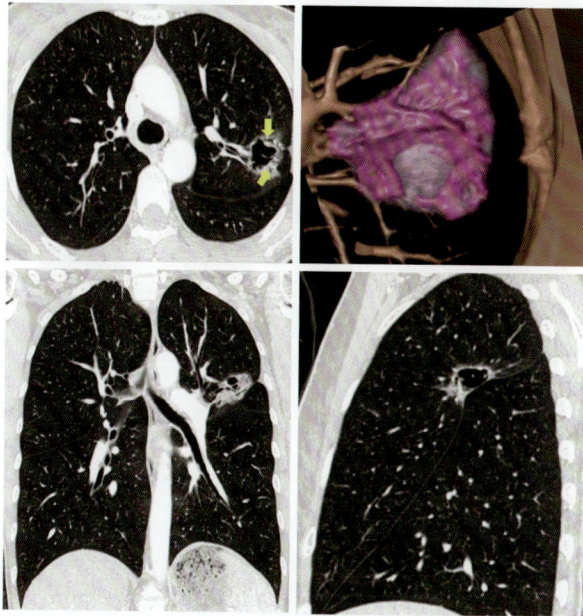

图13-46　40岁女性左上叶厚壁型囊腔影像

病例47

男，71岁，体检发现右肺上叶结节半个月余。

影像表现

右肺上叶混合性磨玻璃结节，见分叶征、毛刺征及胸膜凹陷征，病灶内见含气囊腔影，囊腔内壁不光整，囊内见分隔（图13-47）。

囊腔类型

右上叶壁结节型。

病理表现

右上叶切面见灰白色结节，大小为2.7 cm×1.5 cm，质中，边界清晰，局部近胸膜。

病理诊断

右上叶浸润性腺癌（腺管型为主，伴乳头型）。

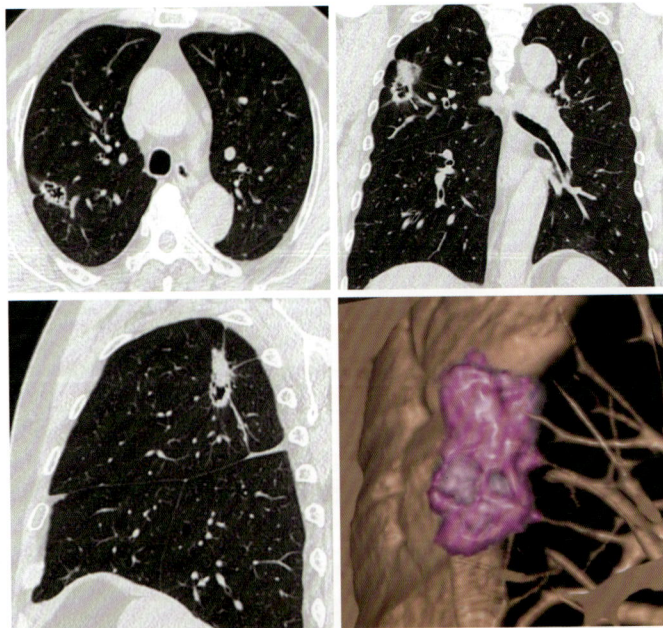

图13-47　71岁男性右上叶壁结节型囊腔影像

病例48

男，60岁，咳嗽，咳白痰，伴间断胸痛3个月。

影像表现

左肺上叶一直径约为1.7 cm的囊性病灶，囊壁厚薄不一，边缘呈浅分叶状，可见细短毛刺影。纵隔内第6组淋巴结肿大（图13-48）。

囊腔类型

左上叶薄壁型。

病理表现

（穿刺标本）低分化腺癌。

病理诊断

（穿刺标本）左上叶低分化腺癌。

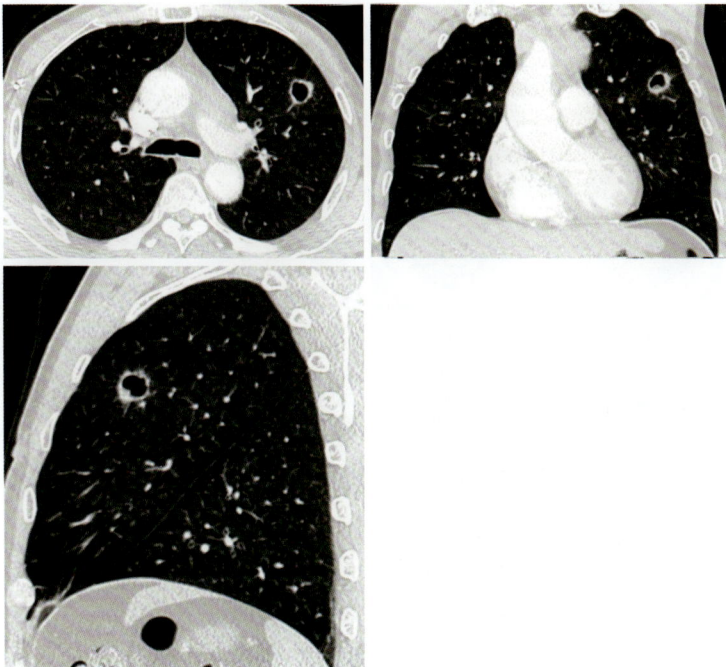

图13-48　60岁男性左上叶薄壁型囊腔影像

病例49

女，60岁，咳嗽1个月，体检发现左下叶异常影1周。

影像表现

左肺下叶混合性磨玻璃结节，边缘分叶，边界清晰，病灶内见囊腔影，囊内可见分隔影。叶间胸膜牵拉（图13-49）。

囊腔类型

左下叶厚壁型。

病理表现

左下叶切除标本，胸膜局部粘连、增厚。切面：基底段见一灰白夹黑色病灶，大小为1 cm×1 cm×0.9 cm，距胸膜0.1 cm，距支气管切缘5 cm。

病理诊断

左下叶中分化腺癌。

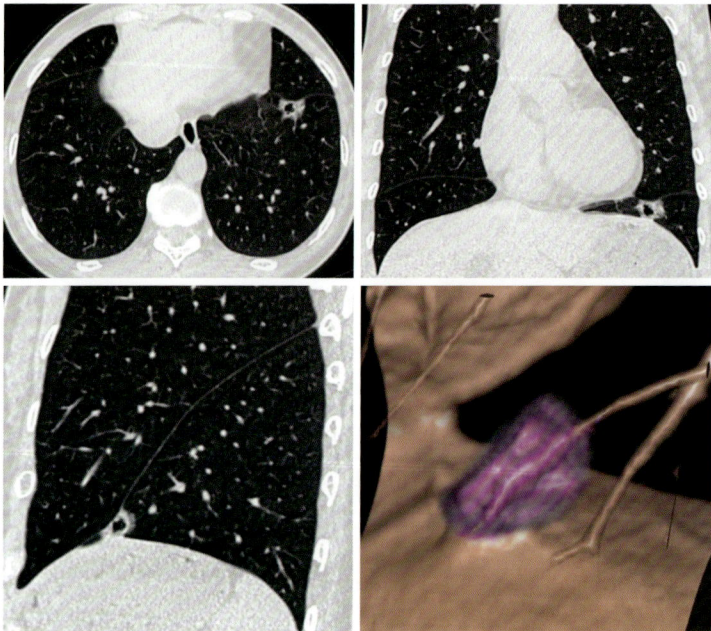

图13-49　60岁女性左下叶厚壁型囊腔影像

病例50

男，59岁，右肺中叶肺癌术后1个月余。

影像表现

左肺下叶背段混合性磨玻璃结节伴其内囊腔影，直径约为2.9 cm，边缘呈分叶状，囊腔内见分隔及血管影穿行。叶间胸膜牵拉（图13–50）。

囊腔类型

左下叶混合型。

病理表现

左下叶切面见一结节，大小为2 cm×1.8 cm，灰白灰红色，边界不清晰，质中，距支气管切缘7 cm，局部近胸膜。

病理诊断

左下叶浸润性腺癌（乳头型为主，含贴壁型成分）。

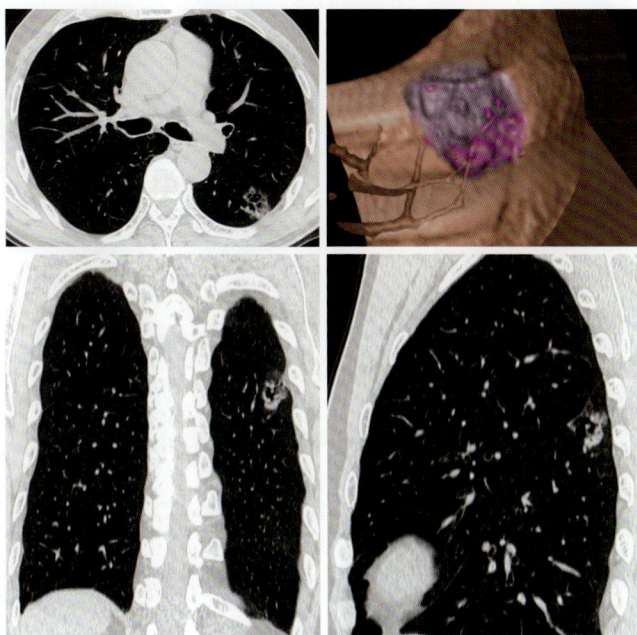

图13–50　59岁男性左下叶混合型囊腔影像

病例51

女，65岁，体检发现右肺上叶磨玻璃结节1年半。

影像表现

右肺上叶直径约为2.7 cm磨玻璃结节，边界毛糙，可见细短毛刺影，结节内见空泡征。邻近可见胸膜凹陷征（图13-51）。

囊腔类型

右上叶厚壁型。

病理表现

右上叶切面见一结节，大小为2.7 cm×1.5 cm，灰白色，边界清晰，质中，局部近胸膜。

病理诊断

右上叶浸润性腺癌（贴壁型为主，伴腺管型）。癌组织紧邻胸膜。

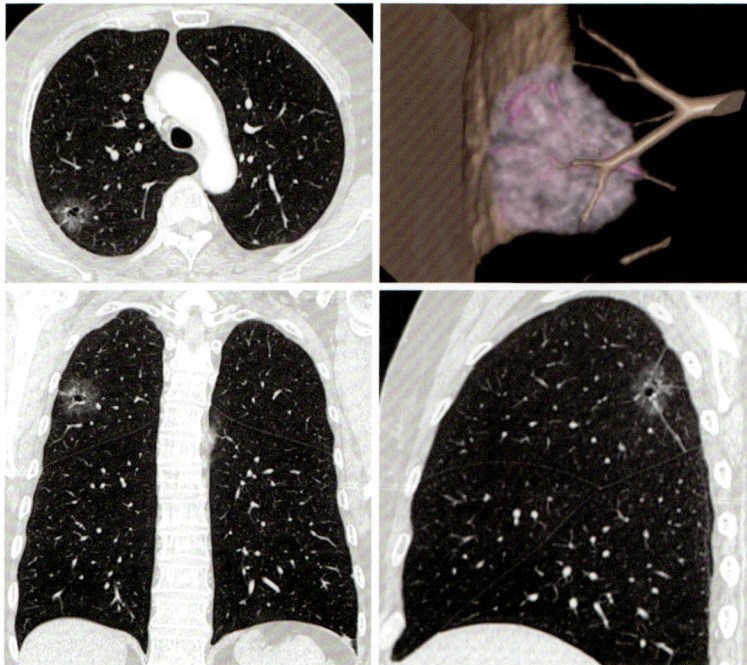

图13-51　65岁女性右上叶厚壁型囊腔影像

病例52

男，61岁，体检发现右肺下叶异常影3个月。

影像表现

右肺下叶背段磨玻璃结节，直径约为2 cm，边界稍毛糙，病灶内见囊腔影，囊内可见分隔。邻近胸膜牵拉（图13-52）。

囊腔类型

右下叶混合型。

病理表现

右下叶切面见一灰红色肿块，大小为2.2 cm×1.2 cm，边界清晰，质中，局部近胸膜。

病理诊断

右下叶浸润性腺癌（贴壁型为主，含乳头型成分）。

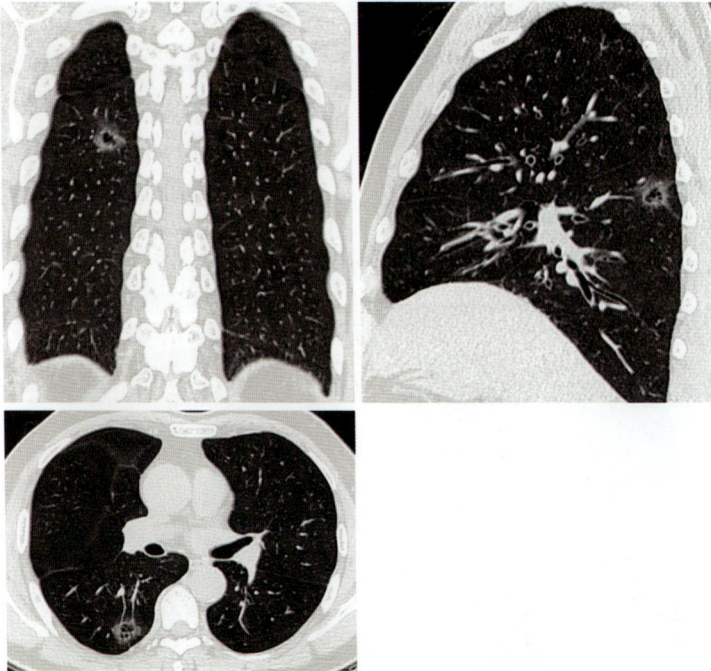

图13-52 61岁男性右下叶混合型囊腔影像

病例53

女，72岁，体检发现右肺下叶结节1个月。

影像表现

右肺下叶软组织密度结节，可见分叶征、毛刺征及胸膜凹陷征，病灶内见空洞形成（图13-53）。

囊腔类型

右下叶壁结节型。

病理表现

右下叶切面见灰白色结节，大小为2.2 cm×1.5 cm，质中，边界尚清晰，局部近胸膜，距支气管切缘6 cm。

病理诊断

右下叶浸润性腺癌（乳头型为主，含贴壁型及微乳头型成分）。

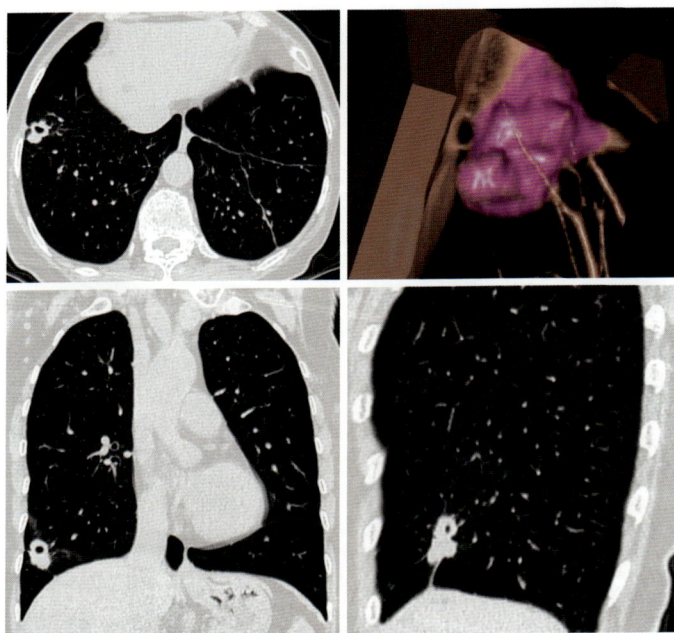

图13-53 72岁女性右下叶壁结节型囊腔影像

病例54

女，53岁，体检发现肺部阴影1个月。

影像表现

右肺下叶胸膜下混合性密度结节，直径约为1.4 cm，可见分叶征，邻近胸膜牵拉，病灶内见空泡征（图13-54）。

囊腔类型

右下叶厚壁型。

病理表现

切面见灰白色结节，大小为2.3 cm×1.5 cm×1 cm，质中，边界尚清晰，局部近胸膜，距支气管切缘5 cm。

病理诊断

右下叶浸润性腺癌（乳头型为主，含微乳头型成分）。

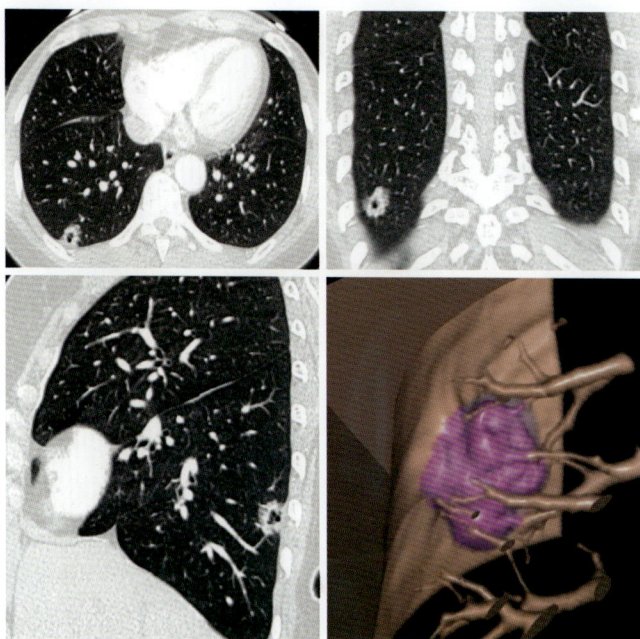

图13-54　53岁女性右下叶厚壁型囊腔影像

病例55

女，56岁，发现左肺阴影1个月余。

影像表现

左肺下叶背段磨玻璃结节，见分叶征、毛刺征及胸膜凹陷征，其内支气管扩张、扭曲，病灶内可见含气囊腔影，囊内见分隔（图13-55）。

囊腔类型

左下叶混合型。

病理表现

切面见灰白色肿块，大小为2 cm×1.5 cm，质中，边界欠清晰，距支气管切缘2.0 cm，近胸膜，部分区呈囊性变。

病理诊断

左下叶浸润性腺癌（乳头型为主）。

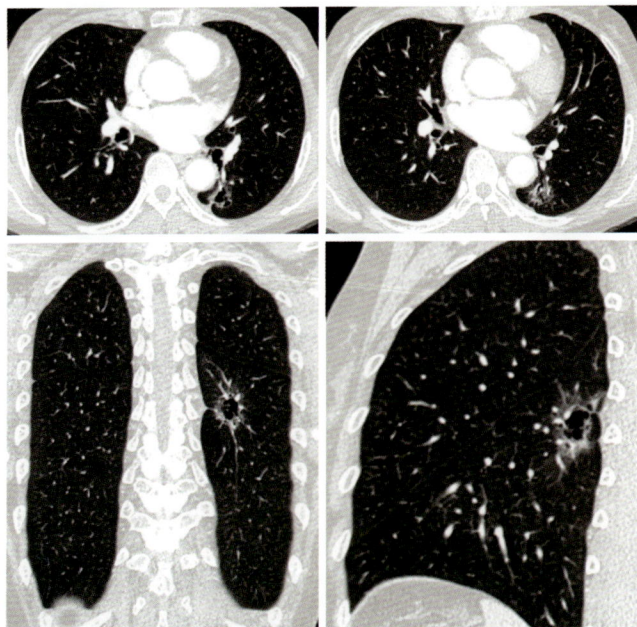

图13-55　56岁女性左下叶混合型囊腔影像

病例56

男，71岁，体检发现右肺阴影1个月。

影像表现

右肺上叶囊性病灶，分叶状，边缘见混合性磨玻璃影。囊腔内见分隔影（图13-56）。

囊腔类型

右上叶薄壁型。

病理表现

切面见灰白灰红色肿块，大小为3.5 cm×1.8 cm，边界不清，质中，局部近胸膜，距切缘4 cm。

病理诊断

右上叶浸润性腺癌（乳头型为主）。

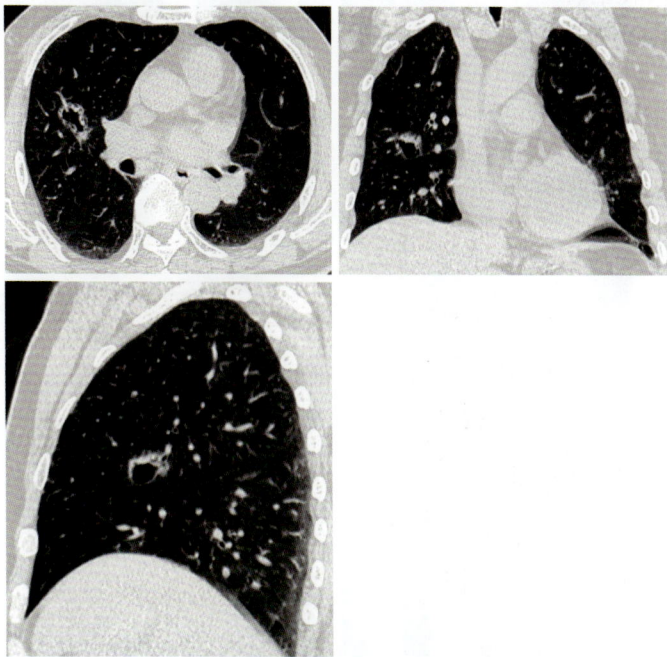

图13-56　71岁男性右上叶薄壁型囊腔影像

病例57

男，74岁，咯血半个月，就诊检查发现右下肺有占位性病变10天。

影像表现

右肺下叶不规则分叶状磨玻璃灶，密度不均，可见充气支气管征（稍扩张，冠状位示）及含气囊腔影，囊内见分隔，邻近胸膜牵拉（图13-57）。

囊腔类型

右下叶混合型。

病理表现

切面见一肿块，大小为3.2 cm×2.5 cm，灰白色，边界欠清晰，质中。距胸膜0.6 cm。

病理诊断

右下叶浸润性腺癌（贴壁型为主，伴腺泡型）。

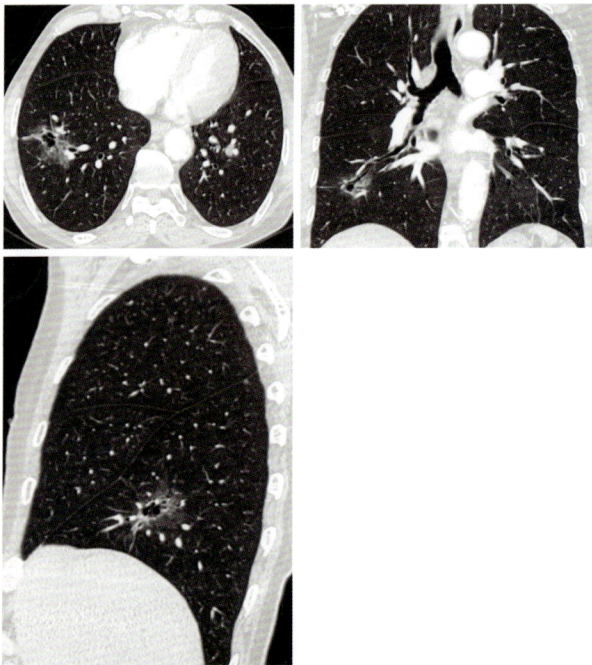

图13-57　74岁男性右下叶混合型囊腔影像

病例58

男，46岁，体检发现肺部异常影1个月。

影像表现

右肺尖不规则厚壁空洞，大小约为1.8 cm×1.4 cm，空洞壁厚薄不一，病灶边缘呈浅分叶状（图13-58）。

囊腔类型

右上叶厚壁型。

病理表现

切面见一病灶，大小为2 cm×1 cm。

病理诊断

右上叶浸润性腺癌。

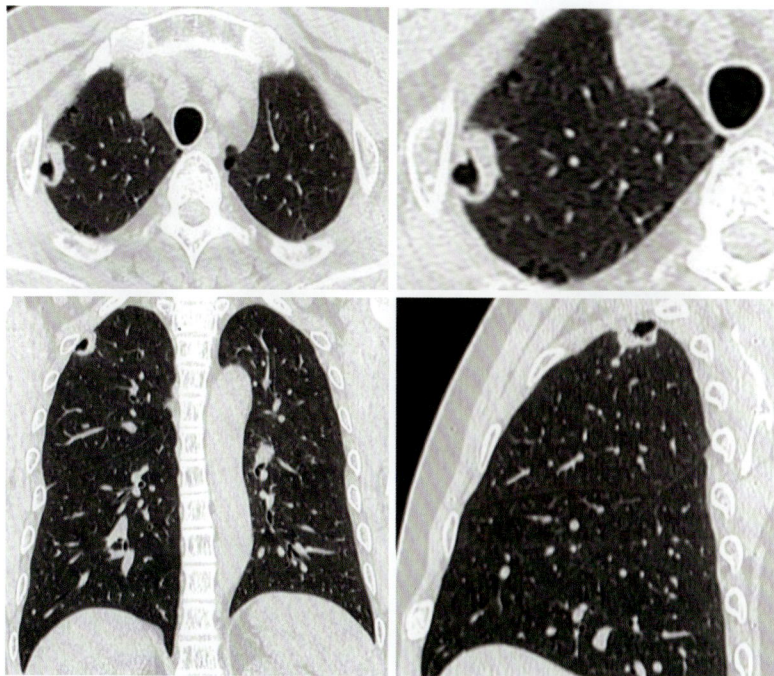

图13-58　46岁男性右上叶厚壁型囊腔影像

病例59

男，75岁，咳嗽咳痰1周，发现左肺阴影1天。

影像表现

双肺气肿，左肺下叶囊性病灶，直径为3.3 cm，囊壁厚薄不一伴壁结节，见分叶征（图13-59）。

囊腔类型

左下叶厚壁型。

病理表现

左下叶切面见灰白色肿块，大小为4 cm×3.5 cm，边界清晰，质中，局部近胸膜。

病理诊断

（左下叶）低分化鳞状细胞癌伴坏死（角化型）。

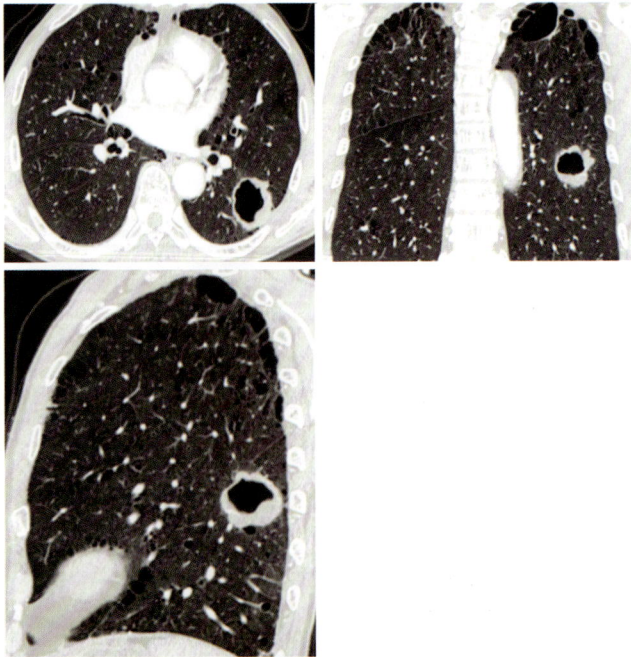

图13-59　75岁男性左下叶厚壁型囊腔影像

病例60

男，55岁，发热、咳嗽、咳痰2个月余，确诊肺癌2个月。

影像表现

左肺上叶见薄壁囊腔影，分叶状，囊壁厚薄欠均匀并可见壁结节，囊腔内见分隔及血管影穿行，邻近胸膜有牵拉、增厚。纵隔肺门4L、11L组淋巴结增大（图13-60）。

囊腔类型

左上叶混合型。

病理表现

左上叶切除标本，胸膜粘连、增厚；切面：尖前段见一灰白色肿块，大小为3.5 cm×3.5 cm×2.5 cm，边界清晰，质中，局部近胸膜，距支气管切缘3.5 cm，余肺未见特殊。

病理诊断

左上叶鳞状细胞癌。

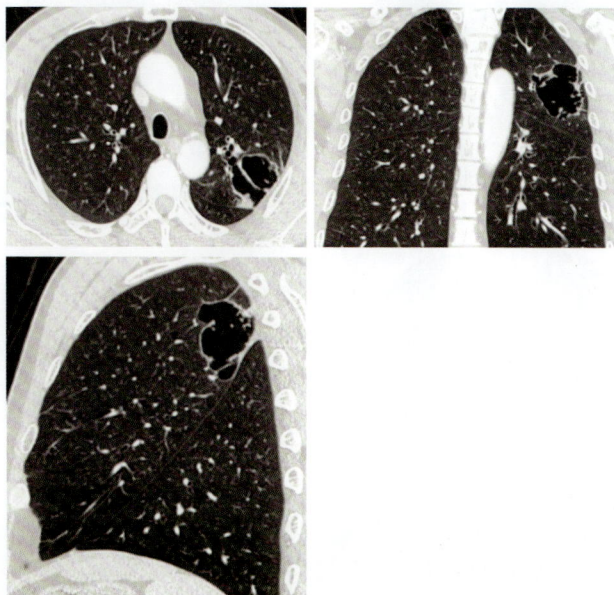

图13-60　55岁男性左上叶混合型囊腔影像

病例61

女，54岁，体检发现肺部结节3个月。

影像表现

左肺上叶一纯磨玻璃结节伴外侧薄壁囊腔影，可见分叶征（图13-61）。

囊腔类型

左上叶壁结节型。

病理表现

切面见灰白色结节，大小为1.5 cm×1 cm，质偏软，边界不清，距肺组织切缘2 cm，距胸膜1 cm。

病理诊断

左上叶固有段浸润性腺癌（贴壁型70%，腺管型30%）。

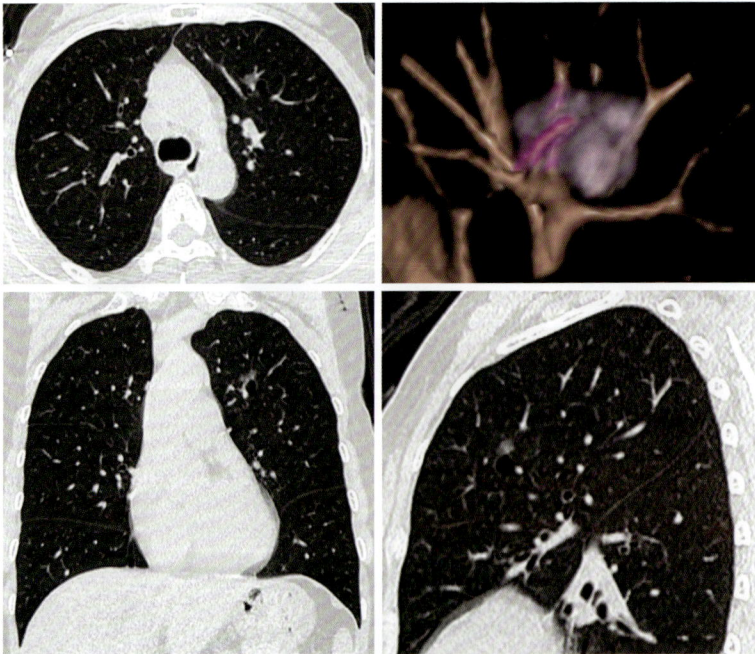

图13-61 54岁女性左上叶壁结节型囊腔影像

病例62

女，64岁，体检发现肺部阴影1个月。

影像表现

右肺上叶见软组织密度结节，直径为2 cm，边缘毛糙，见分叶征、毛刺征、棘状突起征、胸膜凹陷征，病灶内密度不均，见小结节堆聚、小泡征、小管征。相邻支气管受压、包绕（图13-62）。

囊腔类型

右上叶壁结节型。

病理表现

右上叶，切面见一结节，大小为1.7 cm×1 cm，灰白色，边界清晰，质中，局部近胸膜。

病理诊断

右上叶浸润性腺癌（腺管型为主，伴乳头型及贴壁型）。

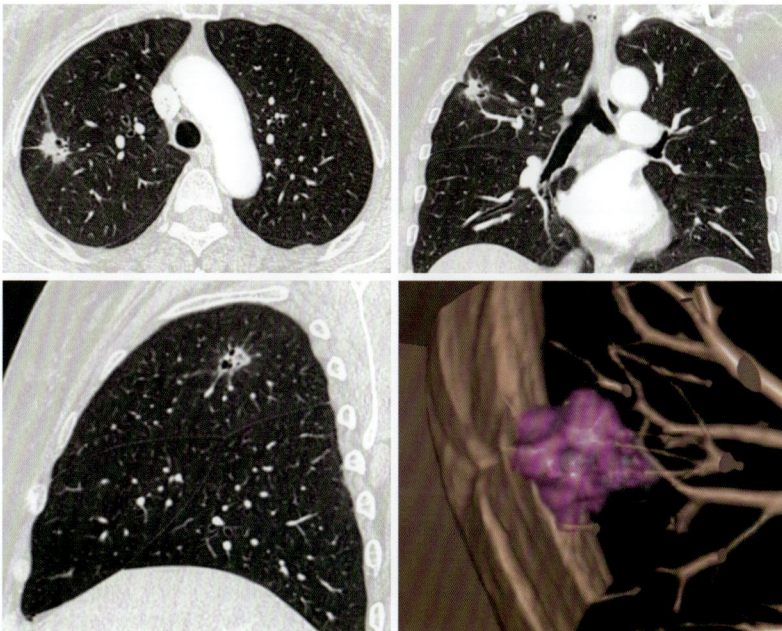

图13-62　64岁女性右上叶壁结节型囊腔影像

病例63

男，56岁，咳嗽2周，检查发现右肺下叶背段阴影伴囊腔。

影像表现

患者2011年1月7日胸部CT（图13-63A）示右肺下叶背段一薄壁囊腔影，囊壁厚薄均匀，囊内见分隔影。左前纵隔见软组织密度影（图13-63B）。

2017年1月19日胸部CT（图13-63C）示囊腔增大，边缘出现实性成分，并可见分叶征及胸膜凹陷征。左前纵隔肿块亦增大（图13-63D）。

囊腔类型

右下叶壁结节型。

病理表现

前纵隔肿物，大小为17 cm×14 cm×3 cm，淡黄色组织；切面见一灰白灰黄色肿块，大小为6 cm×5 cm×2 cm，边界清晰，质中，包膜似完整。

右下叶，切面见一灰白色肿块大小为3.5 cm×1.5 cm，界不清，质中，紧贴胸膜，距切缘4 cm，周围型。

病理诊断

（前纵隔）胸腺瘤，AB型，肿瘤侵犯包膜。

（右下叶）浸润性腺癌（乳头型，伴腺管型），见肿瘤细胞沿肺泡腔播散，癌组织紧邻胸膜。

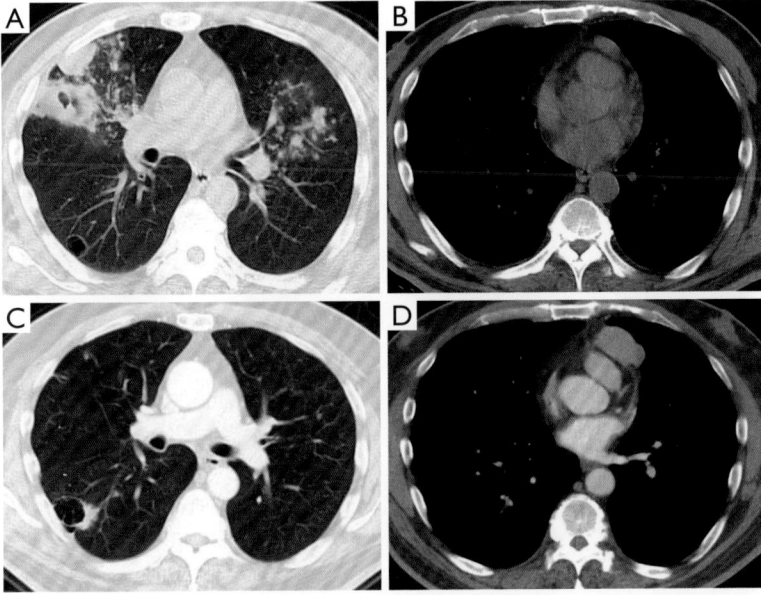

图13-63　56岁男性右下叶壁结节型囊腔影像

病例64

男，67岁，间断咳嗽咳痰30年，加重半个月，胸部CT提示右肺阴影。

影像表现

右肺上叶不规则囊实性占位，边缘毛糙，见分叶征、毛刺征、棘状突起征及胸膜凹陷征，病灶内密度不均，见小结节堆聚，相应支气管阻断（图13-64）。

囊腔类型

右上叶壁结节型。

病理表现

右上叶后段肺组织，切面见一肿块，大小为3.5 cm×3.2 cm×2.5 cm，灰白色，边界尚清晰，质中，局部近胸膜。

病理诊断

（右上叶）非小细胞肺癌，结合酶标结果考虑浸润性腺癌（实性型为主）。

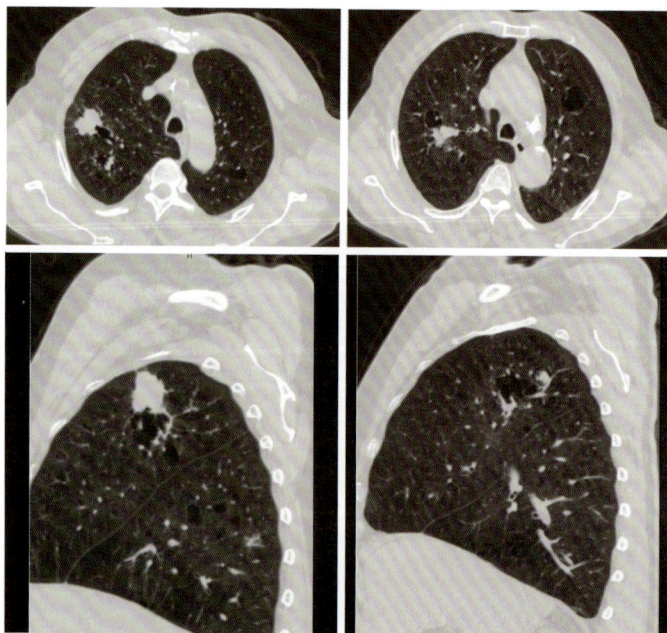

图13-64　67岁男性右上叶壁结节型囊腔影像

病例65

男，79岁，咳嗽咳痰10余天，胸部CT提示右肺上叶结节及少许炎症。

影像表现

右肺上叶囊实性占位，囊壁菲薄，囊内见分隔及血管影穿行，实性部分可见分叶征、毛刺征、血管集束征及胸膜凹陷征（图13-65）。

囊腔类型

右上叶壁结节型。

病理表现

右上叶后段切面见一结节，大小为2.2 cm×1 cm，灰白色，边界清晰，质中，局部近胸膜。

病理诊断

右上叶后段浸润性腺癌。

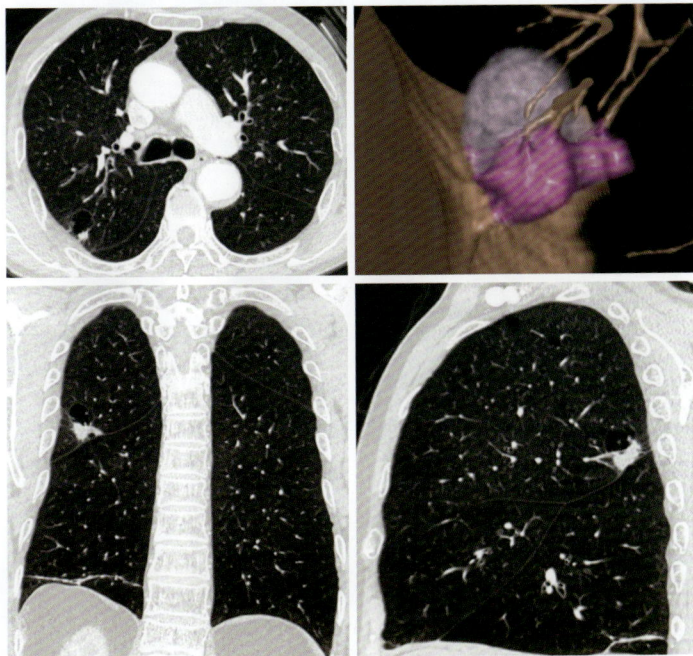

图13-65 79岁男性右上叶壁结节型囊腔影像

病例66

女，58岁，因咳痰血就诊。

影像表现

右肺上叶混合性磨玻璃结节，直径约为2.4 cm，可见分叶征、毛刺征及胸膜凹陷征，病灶内见空泡影（图13-66）。

囊腔类型

右上叶壁结节型。

病理表现

右上叶切面见一结节，大小为2 cm×1.5 cm，边界清晰，质中，局部近胸膜。

病理诊断

右上叶浸润性腺癌（乳头型为主，伴腺管型）。

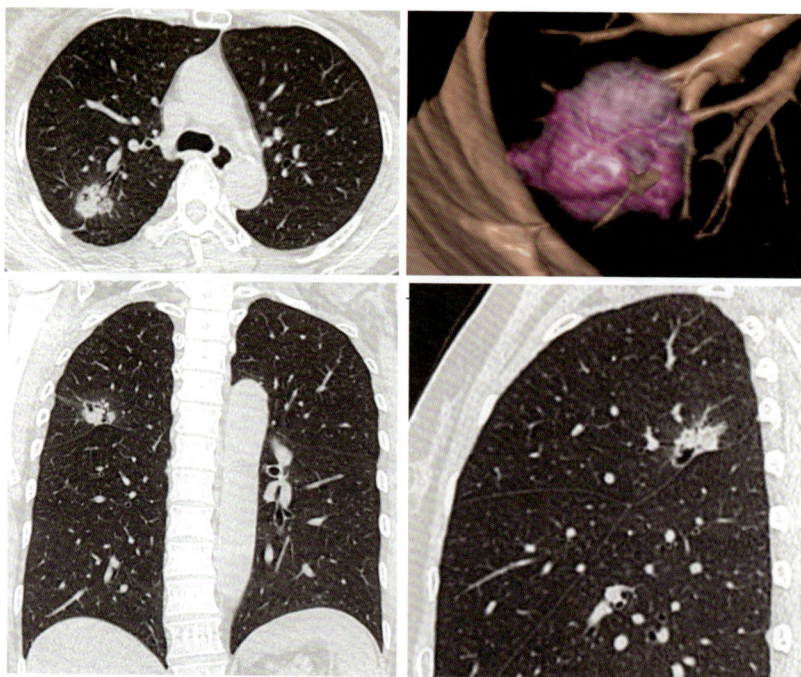

图13-66　58岁女性右上叶壁结节型囊腔影像

病例67

女，67岁，体检发现肺部磨玻璃影1个月。

影像表现

右肺上叶结节，直径约为2.5 cm，较扁平，伴空泡征及胸膜凹陷征（图13-67）。

囊腔类型

右上叶壁结节型。

病理表现

右上叶后段切面见一灰白色病灶，大小为3.7 cm×2.5 cm×2 cm，边界欠清晰，质中。

病理诊断

右上叶浸润性腺癌（腺管、乳头为主型）。

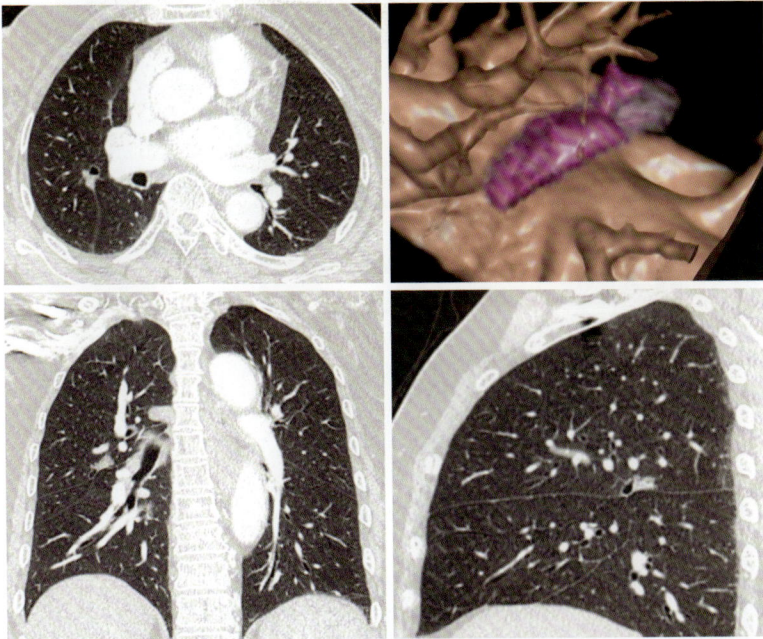

图13-67 67岁女性右上叶壁结节型囊腔影像

病例68

女，50岁，咳嗽10余天。

影像表现

右肺下叶不规则囊性病灶，直径约为3.2 cm，内、外壁不光整，可见分叶征、毛刺征及棘状突起征，囊腔内见分隔及血管影穿行。病灶周围见边界不清的磨玻璃影。右侧胸膜增厚，右侧气胸（图13-68）。

囊腔类型

右下叶壁结节型。

病理表现

右下叶，切面见一结节，直径为2.0 cm。

病理诊断

右下叶浸润性腺癌（乳头型为主，含贴壁型成分）。

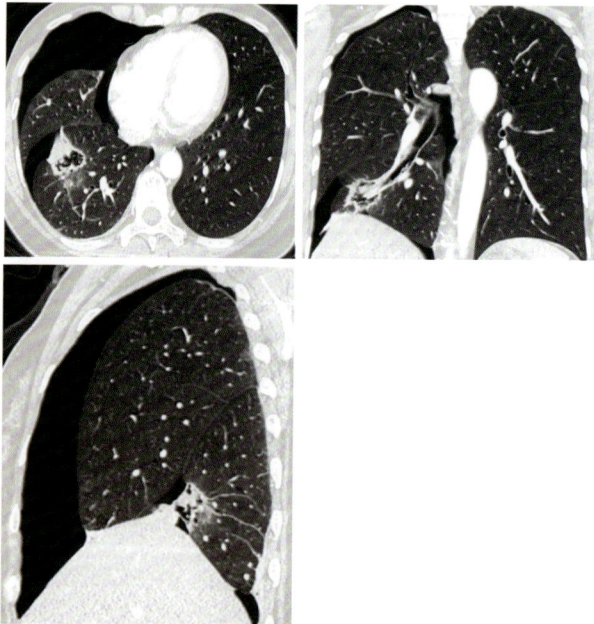

图13-68　50岁女性右下叶壁结节型囊腔影像

病例69

男，74岁，咳嗽、咳痰3个月，胸部CT提示右肺斑片影。

影像表现

两肺透亮度增加，右肺上叶不规则混合密度结节伴薄壁囊腔影，可见分叶征、毛刺征及胸膜凹陷征，囊内见分隔及血管影穿行（图13-69）。

囊腔类型

右上叶混合型。

病理表现

右上叶切面见一肿块，直径为2 cm，灰黑色，边界欠清晰，质中。

病理诊断

右上叶浸润性腺癌（乳头型为主，含贴壁型成分）。

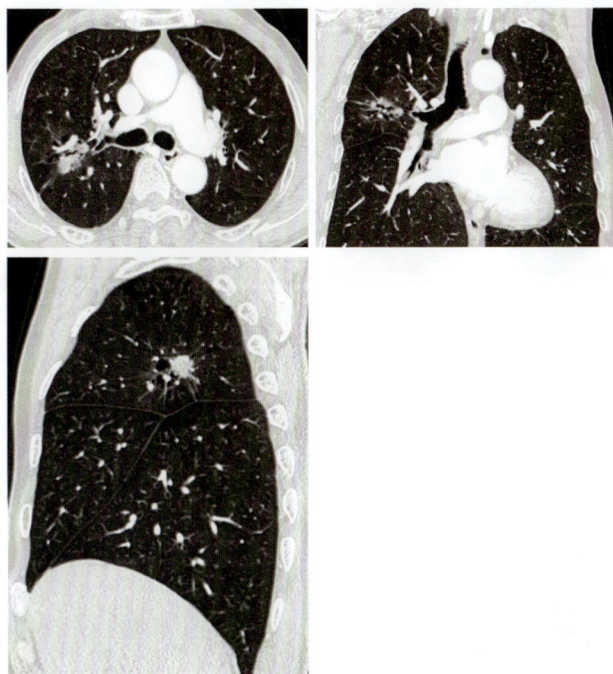

图13-69 74岁男性右上叶混合型囊腔影像

病例70

男，55岁，体检发现左肺阴影半年。

影像表现

左肺下叶背段磨玻璃结节，最大径为1.4 cm，密度不均，见含气囊腔影，囊内见分隔（图13-70）。

囊腔类型

左下叶混合型。

病理表现

切面见结节，大小为1 cm×0.7 cm×0.5 cm，质中，边界不清晰，近胸膜，距肺组织切缘4.0 cm。

病理诊断

左下叶背段浸润性腺癌（贴壁型，伴腺管型）。

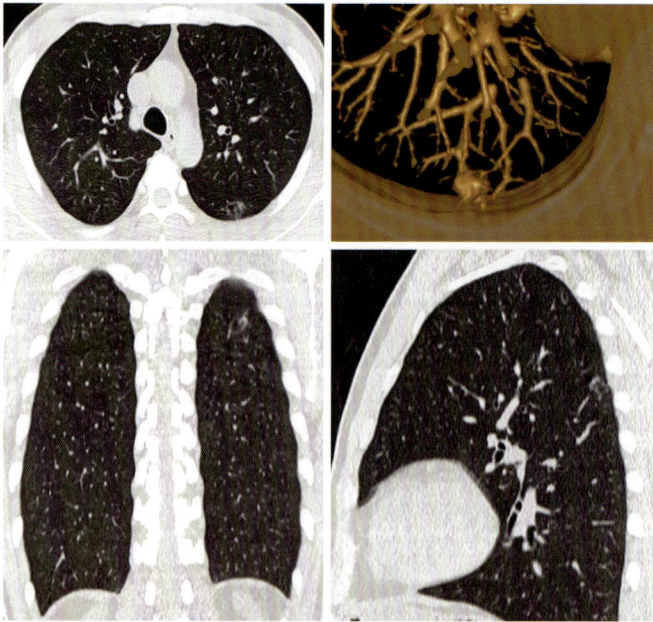

图13-70　55岁男性左下叶混合型囊腔影像

病例71

男，58岁，体检发现左肺上叶磨玻璃结节近2个月。

影像表现

左肺上叶胸膜下磨玻璃结节伴偏侧薄壁囊腔影，见分叶征及胸膜凹陷征（图13-71）。

囊腔类型

左上叶壁结节型。

病理表现

切面见一结节，大小为1 cm×0.8 cm，灰白色，质中，边界尚清晰，局部近胸膜，距支气管切缘5 cm。

病理诊断

左上叶浸润性腺癌（贴壁型为主）。

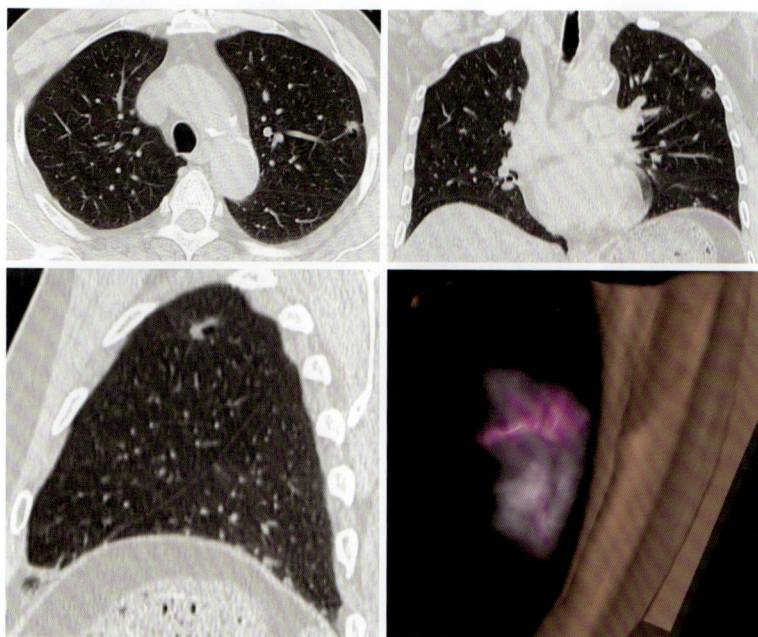

图13-71　58岁男性左上叶壁结节型囊腔影像

病例72

男，78岁，发现左肺上叶结节1个月余。

影像表现

左肺上叶磨玻璃影，分叶状，其内支气管扩张、扭曲，病灶偏外上侧可见薄壁囊腔影（图13-72）。

囊腔类型

左上叶壁结节型。

病理表现

左上叶舌段肺组织切面见一结节，大小为2.2 cm×1.2 cm，灰白色，边界不清晰，质软。

病理诊断

左上叶浸润性腺癌（贴壁型为主）。

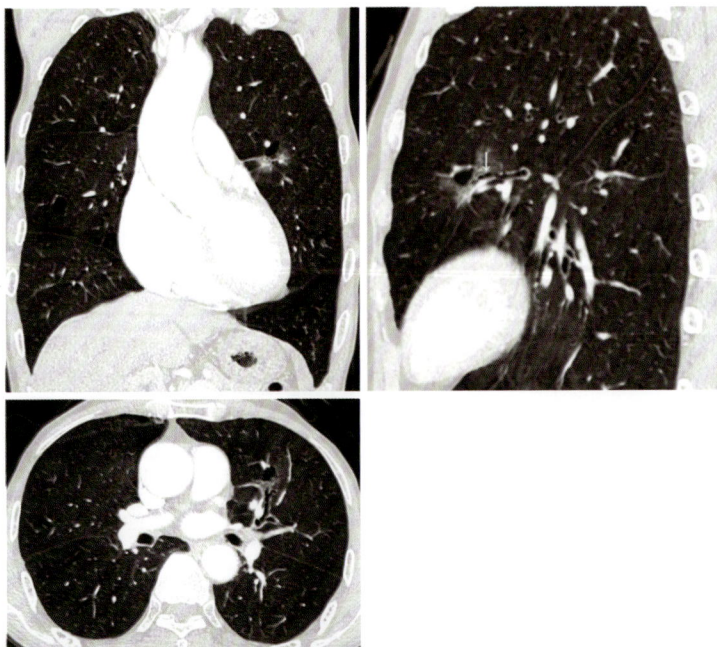

图13-72　78岁男性左上叶壁结节型囊腔影像

病例73

男，59岁，体检发现左肺异常影10天。

影像表现

左肺下叶薄壁囊腔伴周围磨玻璃影，边界清，边缘呈浅分叶状，可见胸膜凹陷征。囊腔内壁欠光整，囊内见分隔及血管影穿行（图13–73）。

囊腔类型

左下叶壁结节型。

病理表现

左下叶肺切面见灰白灰红色结节，大小为2 cm×1.3 cm，质中，边界不清晰，距支气管切缘4 cm，距胸膜0.2 cm。

病理诊断

左下叶浸润性腺癌（贴壁型60%，伴乳头型40%）。

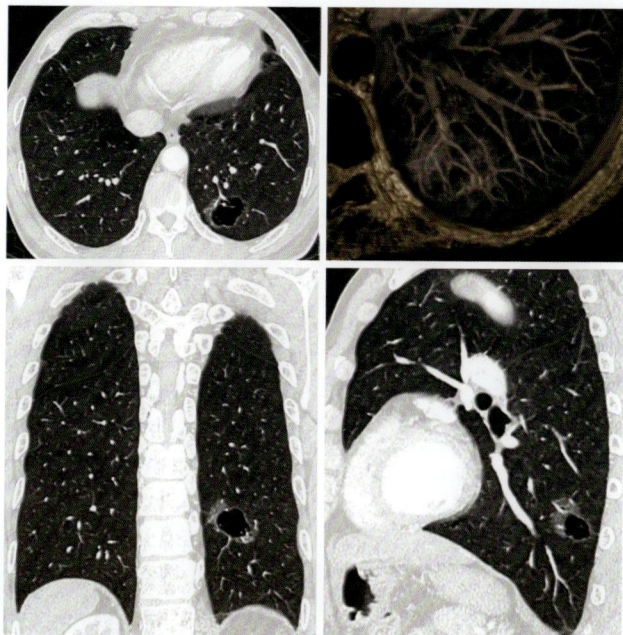

图13–73　59岁男性左下叶壁结节型囊腔影像

病例74

男，65岁，发现肺部异常影3周。

影像表现

左肺下叶可见混合性磨玻璃结节，直径约为2.2 cm，叶间胸膜牵拉。病灶偏侧见含气囊腔影（图13-74）。

囊腔类型

左下叶壁结节型。

病理表现

左下叶肺叶切面见灰白色肿块，直径为1.7 cm，质中，边界清晰，距支气管切缘7 cm，近胸膜。

病理诊断

左下叶黏液腺癌。

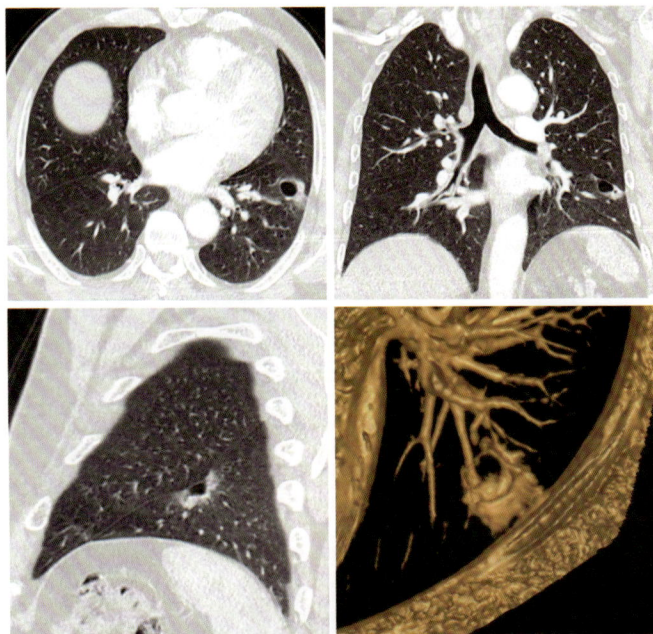

图13-74　65岁男性左下叶壁结节型囊腔影像

病例75

男，53岁，发现右肺阴影2周余。

影像表现

右肺上叶薄壁囊性病灶，有分叶征、胸膜凹陷征，囊腔内壁不光整，囊内见分隔及血管影穿行，囊壁见壁结节（图13-75）。

囊腔类型

右上叶壁结节型。

病理表现

右上叶肺组织切面见一肿块，大小为3.1 cm×1.5 cm，灰白色，边界尚清晰，质中。局部近胸膜。

病理诊断

右上叶浸润性腺癌伴纤维组织增生（腺管型伴乳头型）。

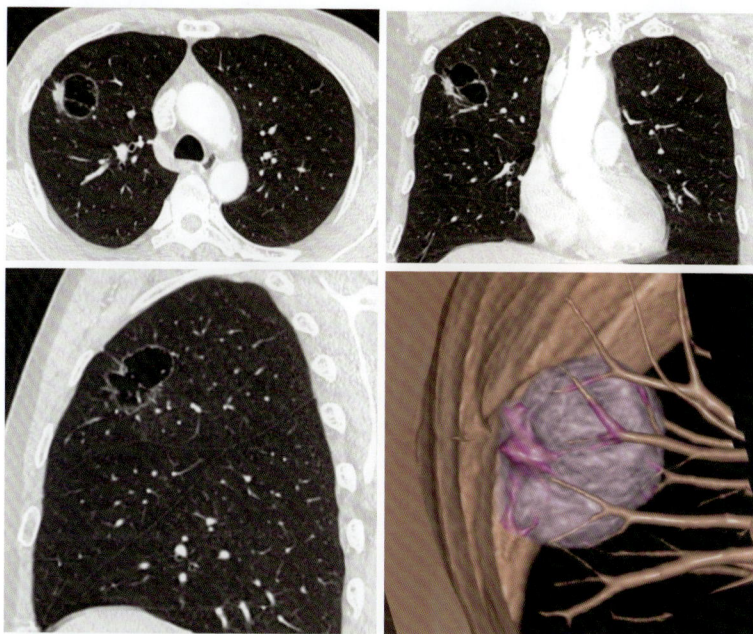

图13-75　53岁男性右上叶壁结节型囊腔影像

病例76

男，68岁，发现右肺阴影5个月余。

影像表现

右肺上叶胸膜下磨玻璃结节，边界毛糙，邻近胸膜牵拉，结节偏内侧可见含气囊腔影，囊内见分隔影（图13-76）。

囊腔类型

右上叶薄壁型。

病理表现

右上叶切面见灰红色结节，大小为1.2 cm×1 cm，边界不清晰，质软，局部近胸膜，距切缘5 cm。

病理诊断

右上叶浸润性腺癌（腺管型为主，伴贴壁型）。

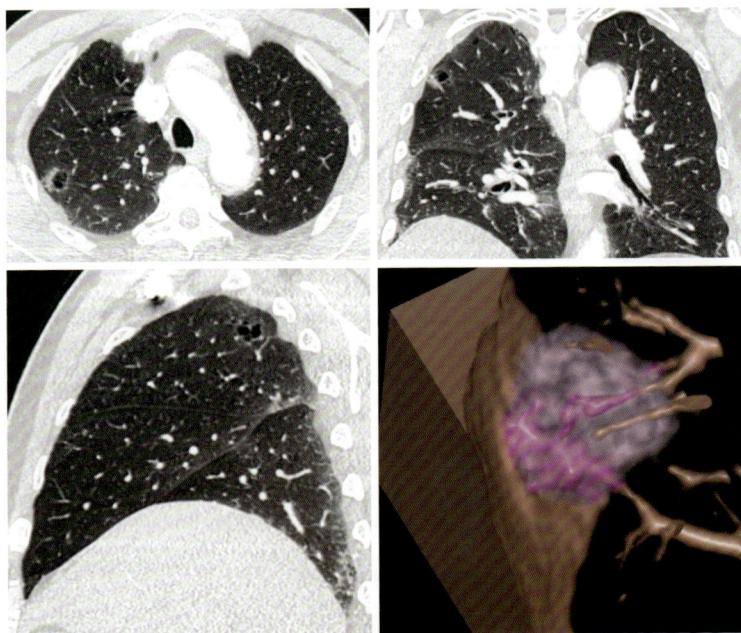

图13-76　68岁男性右上叶薄壁型囊腔影像

病例77

男，67岁，体检发现右肺阴影20余天。

影像表现

右肺上叶不规则囊实性病灶，直径约为3 cm，可见分叶征、毛刺征、血管集束征、胸膜凹陷征，囊腔内见分隔影（图13-77）。

囊腔类型

右上叶壁结节型。

病理表现

右上叶切面见一结节，大小为3 cm×1.5 cm，灰白色，边界清晰，质中，局部近胸膜。

病理诊断

右上叶浸润性腺癌（乳头型为主，伴腺管型、微乳头型及实性型）。

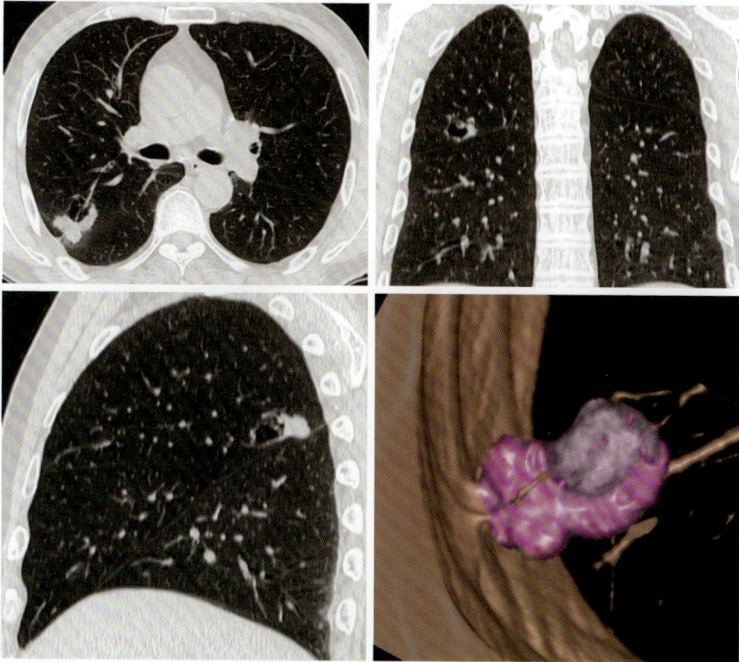

图13-77　67岁男性右上叶壁结节型囊腔影像

病例78

女，65岁，体检发现左肺下叶结节1个月。

影像表现

左肺下叶磨玻璃影，最大径为1.4 cm，密度不均，病灶偏侧可见含气囊腔影，囊内有分隔及血管影穿行。可见胸膜凹陷征（图13-78）。

囊腔类型

左下叶混合型。

病理表现

左下叶切面见一灰白色肿块，直径为1.4 cm，灰白色，边界清晰，质中，距胸膜0.1 cm。

病理诊断

左下叶微浸润腺癌。

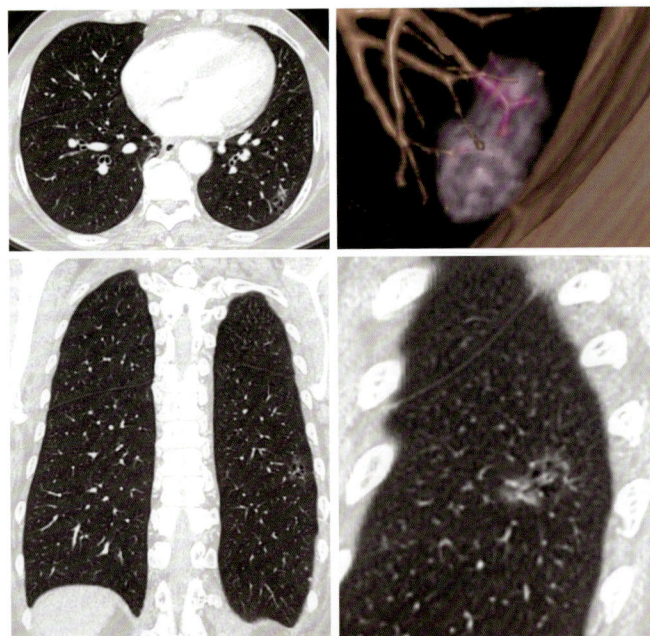

图13-78　65岁女性左下叶混合型囊腔影像

病例79

男，61岁，体检发现右肺中叶结节1天。

影像表现

右肺中叶胸膜下磨玻璃结节，直径为1.3 cm，可见含气囊腔影，囊内见分隔影（图13-79）。

囊腔类型

右中叶薄壁型。

病理表现

右中叶大小为14 cm×8 cm×3 cm，切面见一灰白结节，大小为1.5 cm×1 cm，边界清晰，质中。

病理诊断

右中叶浸润性腺癌（贴壁型）。

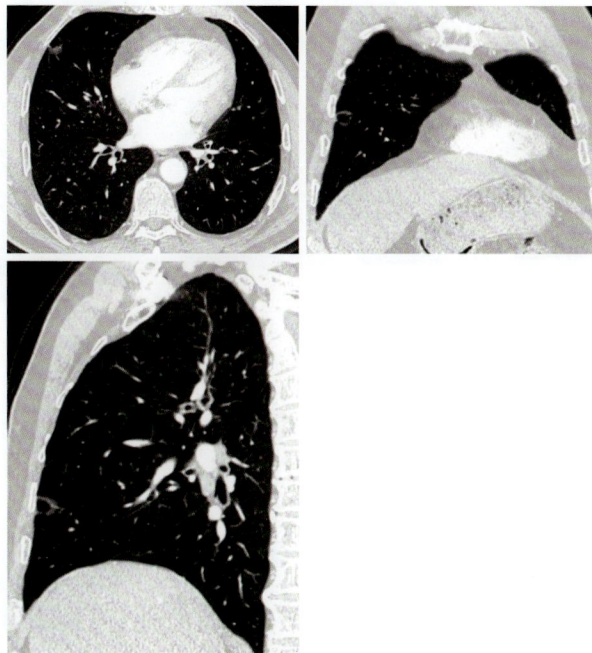

图13-79 61岁男性右中叶薄壁型囊腔影像

病例80

女，58岁，体检发现左肺下叶占位半个月。

影像表现

右肺下叶一多房囊性病灶，边缘见磨玻璃影，病灶边缘可见分叶征、毛刺征及胸膜凹陷征（图13-80）。

囊腔类型

右下叶混合型。

病理表现

右下叶肺组织切面见一结节，大小为2.5 cm×1.5 cm，灰白色，边界尚清晰，质中。距胸膜0.6 cm。

病理诊断

右下叶浸润性腺癌伴纤维组织增生（腺管型为主，伴贴壁型）。

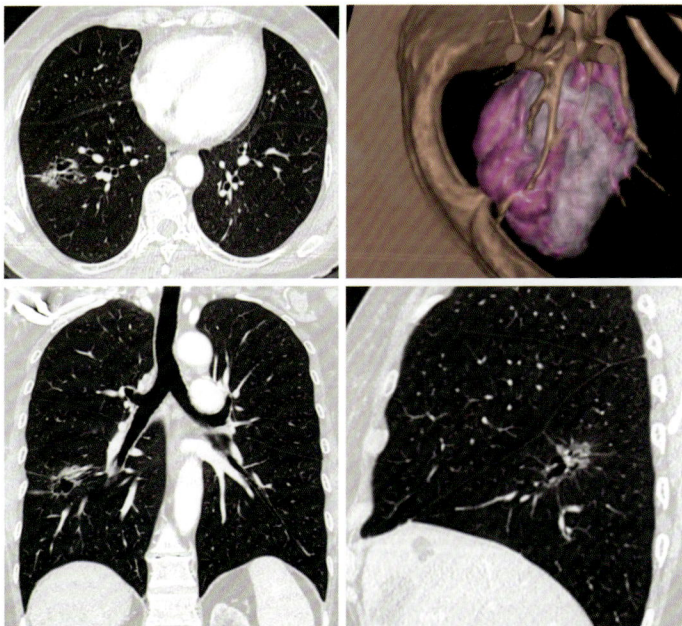

图13-80　58岁女性右下叶混合型囊腔影像

病例81

男，70岁，体检发现左肺结节3年。

影像表现

左肺下叶背段胸膜下一囊实性占位病灶，见分叶征及胸膜凹陷征，囊内见分隔，实性部分支气管截断（图13-81）。

囊腔类型

左下叶壁结节型。

病理表现

左下叶切面见一结节，大小为2.2 cm×1.5 cm，边界清晰，质中，局部近胸膜。

病理诊断

左下叶浸润性腺癌（腺管型为主，伴乳头型、实性型及微乳头型）。

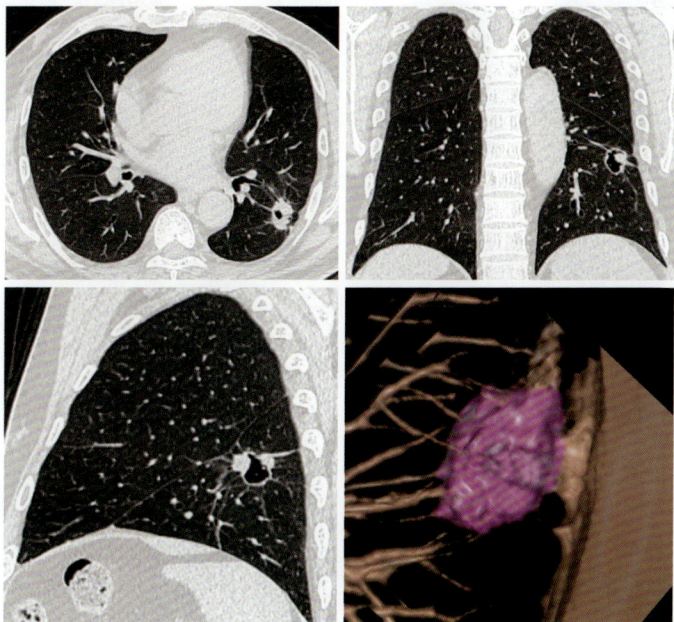

图13-81 70岁男性左下叶壁结节型囊腔影像

病例82

男，37岁，体检发现右肺上叶占位病灶1个月。

影像表现

右肺上叶一囊实性占位病灶，边界不规则，可见分叶征、毛刺征、棘状突起征及胸膜凹陷征，囊内见分隔（图13-82）。

囊腔类型

右上叶壁结节型。

病理表现

右上叶切面见一肿块，大小为2.5 cm×1.7 cm，边界清晰，质中，局部近胸膜。

病理诊断

右上叶浸润性腺癌（微乳头型为主，含乳头型成分）。

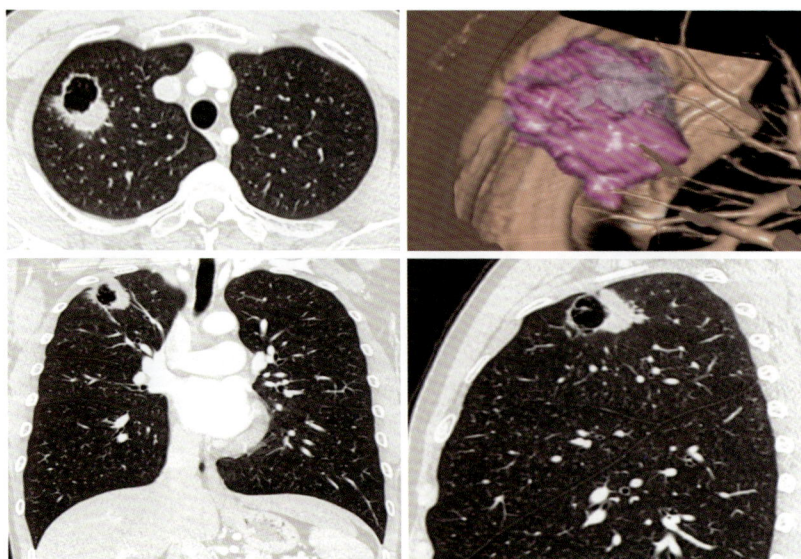

图13-82　37岁男性右上叶壁结节型囊腔影像

病例83

男，68岁，体检发现右肺异常影仅1个月。

影像表现

右肺上叶多房囊性病灶，分叶状，囊壁厚薄不一可见壁结节，矢状位示邻近可见胸膜凹陷征（图13-83）。

囊腔类型

右上叶壁结节型。

病理表现

右上叶切面见一肿块，大小为2.7 cm×2 cm，灰白色，边界清晰，质中，局部近胸膜，距支气管切缘4 cm，伴中央坏死。

病理诊断

右上叶浸润性腺癌（腺管型，伴贴壁型）。

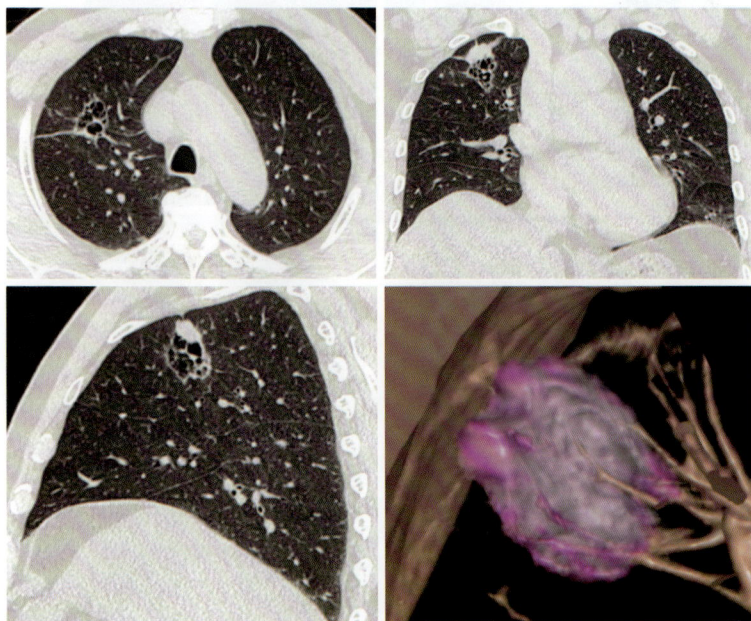

图13-83　68岁男性右上叶壁结节型囊腔影像

病例84

男，34岁，体检发现左肺下叶结节2个月余。

影像表现

左肺下叶实性小结节，可见浅分叶征，结节偏外侧见一薄壁囊腔影，囊壁菲薄均匀（图13-84）。

囊腔类型

左下叶壁结节型。

病理表现

左下叶切面见一灰黄色结节，直径为1 cm，边界清晰，质中，距胸膜0.5 cm，距切缘3 cm。

病理诊断

左下叶浸润性腺癌（实性型伴微乳头型）。

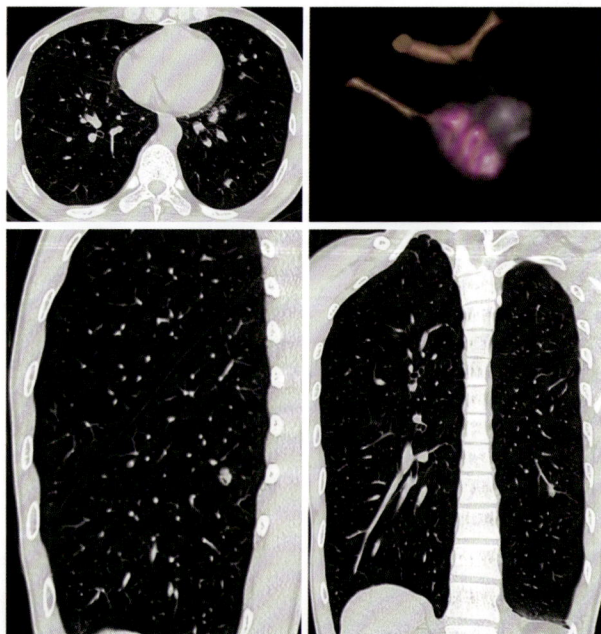

图13-84　34岁男性左下叶壁结节型囊腔影像

病例85

男，48岁，体检发现右肺中叶结节半月余。

影像表现

右肺中叶结节，直径约为1.6 cm，密度不均伴空洞，周边见毛刺征、分叶征及胸膜牵拉（图13-85）。

囊腔类型

右中叶壁结节型。

病理表现

右中叶切面见一结节，大小为2 cm×0.8 cm，边界清晰，质中，局部近胸膜。

病理诊断

右中叶浸润性腺癌（腺管型为主，伴乳头型）。

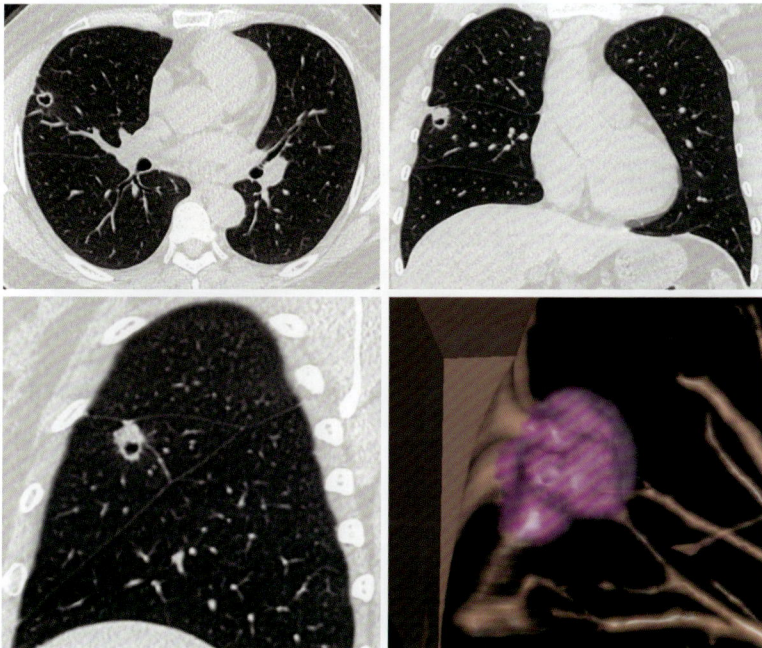

图13-85 48岁男性右中叶壁结节型囊腔影像

病例86

男，64岁，体检发现左肺囊性结节灶3周。

影像表现

左肺下叶见薄壁囊腔影，内壁欠光整，囊内见分隔及血管影穿行，囊壁可见壁结节。病灶周围见较淡磨玻璃影，边界不清（图13-86）。

囊腔类型

左下叶壁结节型。

病理表现

左下叶切面见一肿块，大小为2.2 cm×1.5 cm，质中，边界清晰，距胸膜0.6 cm。

病理诊断

左下叶浸润性腺癌（腺管型）；肿瘤细胞沿肺泡腔扩散（spread through air spaces，STAS）。

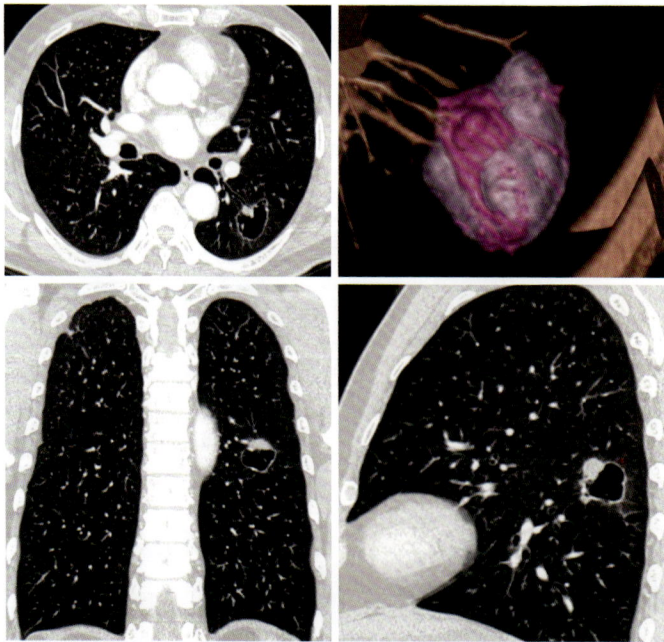

图13-86　64岁男性左下叶壁结节型囊腔影像

病例87

男，61岁，体检发现右肺下叶结节1个月。

影像表现

右肺下叶囊性病灶，囊壁厚薄不一，囊内见分隔影，下缘可见分叶状软组织密度影，邻近胸膜牵拉（图13-87）。

囊腔类型

右下叶壁结节型。

病理表现

右下叶切面见一结节，大小为3 cm×2 cm，灰白色，边界清晰，质中，局部近胸膜。

病理诊断

右下叶浸润性腺癌（乳头型为主，伴微乳头型及腺管型）。

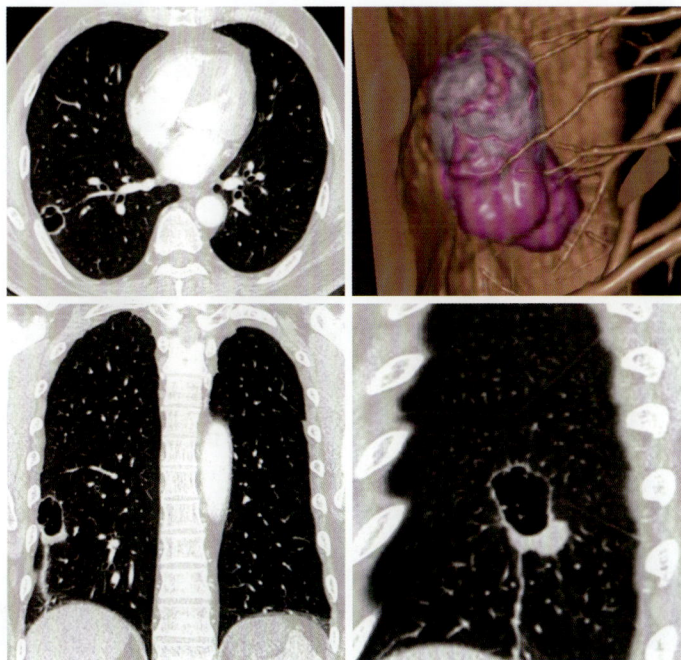

图13-87　61岁男性右下叶壁结节型囊腔影像

病例88

男，59岁，咳嗽咳痰1周，就诊检查发现右肺上叶占位病灶。

影像表现

右肺上叶不规则磨玻璃、实性混合密度病灶，见分叶征、毛刺征及胸膜凹陷征，病灶内见囊腔影，囊内见分隔及血管影穿行（图13-88）。

囊腔类型

右上叶壁结节型。

病理表现

右上叶胸膜局部增厚。切面见一灰黄色肿块，直径为2.2 cm，边界尚清晰，质中，局部近胸膜。

病理诊断

右上叶浸润性腺癌（乳头为主型，少量为微乳头），侵及脏层胸膜。

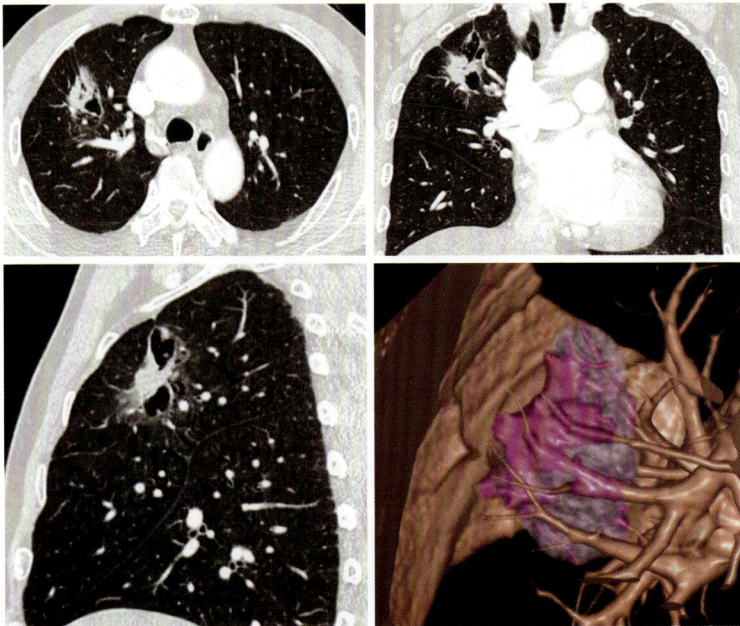

图13-88　59岁男性右上叶壁结节型囊腔影像

病例89

女，48岁，咳嗽1周。

影像表现

左肺上叶见结节影，直径约为2.8 cm，可见分叶征、毛刺征、空洞。纵隔、肺门淋巴结不大（图13-89）。

囊腔类型

左上叶壁结节型。

病理表现

左上叶可见胸膜凹陷征，切面见灰白色结节，大小为2.2 cm×1.5 cm，边界尚清晰，质中，局部近胸膜，距切缘4 cm。

病理诊断

左上叶浸润性腺癌（腺管型，伴贴壁型）。

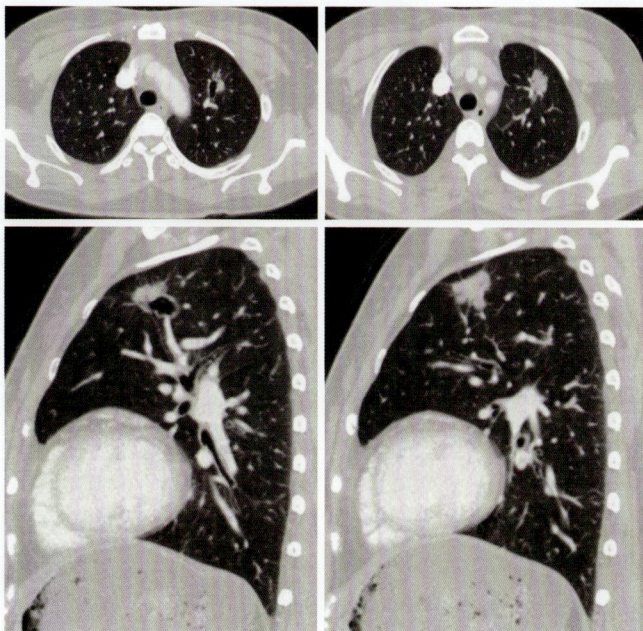

图13-89 48岁女性左上叶壁结节型囊腔影像

病例90

男，66岁，体检发现左肺下叶结节1周。

影像表现

左肺下叶磨玻璃结节，直径约为1.8 cm，偏外侧见含气囊腔影（图13-90）。

囊腔类型

左下叶薄壁型。

病理表现

左下叶切面见一结节，大小为1.5 cm×0.5 cm，灰白色，边界清晰，质软，距胸膜1 cm。

病理诊断

左下叶浸润性腺癌（贴壁型为主，伴乳头型）。

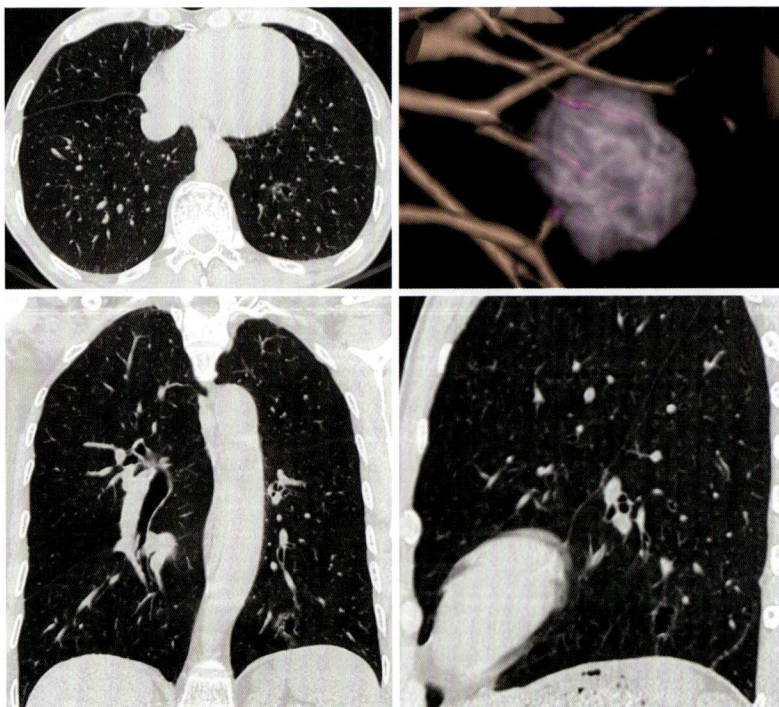

图13-90　66岁男性左下叶薄壁型囊腔影像

病例91

男，47岁，体检发现左肺上叶结节1个月。

影像表现

左肺上叶一分叶状混合性磨玻璃结节，直径约为2.3 cm，病灶偏侧见含气囊腔影，囊内见分隔，并见一扩张支气管与囊腔相通（箭头所示）。可见胸膜凹陷征（图13-91）。

囊腔类型

左上叶厚壁型。

病理表现

左上叶肺叶切面见灰白色肿块，大小为2.5 cm×2.5 cm×1.5 cm，质中，边界清晰，距支气管切缘5 cm，近胸膜。

病理诊断

左上叶浸润性腺癌（腺管型50%，乳头型30%、贴壁型20%）。

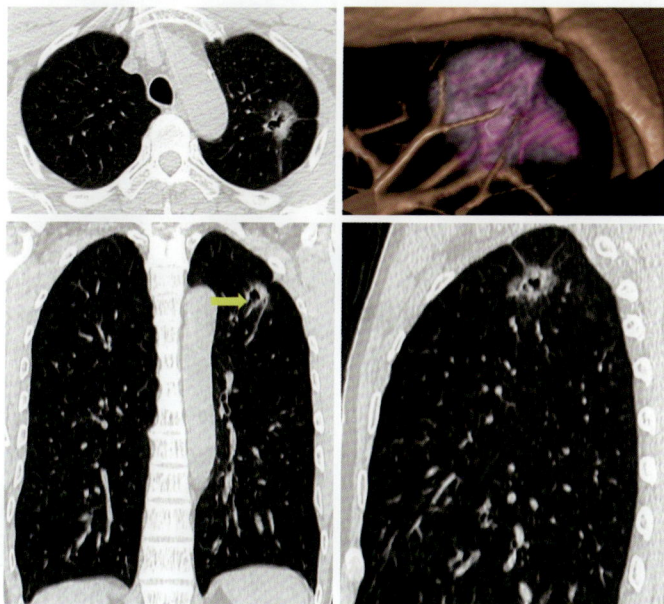

图13-91 47岁男性左上叶厚壁型囊腔影像

病例92

女，74岁，检查发现左肺上叶占位病灶1个月余。

影像表现

左肺上叶不规则囊实性病灶，见分叶征、毛刺征及胸膜牵拉，实性部分内支气管扭曲、扩张，远端截断（图13-92）。

囊腔类型

左上叶壁结节型。

病理表现

左上叶切面见一灰白色肿块，大小为4.7 cm×2.2 cm，边界清晰，质中，局部近胸膜，胸膜局部凹陷。

病理诊断

左上叶浸润性腺癌（腺管型为主，伴乳头型）。

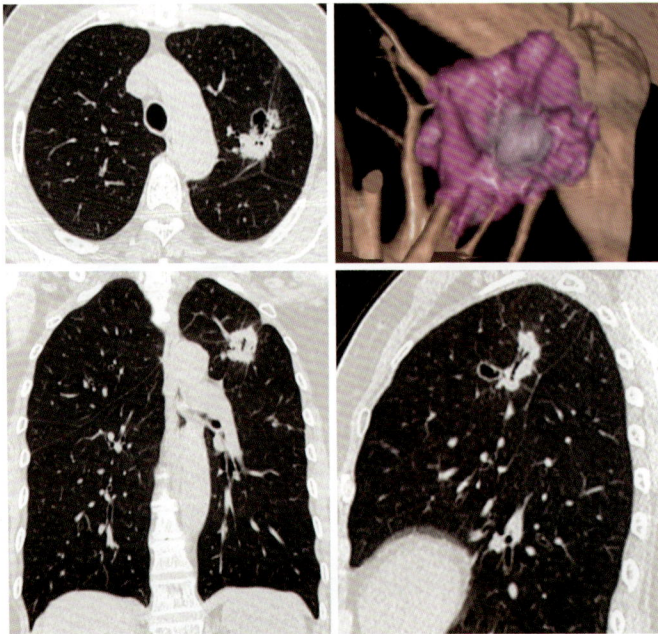

图13-92　74岁女性左上叶壁结节型囊腔影像

病例93

女，53岁，体检发现右肺异影1年余。

影像表现

右肺下叶混合性磨玻璃结节，见分叶征、毛刺征，内见多房囊腔影，病灶内支气管扩张、扭曲，叶间胸膜牵拉（图13-93）。

囊腔类型

右下叶混合型。

病理表现

右下叶切面见一结节，大小为2.5 cm×1.5 cm，灰黑色，边界清晰，质中，局部近胸膜。

病理诊断

右下叶浸润性腺癌（腺管型为主，伴贴壁型）。

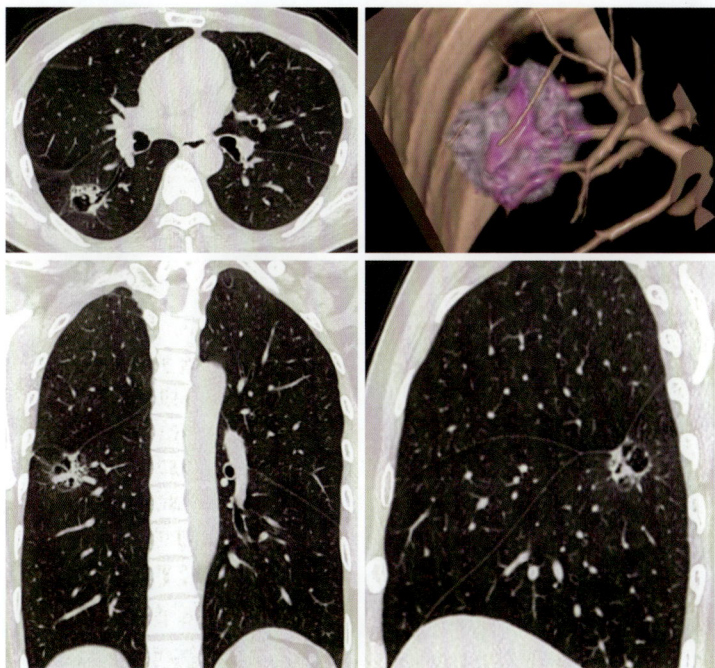

图13-93 53岁女性右下叶混合型囊腔影像

病例94

男，59岁，体检发现左肺异常影1个月余。

影像表现

左肺上叶多房薄壁囊性病灶，直径约为1 cm，见分叶征、毛刺征及胸膜凹陷征（图13-94）。

囊腔类型

左上叶混合型。

病理表现

左上叶切面见一结节，大小为1.5 cm×1 cm，灰白色，边界清晰，质中，局部近胸膜。

病理诊断

左上叶浸润性腺癌（腺管型为主）。

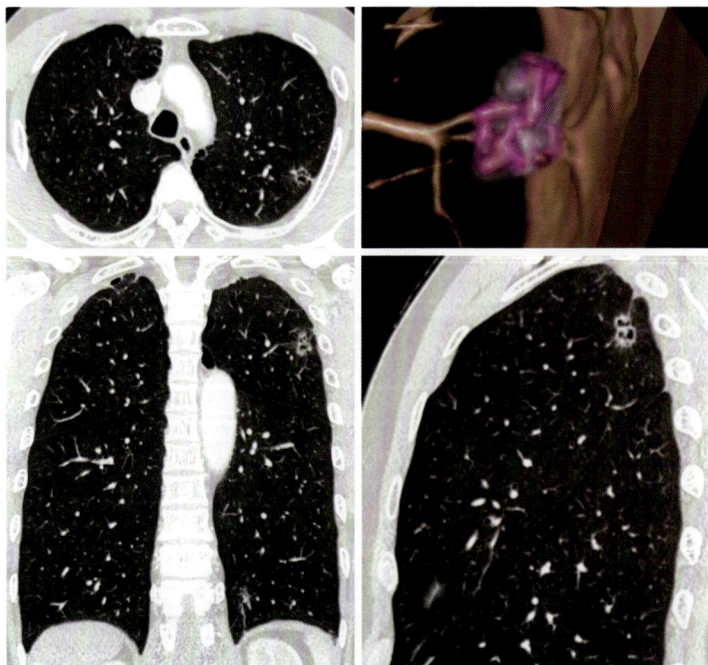

图13-94　59岁男性左上叶混合型囊腔影像

病例95

男，66岁，体检发现右肺异影1个月。

影像表现

右肺下叶多房囊性病灶，直径约为3.2 cm，分叶状，周围见边界清楚的混合磨玻璃影，邻近胸膜牵拉（图13-95）。

囊腔类型

右下叶混合型。

病理表现

右下叶切面见灰白色肿块，大小为2.5 cm×1.5 cm，质中，边界尚清晰，距支气管切缘5.0 cm，近胸膜。

病理诊断

右下叶浸润性腺癌（腺管型50%，伴贴壁型30%及乳头型20%）。

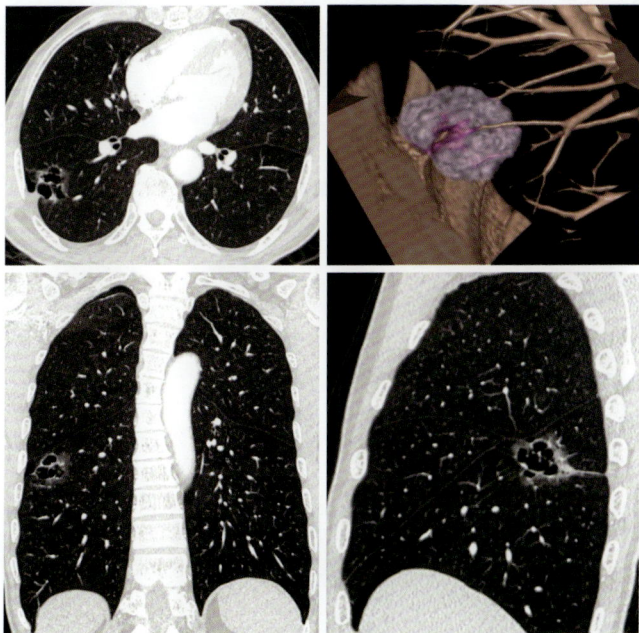

图13-95　66岁男性右下叶混合型囊腔影像

病例96

女，58岁，反复咳嗽咳痰1个月余。

影像表现

左肺上叶磨玻璃影，边缘呈分叶状，其内见囊腔影，囊内见分隔及血管影穿行（图13-96）。

囊腔类型

左上叶混合型。

病理表现

左上叶切面见灰红色结节，大小为2.5 cm×2.2 cm，边界尚清晰，质软，距胸膜3 cm，距切缘4 cm。

病理诊断

左上叶浸润性腺癌。

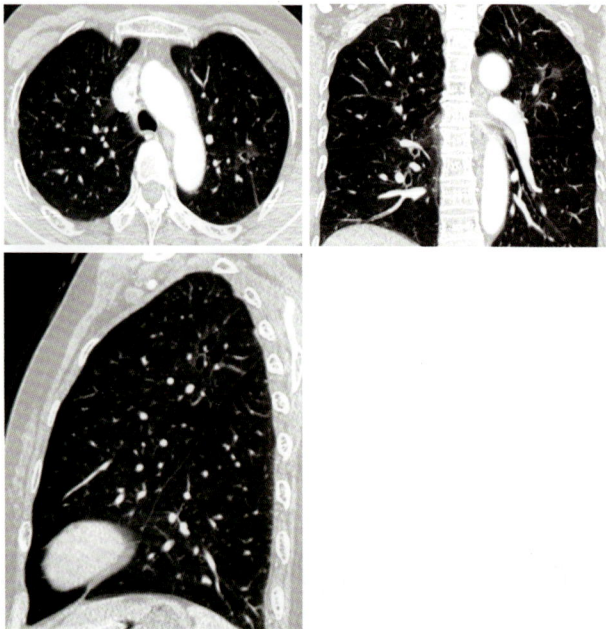

图13-96　58岁女性左上叶混合型囊腔影像

病例97

女，70岁，检查发现右肺下叶囊泡。

影像表现

右肺下叶背段囊腔影，直径约为2 cm，周围见磨玻璃影，边界欠清晰。囊腔内见多发分隔使其呈多房改变（图13-97）。

囊腔类型

右下叶混合型。

病理表现

右下叶切面见一结节，直径为1.5 cm，边界清晰，质中，距胸膜1 cm。

病理诊断

右下叶浸润性腺癌（贴壁型为主，伴乳头型）。

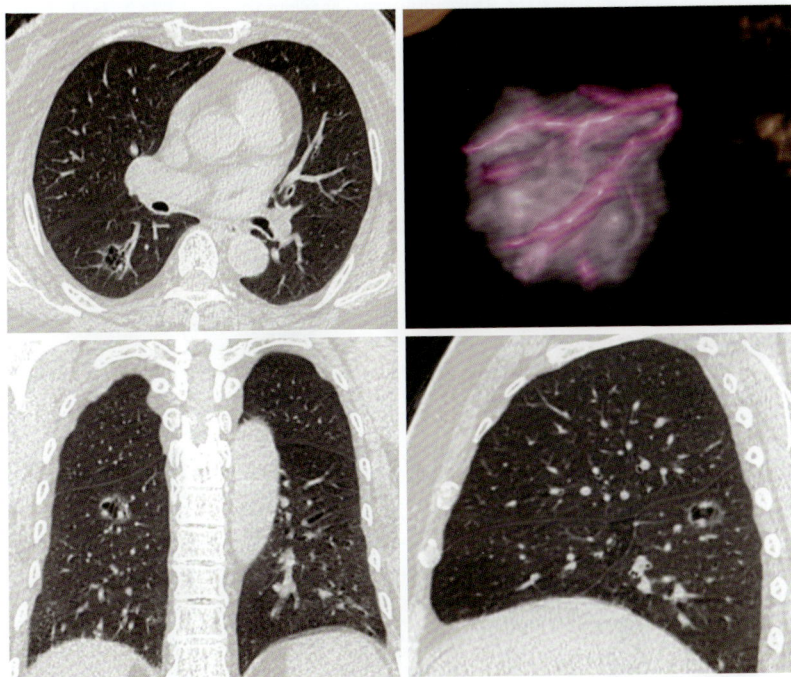

图13-97　70岁女性右下叶混合型囊腔影像

病例98

男，62岁，偶感胸闷，就诊检查发现双肺结节2个月。

影像表现

左肺上叶胸膜下一囊性病灶，直径约为1.6 cm，囊壁菲薄，周围见磨玻璃影，边界不清晰。右肺上叶一薄壁囊腔影，直径约为1.3 cm，内壁不光整，囊内见分隔，囊壁可见壁结节（图13-98）。

囊腔类型

（左上叶）混合型。（右上叶）混合型。

病理表现

切面见灰红色结节，大小为2 cm×1 cm，质偏软，边界不清晰，近胸膜，距肺组织切缘1 cm。

病理诊断

（左上叶）浸润性腺癌（贴壁型80%，腺管型20%）。（右上叶尖后段结节）浸润性腺癌（乳头型60%，贴壁型40%）。

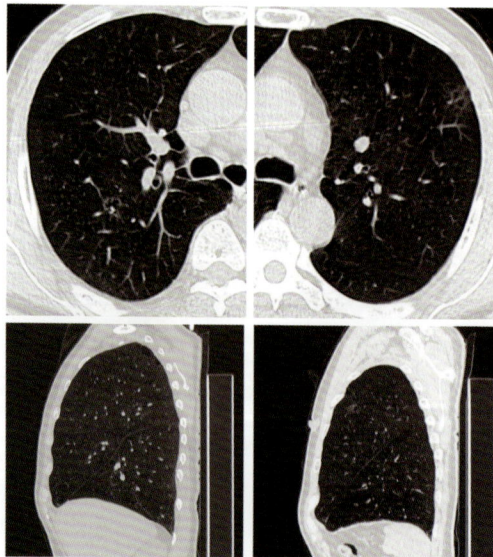

图13-98　62岁男性混合型囊腔影像

病例99

男，45岁，体检发现左肺上叶磨玻璃结节影半个月。

影像表现

左肺上叶磨玻璃结节，直径为1.4 cm，密度不均，偏侧可见囊腔影（图13-99）。

囊腔类型

左上叶混合型。

病理表现

切面见一结节，大小为2 cm×1.2 cm，灰白色，边界清晰，质中，局部近胸膜。

病理诊断

左上叶浸润性腺癌（腺管型为主，伴贴壁型）。

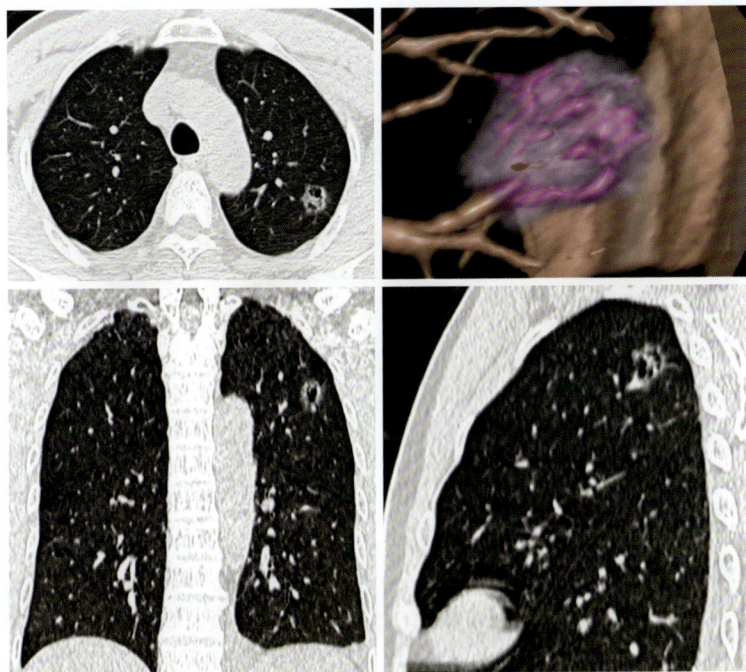

图13-99　45岁男性左上叶混合型囊腔影像

病例100

女，59岁，体检发现左下肺结节1个月。

影像表现

左肺下叶混合性磨玻璃结节，分叶状，边缘见长毛刺及胸膜凹陷征，病灶内见扩张、扭曲之支气管影（图13-100）。

囊腔类型

左下叶混合型。

病理表现

左下叶肺组切面见一结节，大小为2.6 cm×1.5 cm，灰白色，边界尚清晰，质中。局部近胸膜。

病理诊断

左下叶浸润性腺癌（贴壁型为主，伴腺管型）。

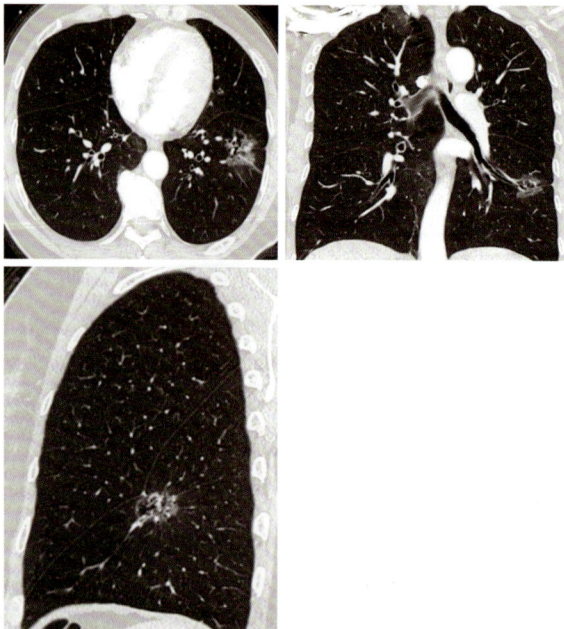

图13-100　59岁女性左下叶混合型囊腔影像

病例101

男，71岁，体检发现左肺下叶磨玻璃结节半月余。

影像表现

左肺下叶背段磨玻璃结节，直径约为2.5 cm，可见分叶征，病灶内部呈多房囊性改变，邻近叶间胸膜轻度牵拉（图13-101）。

囊腔类型

左下叶混合型。

病理表现

左下叶肺叶切面见灰白色肿块，大小为3 cm×1.5 cm，质软，边界尚清晰，近胸膜。

病理诊断

左下叶浸润性腺癌（贴壁型，伴少量乳头型）。

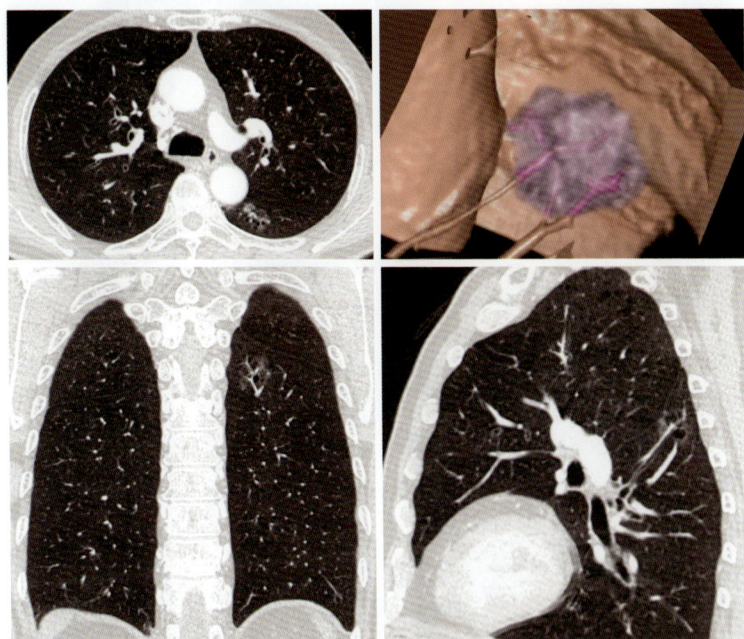

图13-101 71岁男性左下叶混合型囊腔影像

病例102

男，64岁，反复咳嗽、咳痰2周余。

影像表现

双肺野呈过度充气样改变。右肺上叶见磨玻璃结节，直径约为1.8 cm，密度不均，局部边界不清晰（图13-102）。

囊腔类型

右上叶混合型。

病理表现

右上叶肺组织切面见一结节，大小为2 cm×1 cm×1 cm，灰白色，边界欠清晰，质软。

病理诊断

右上叶浸润性腺癌（贴壁型为主）。

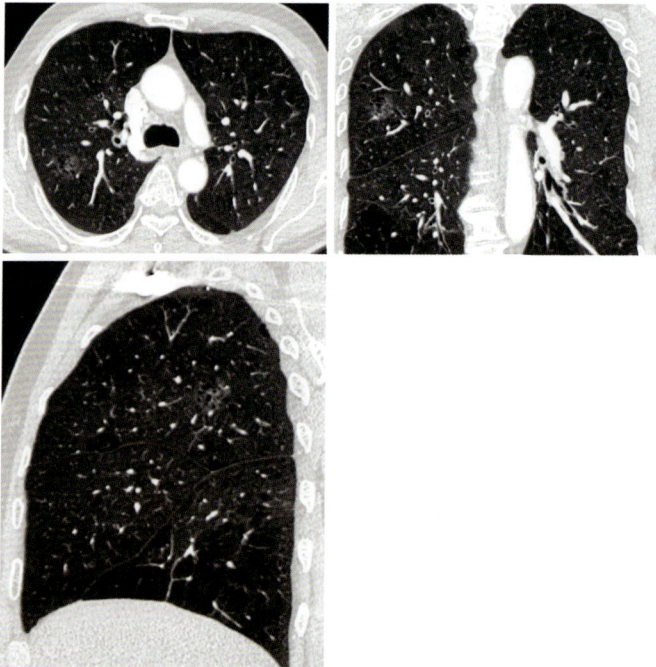

图13-102 64岁男性右上叶混合型囊腔影像

病例103

男，49岁，胸痛2周，体检发现右肺下叶结节。

影像表现

右肺下叶磨玻璃病灶，直径约为3.3 cm，边缘呈分叶状，病灶内见多发空泡影。邻近胸膜凹陷征（图13-103）。

囊腔类型

右下叶混合型。

病理表现

右下叶见灰红色病灶，大小为2.8 cm×1.2 cm×0.7 cm，质中，边界不清晰，距支气管切缘3 cm，近胸膜。

病理诊断

右下叶浸润性腺癌（乳头型80%，伴腺管型20%）。

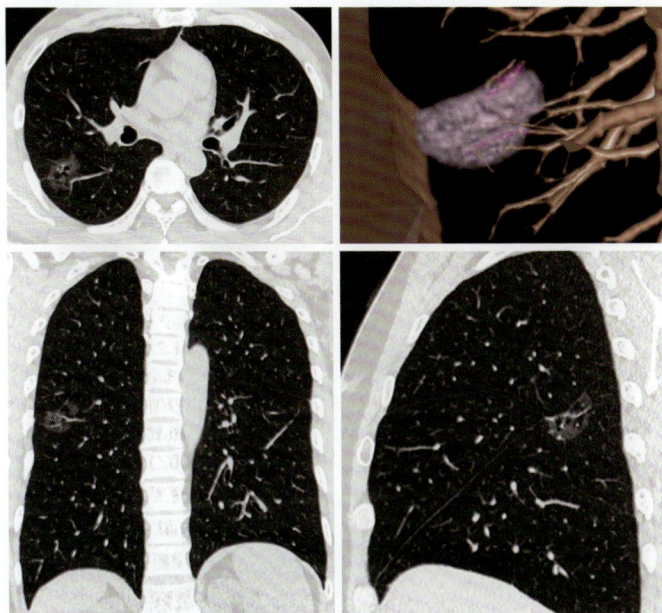

图13-103 49岁男性右下叶混合型囊腔影像

病例104

男，65岁，体检发现双肺结节1个月。

影像表现

右肺上叶磨玻璃结节，直径约为1.7 cm，分叶状，病灶内见多发囊腔影，其内可见支气管充气征（稍扩张）（箭头所示）（图13-104）。

囊腔类型

右上叶混合型。

病理表现

右上叶肺切面见灰黑色灰白色结节，大小为2 cm×1.5 cm，质中，部分囊性变，局部近胸膜。

病理诊断

右上叶浸润性腺癌（腺管型为主，伴贴壁型）伴间质胶原纤维组织明显增生。

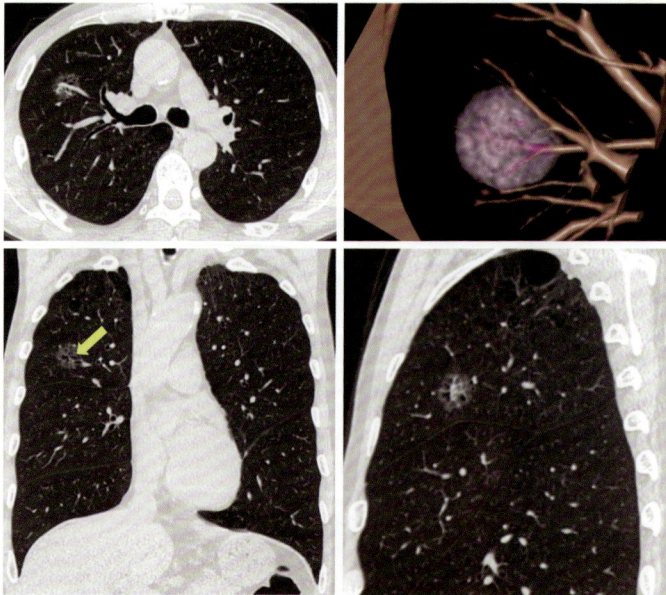

图13-104　65岁男性右上叶混合型囊腔影像

病例105

男，47岁，咳嗽伴血痰10天。

影像表现

右肺上叶混合密度病灶，最大径约为3.5 cm，边界不规则，见分叶征、毛刺征，病灶内见多发含气囊腔影，上叶支气管截断。另右肺下叶背段结节，直径为2 cm，偏外侧见薄壁囊腔影，囊内见分隔及血管影穿行，叶间胸膜牵拉（图13-105）。

囊腔类型

（右上叶）混合型。（右下叶）壁结节型。

病理表现

右上叶及右下叶背段切面见灰白色病灶，大小为2.9 cm×2.6 cm，边界不清晰，质中，局部近胸膜。另见一病灶，大小为1.1 cm×0.8 cm，边界不清晰，质中，紧贴胸膜。

病理诊断

（右上叶）浸润性腺癌；（右下叶）浸润性腺癌。

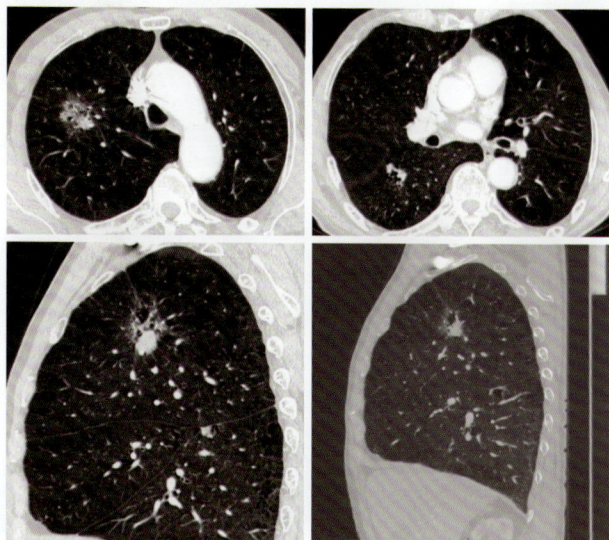

图13-105　47岁男性右上叶混合型囊腔、右下叶壁结节型囊腔影像

病例106

男，58岁，体检发现肺部有磨玻璃影1个月。

影像表现

左肺上叶多房囊性病灶，直径约为3.8 cm，周围见混合性磨玻璃影。病灶边缘可见分叶征、毛刺征及胸膜凹陷征（图13-106）。

囊腔类型

左上叶混合型。

病理表现

左上叶尖后段，切面见一灰黑色病灶，直径1.5 cm。

病理诊断

左上叶浸润性腺癌（腺泡为主型），侵及胸膜下组织。

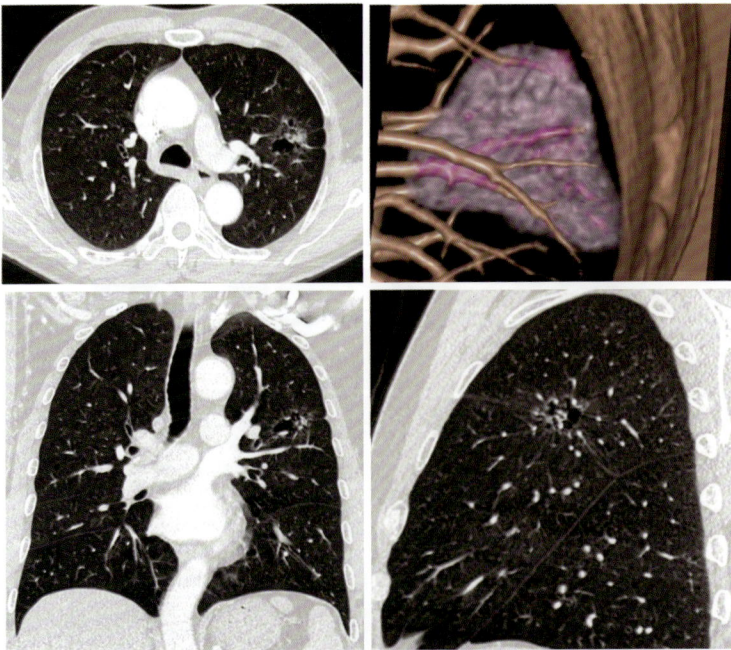

图13-106 58岁男性左上叶混合型囊腔影像

病例107

男，59岁，体检发现左上肺异影1个月。

影像表现

左肺上叶磨玻璃结节，直径约为1.9 cm，边界不光整，其内可见含气囊腔影（图13-107）。

囊腔类型

左上叶混合型。

病理表现

左上叶切除标本，胸膜局部粘连，支气管通畅。切面：尖后段见一灰白色结节，大小为1.5 cm×1.0 cm×1.2 cm，边界欠清晰，质中，余肺未见特殊（周围型）。

病理诊断

左上叶浸润性腺癌（贴壁型为主）。

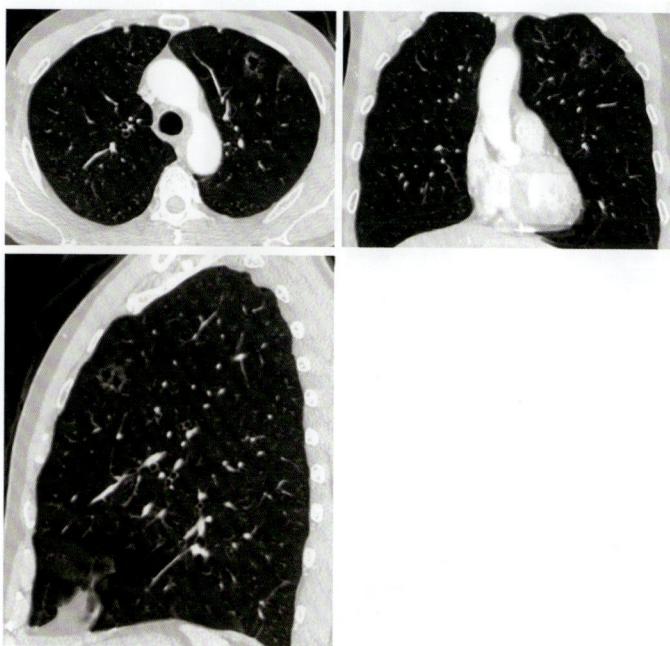

图13-107　59岁男性左上叶混合型囊腔影像

病例108

男，61岁，咳嗽、右胸痛6个月。

影像表现

右肺下叶多房囊性病灶，直径约为4 cm，分叶状，囊壁可见壁结节，病灶周围见磨玻璃影及长短不一毛刺（图13-108）。

囊腔类型

右下叶混合型。

病理表现

右下叶胸膜粘连，支气管通畅，基底端见灰白夹黑色肿块，直径为3.8 cm，边界清晰，质中，局部近胸膜。

病理诊断

右下叶浸润性腺癌（腺泡及微乳头为主型），侵及胸膜。

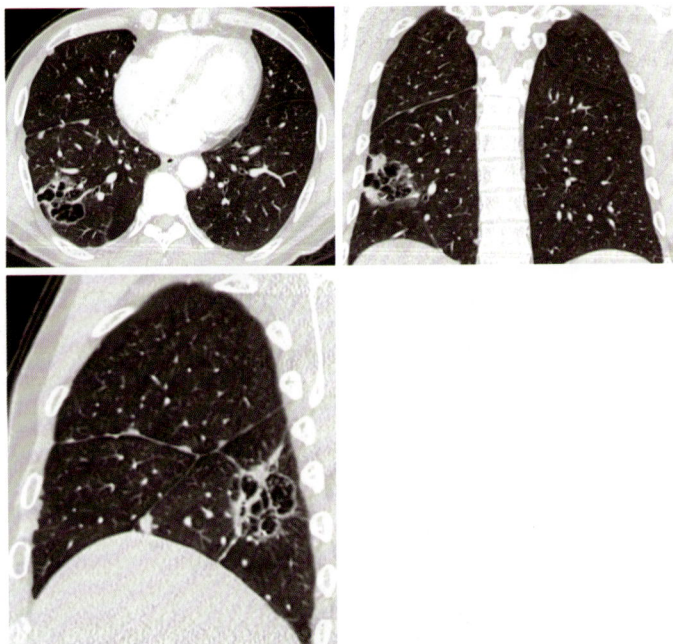

图13-108　61岁男性右下叶混合型囊腔影像

病例109

女，51岁，间断咳嗽咳痰1年，加重1个月。

影像表现

右肺中叶混合性磨玻璃结节，直径约为2.2 cm，边缘呈分叶状，分叶深浅不一，可见细短毛刺，病灶内可见多房囊腔影，实性部分细支气管截断（箭头所示），可见血管集束征、胸膜凹陷征（图13-109）。

囊腔类型

右中叶混合型。

病理表现

右中叶切除标本，大小为11 cm×8 cm×3 cm，胸膜局部粘连，支气管通畅。切面：外侧段见一灰白色肿块，大小为3 cm×2.5 cm×2 cm，边界欠清晰，质中，局部近胸膜。

病理诊断

右中叶浸润性腺癌（乳头型及贴壁型为主），侵及脏层胸膜。

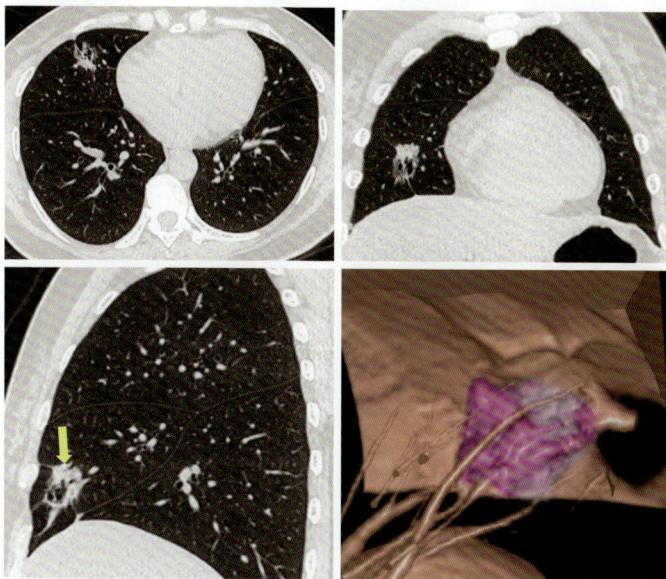

图13-109　51岁女性右中叶混合型囊腔影像

病例110

男，65岁，体检发现右肺下叶结节1个月。

影像表现

右肺下叶背段分叶状混合性磨玻璃影，边界清楚，直径约为3.4 cm，内见囊腔影，囊内见多发分隔及血管影穿行，可见胸膜凹陷征（图13-110）。

囊腔类型

右下叶混合型。

病理表现

右上叶后段及右下叶背段，切面见一灰白色结节，直径为1 cm，边界不清晰，质中，局部近胸膜，周围型。

病理诊断

（右上叶及右下叶背段）微浸润性腺癌。

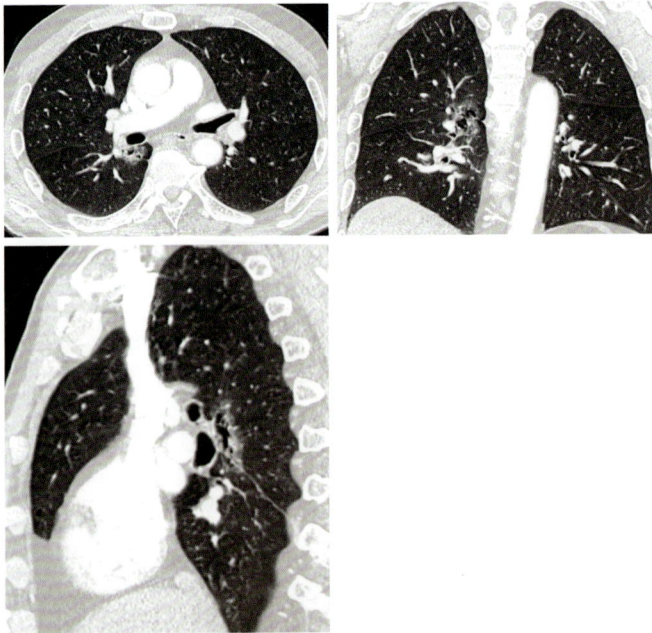

图13-110　65岁男性右下叶混合型囊腔影像

病例111

男，46岁，体检发现右下叶磨玻璃影1个月余。

影像表现

右肺下叶不规则混合性磨玻璃影，分叶状，内部呈多房样改变，囊内见血管影穿行，病灶内可见扩张、变形之支气管影。周围可见胸膜凹陷征。另右肺中叶见一小磨玻璃结节，直径约为0.7 cm，边缘欠光整（图13-111）。

囊腔类型

右下叶混合型。

病理表现

右下叶肺叶切面见灰白色病灶，大小为3 cm×1.5 cm，质中，边界不清晰。

病理诊断

右下叶浸润性腺癌（乳头型为主）。

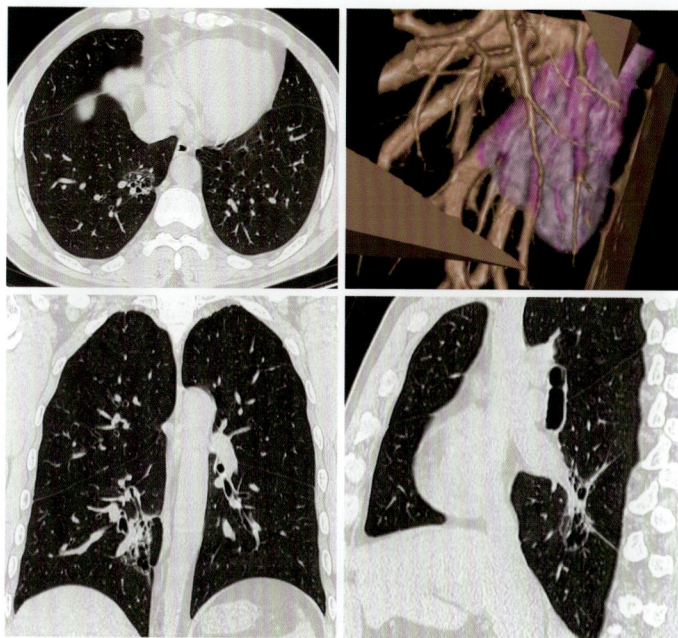

图13-111　46岁男性右下叶混合型囊腔影像

病例112

女，51岁，发现双肺多发结节2年，右肺上叶肺癌切除术后1年余。

影像表现

右肺中叶胸膜下磨玻璃结节，直径约为2 cm，边缘呈分叶状，其内可见含气囊腔影，邻近胸膜牵拉（图13-112）。

囊腔类型

右中叶混合型。

病理表现

右中叶切面见灰白、灰红色结节，大小为1.8 cm×0.8 cm，质中，边界不清晰，距支气管切缘3.0 cm，近胸膜。

病理诊断

右中叶浸润性腺癌（乳头型为主，含贴壁型成分）。紧邻脏层胸膜。

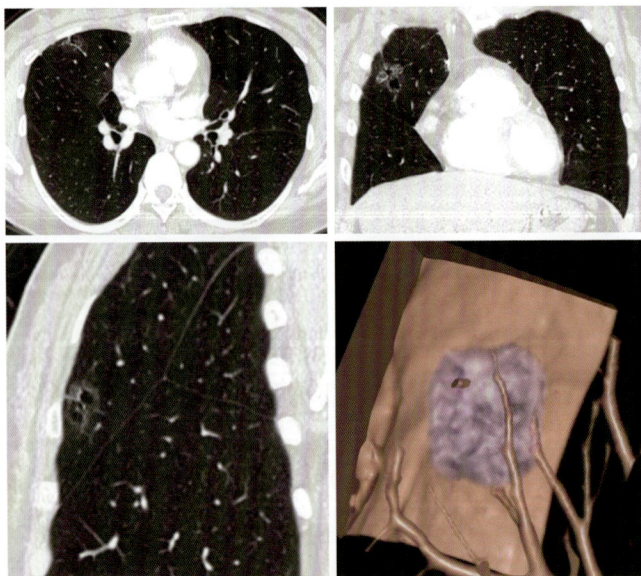

图13-112　51岁女性右中叶混合型囊腔影像

（张晗，李亚南，史景云）

204

第十四章　影像与病理对照分析案例

病例1

女性，42岁，2年前因支气管扩张行胸部CT检查发现右肺中叶空泡影。

影像表现

右肺中叶磨玻璃密度结节，最大横截面约为2.3 cm×1.5 cm，其内见囊腔影，囊腔位于结节前外侧方，囊内见分隔及血管影穿行。右肺下叶背段见一磨玻璃结节影，直径约为6 mm（图14-1）。

囊腔类型

（右中叶）薄壁型。

病理表现

（1）右中叶肺叶切面见灰白灰红色结节，大小为2 cm×1.5 cm×1 cm，质软，边界尚清晰；（2）右下叶部分肺切面见灰红色结节，直径为0.6 cm，质偏实，边界尚清晰（图14-2~图14-3）。

病理诊断

（右中叶）浸润性腺癌（乳头型60%，贴壁型40%）。
（右下叶）原位腺癌。

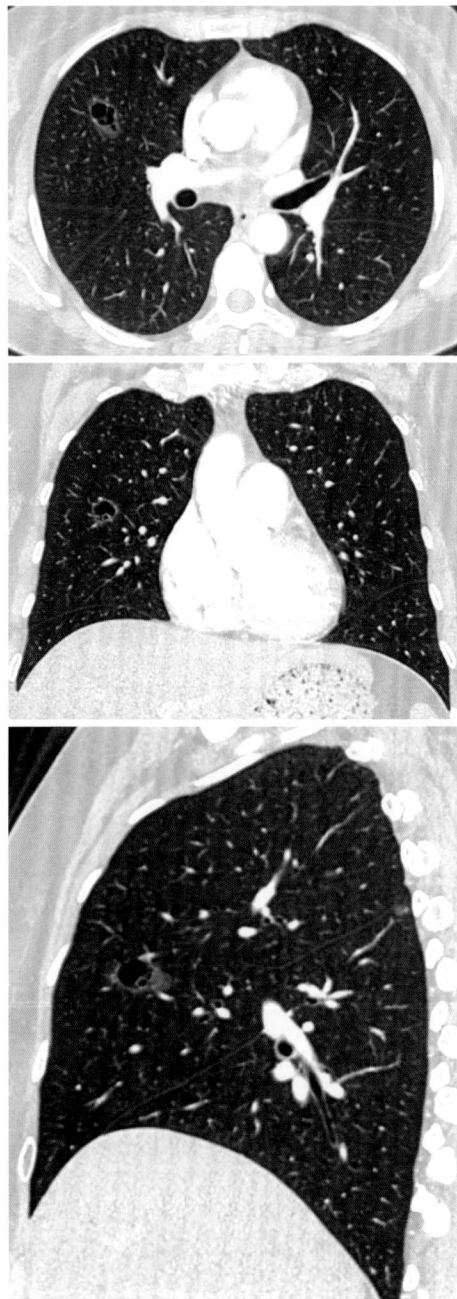

图14-1　42岁女性右中叶薄壁型囊腔影像

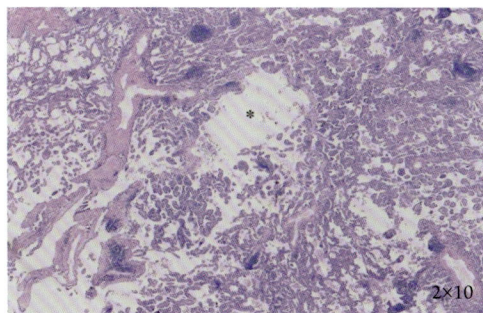

2×10

图14-2　20倍镜下肿瘤贴壁为主型的生长方式
其内可见囊腔形成[①]。

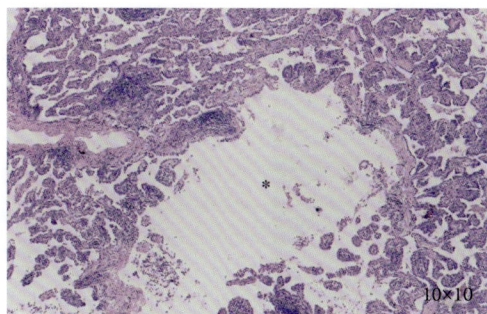

10×10

图14-3　100倍镜下肿瘤内囊腔病理
囊壁部分完整。

[①]　本章病理图染色方法均为苏木精-伊红染色法

病例2

男，65岁，反复咳嗽咳痰2周，检查发现左肺下叶囊性病变。

影像表现

双肺上叶可见多发小囊腔；左肺下叶可见一磨玻璃团块，直径约为46.2 mm，其内可见囊腔（图14-4）。

囊腔类型

左下叶薄壁型。

病理表现

左下叶肺叶，见病灶大小为4 cm×3 cm×3 cm，其内空洞形成，未见内容物（图14-5~图14-6）。

病理诊断

浸润性腺癌（乳头型80%，腺管型20%）。

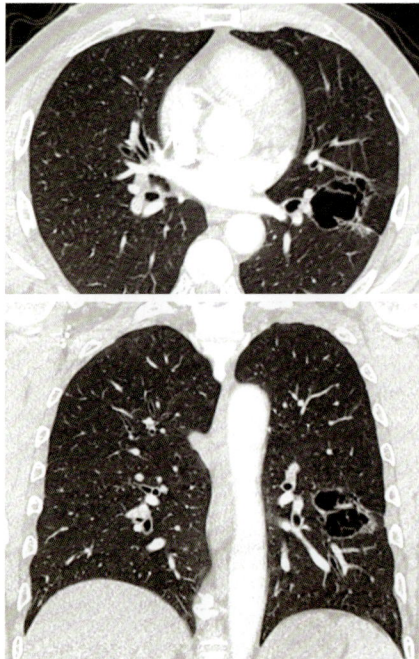

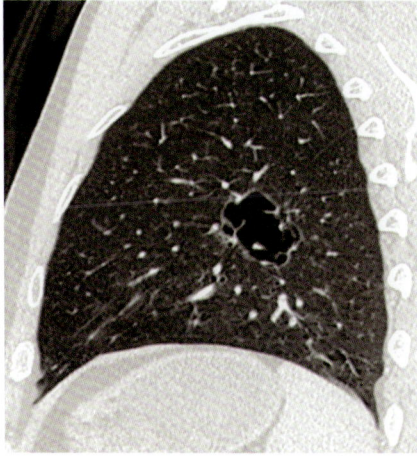

图14-4　65岁男性左下叶薄壁型囊腔影像

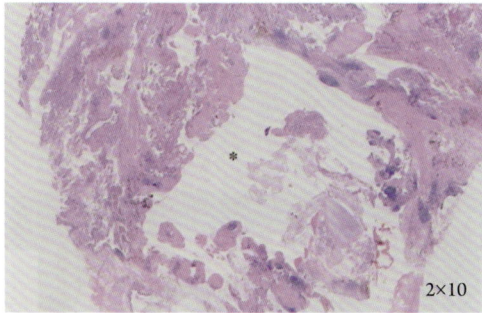

图14-5　20倍镜下肿瘤贴壁及腺管型为主生长方式
内见囊腔形成。

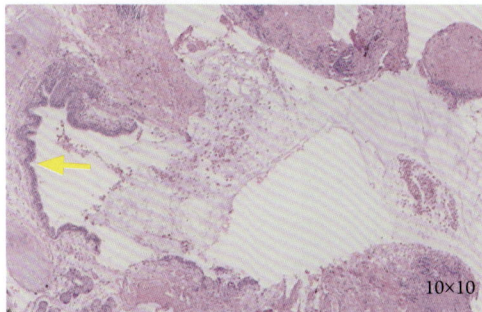

图14-6　100倍镜下肿瘤大部分囊壁上皮脱落
箭头所指为部分囊壁衬覆正常细支气管上皮细胞。

病例3

男，72岁，检查发现左肺上叶结节6年。

影像表现

左肺上叶结节，大小约为1.9 cm×1.2 cm，较前明显增大（图14-7）。

囊腔类型

左上叶混合型。

病理表现

左上叶尖后段切面见灰红色结节，大小为1.5 cm×1 cm×1 cm，质软，边界尚清晰（图14-8~图14-9）。

病理诊断

左上叶尖后段浸润性腺癌（乳头型70%，腺管型20%，贴壁型10%）。

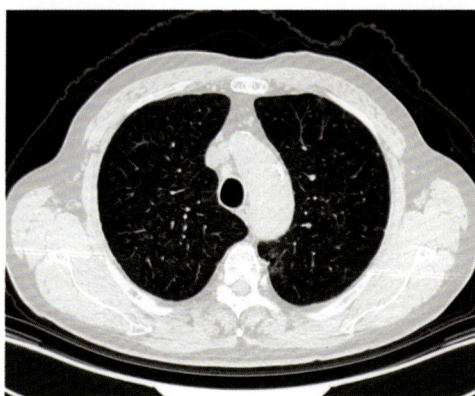

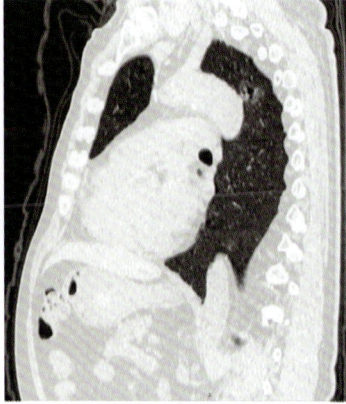

图14-7　72岁男性左上叶混合型囊腔影像

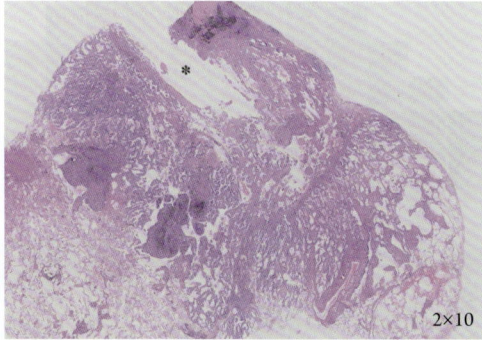

图14-8　20倍镜下肿瘤腺管为主型伴贴壁型生长方式

其内可见囊腔形成。

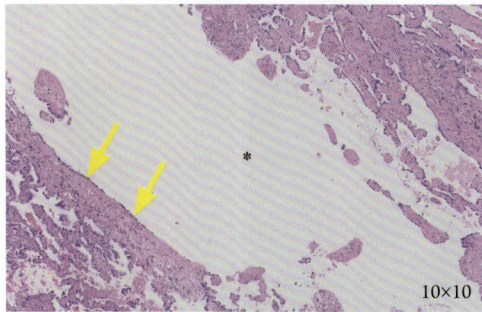

图14-9　100倍镜下肿瘤囊壁病理

肿瘤囊壁衬覆腺癌细胞，呈贴壁样结构，箭头所指为残留囊壁。

病例4

女，64岁，体检发现右下肺结节3年。

影像表现

右肺下叶磨玻璃结节，直径约为13.9 mm，其内见囊腔影（图14–10）。

囊腔类型

右下叶薄壁型。

病理表现

右下叶肺叶，切面见灰白灰红色结节，大小为1.2 cm×0.8 cm，中央见一囊腔，直径为0.7 cm，质中，边界欠清晰（图14–11~图14–13）。

病理诊断

右下叶浸润性腺癌，中分化（Ⅱ级）；腺管型55%，贴壁型45%。

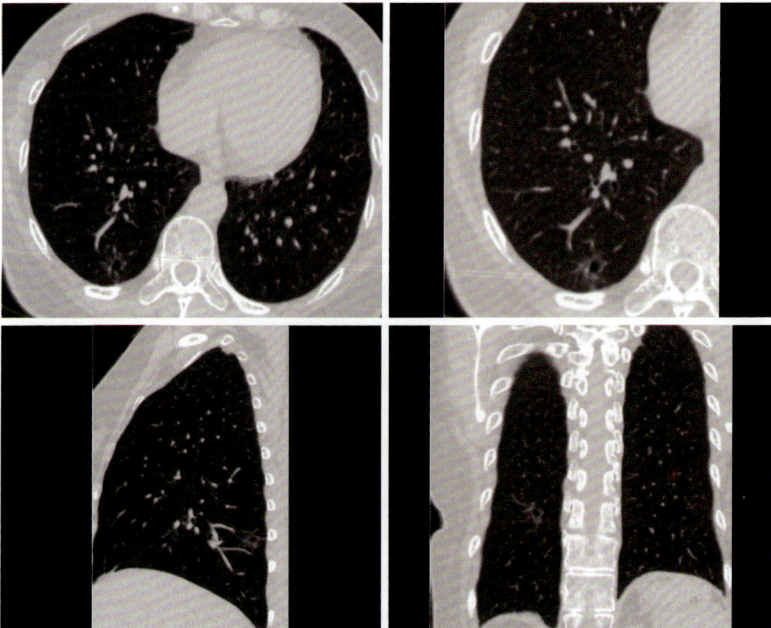

图14–10　64岁女性右下叶薄壁型囊腔影像

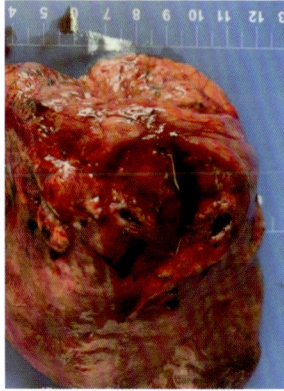

图14-11 大体病理标本

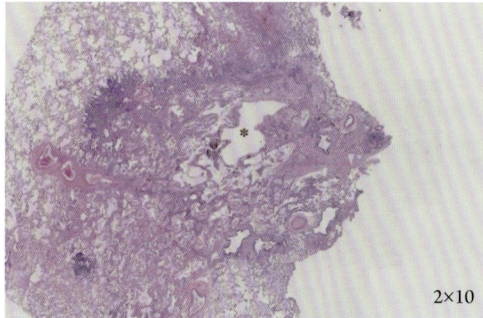

图14-12 20倍镜下腺管型生长方式为主的腺癌
其内可见囊腔形成。

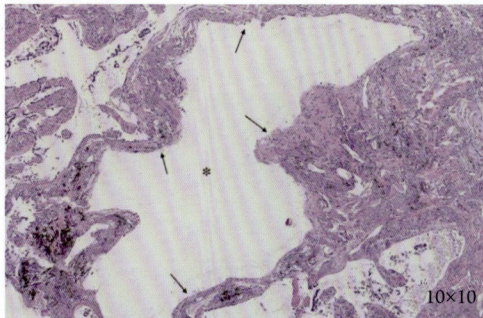

图14-13 100倍镜下肿瘤囊壁上皮细胞完全脱落
箭头所指处均未见上皮细胞。

病例5

女，52岁，体检发现肺部结节7个月余。

影像表现

左肺上叶见一磨玻璃结节，直径约为8.1 mm，内小空洞形成（图14-14）。

囊腔类型

左上叶固有段薄壁型。

病理表现

左上叶固有段，切面见一灰白灰红色结节，大小为1.2 cm×0.7 cm，质软，边界尚清晰，中央见一囊腔，直径为0.8 cm（图14-15~图14-17）。

病理诊断

左上叶固有段原位腺癌。

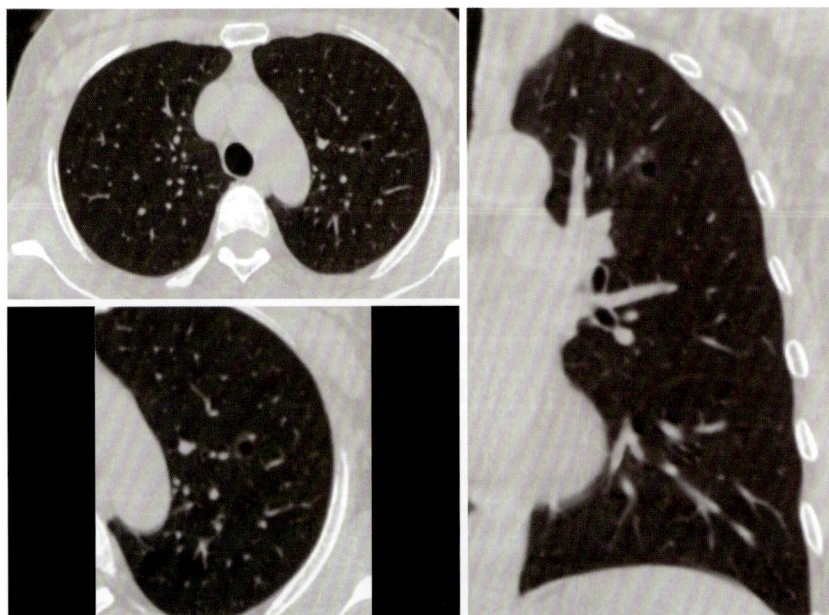

图14-14 52岁女性左上叶固有段薄壁型囊腔影像

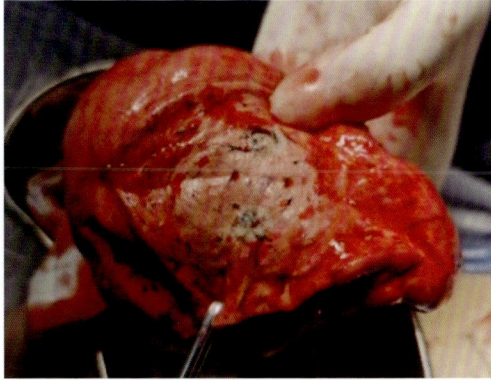

图14-15　大体病理标本

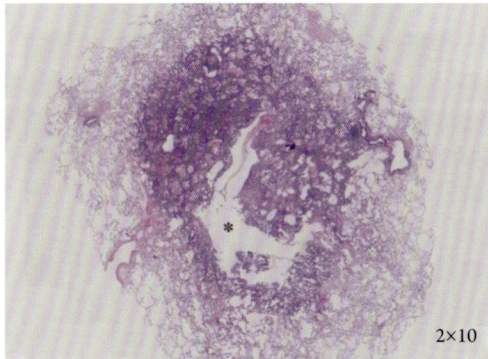

图14-16　20倍镜下贴壁生长方式为主的腺癌
其内可见囊腔形成。

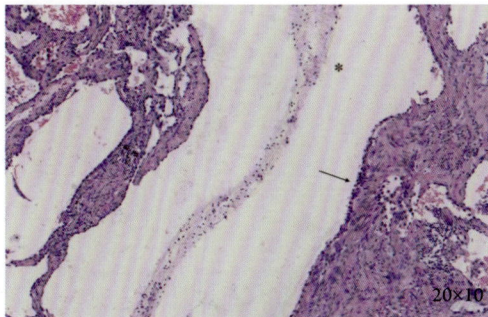

图14-17　200倍镜下肿瘤囊壁病理
大部分肿瘤囊壁上皮细胞脱落，部分区域可见囊壁
衬附少量腺癌细胞（贴壁样结构）。

病例6

男，54岁，体检发现右上肺结节1个月余。

影像表现

右肺上叶磨玻璃结节，其内可见空腔，直径约为26.1 mm（图14-18）。

囊腔类型

右上叶薄壁型。

病理表现

右上叶肺叶，切面见灰黑色结节，大小为2.5 cm×2 cm×0.7 cm，质软，边界不清（图14-19~图14-21）。

病理诊断

右上叶浸润性腺癌，高分化（贴壁型70%，腺管型30%）。

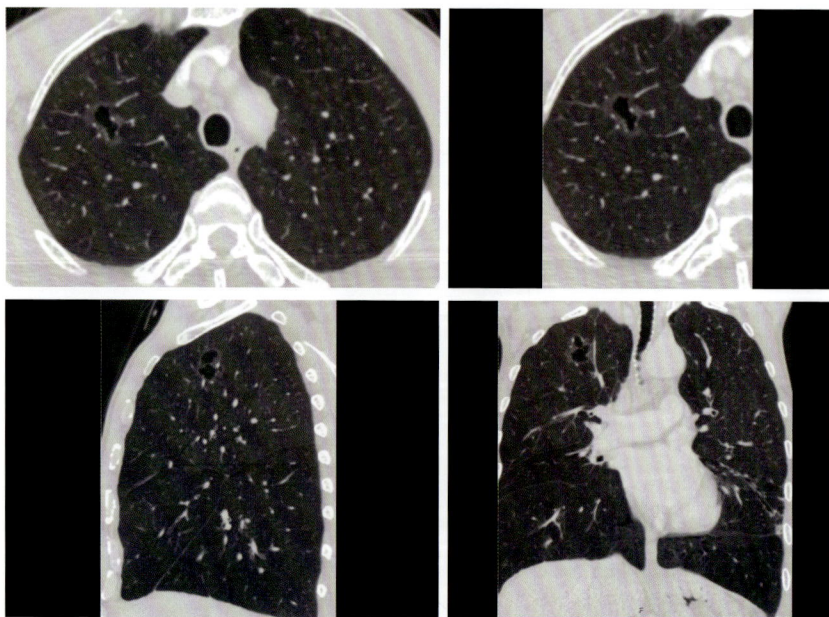

图14-18　54岁男性右上叶薄壁型囊腔影像

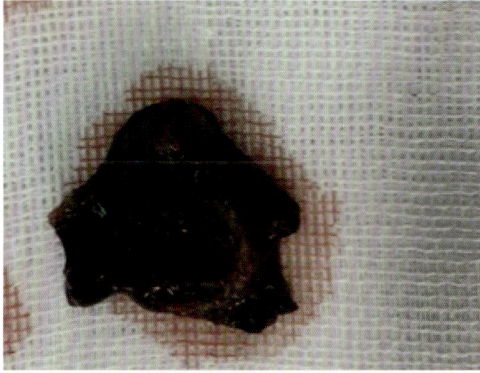

图14-19　大体病理标本

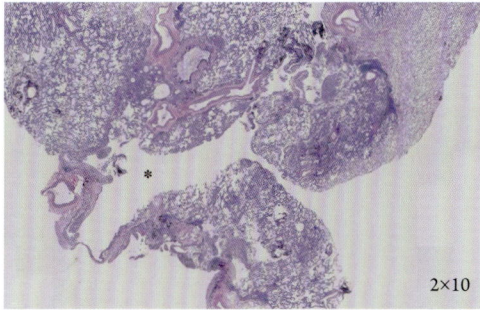

图14-20　20倍镜下贴壁生长方式为主的腺癌
其内可见囊腔形成。

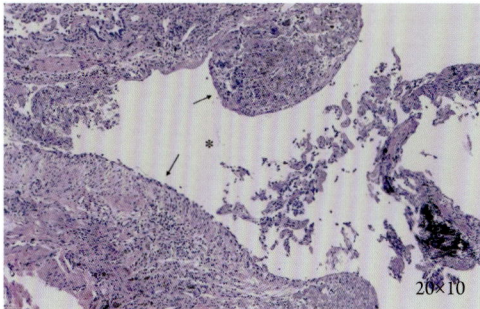

图14-21　200倍镜下大部分肿瘤囊壁上皮细胞脱落
部分区域可见囊壁衬附少量腺癌细胞，呈贴壁样
结构。

病例7

男，40岁，体检发现右下叶结节2周。

影像表现

右肺下叶一直径约为18.8 mm的实性结节，边缘毛刺，内见小空洞（图14-22）。

囊腔类型

右下叶壁结节型。

病理表现

右下叶肺叶切面见灰白色结节，大小为2.2 cm×1.5 cm，有黏液感，质中，边界欠清晰（图14-23）。

病理诊断

右下叶浸润性腺癌（腺管型80%，微乳头型20%），伴90%区域见细胞外黏液分泌。

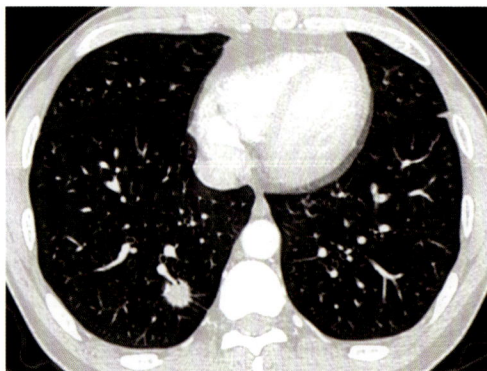

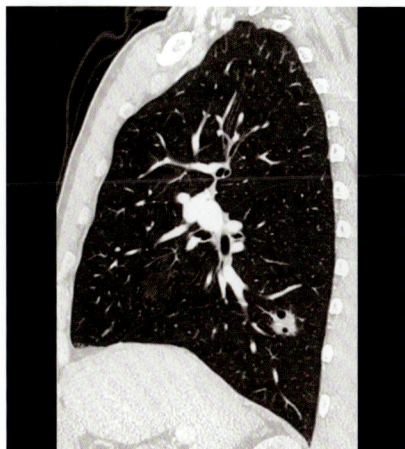

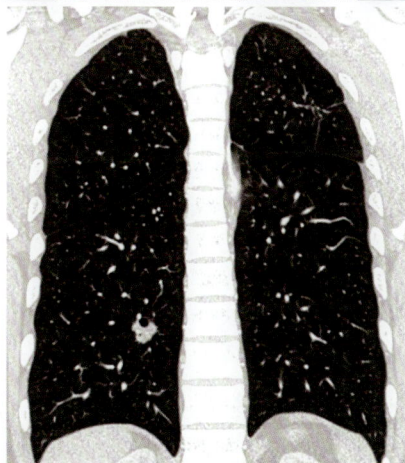

图14-22　40岁男性右下叶壁结节型囊腔影像

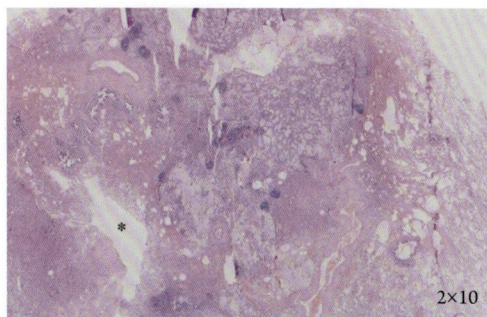

图14-23　20倍镜下肿瘤以腺管型为主生长方式
伴少量微乳头型的腺癌及少量黏液分泌，其内可见
囊腔形成。

219

病例8

女，58岁，体检发现肺部阴影20天。

影像表现

左下叶磨玻璃结节，直径约为19.1 mm（图14-24）。

囊腔类型

左下叶厚壁型。

病理表现

左下叶后外基底段切面见灰红色结节，大小为1.3 cm×1 cm×0.5 cm，质软，边界不清（图14-25~图14-27）。

病理诊断

左下叶浸润性腺癌，中分化（腺管型35%，乳头型35%，贴壁型30%）。

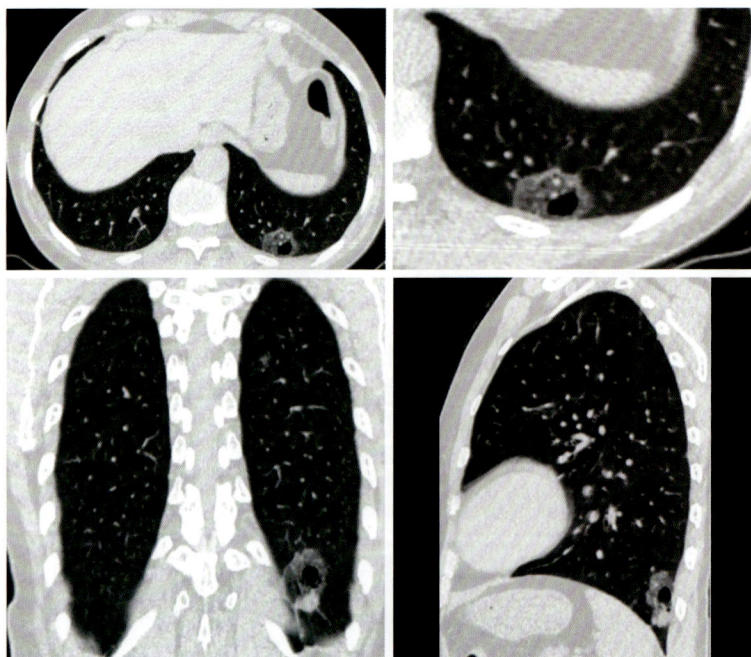

图14-24　58岁女性左下叶厚壁型囊腔影像

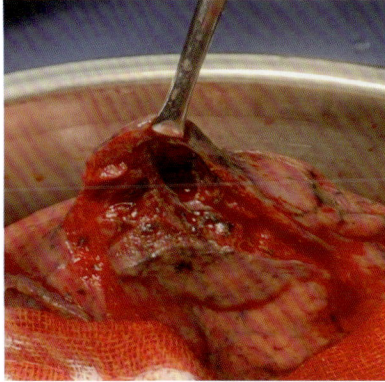

图14-25　大体病理标本

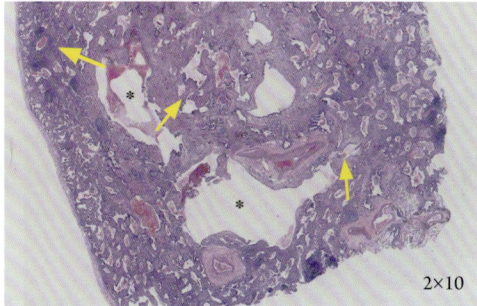

图14-26　20倍镜下腺管伴贴壁型生长方式为主的腺癌

其内可见囊腔形成。

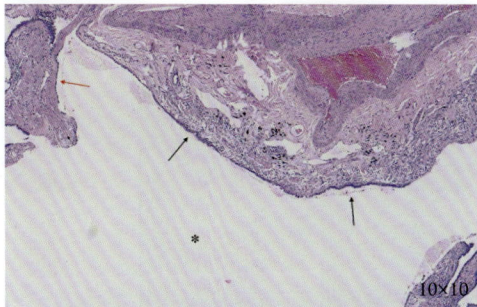

图14-27　100倍镜下肿瘤囊壁病理

大部分肿瘤囊壁被覆腺癌上皮细胞贴壁样结构（红色箭头所指），少部分由细支气管上皮细胞（黑色箭头所指）构成。

病例9

男，68岁，发现肺部阴影20余天。

影像表现

左肺下叶可见空泡样囊腔，可见一小结节影，直径约为10 mm（图14-28）。

囊腔类型

左下叶壁结节型。

病理表现

左下叶肺叶切面见灰白色结节，大小为1.7 cm×1 cm×1 cm，局部呈囊状，质中，边界尚清晰（图14-29~图14-30）。

病理诊断

左下叶浸润性腺癌（腺管型60%，实性型40%）。

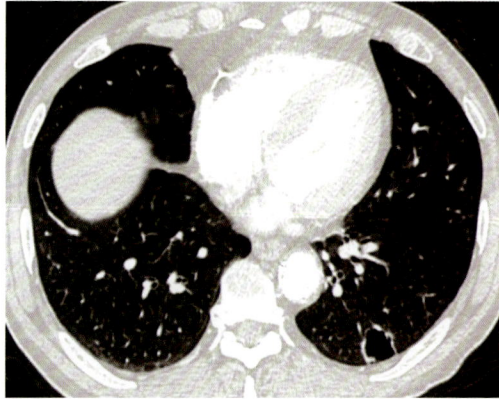

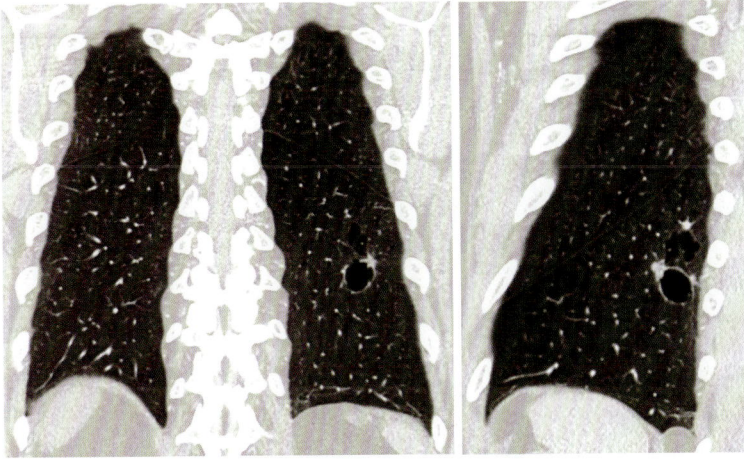

图14-28　68岁男性左下叶壁结节型囊腔影像

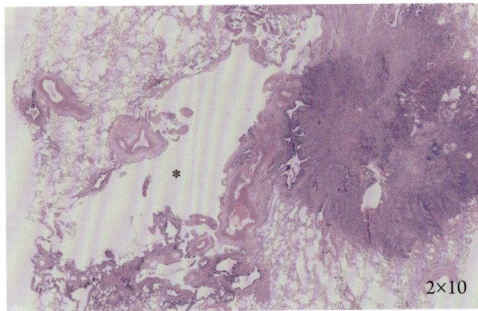

图14-29　20倍镜下腺管型+复杂腺体生长方式
为主的腺癌

可见囊腔形成。

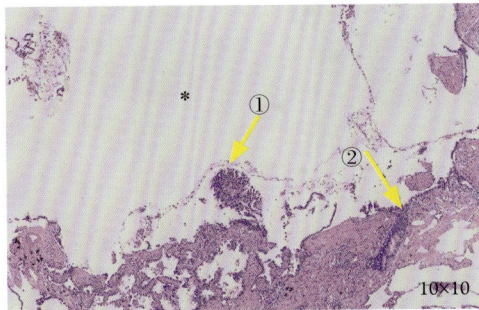

图14-30　100倍镜下肿瘤囊壁病理

肿瘤囊壁衬覆腺癌细胞呈乳头状增生（①）；腺
癌上皮细胞与正常细支气管上皮移行处（②）。

病例10

男，49岁，体检发现左上叶结节1个月余。

影像表现

左肺上叶混杂磨玻璃结节伴空洞，大小约为2.7 cm×1.6 cm（图14-31）。

囊腔类型

左上叶壁结节型。

病理表现

左上叶肺叶结节，大小为2.5 cm×2.5 cm×2.5 cm，质偏软（图14-32~图14-33）。

病理诊断

左上叶浸润性腺癌（贴壁型50%，腺管型40%，乳头型10%），病灶内见胶原纤维增生。

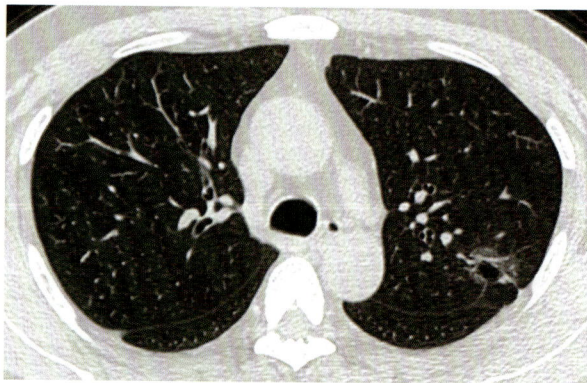

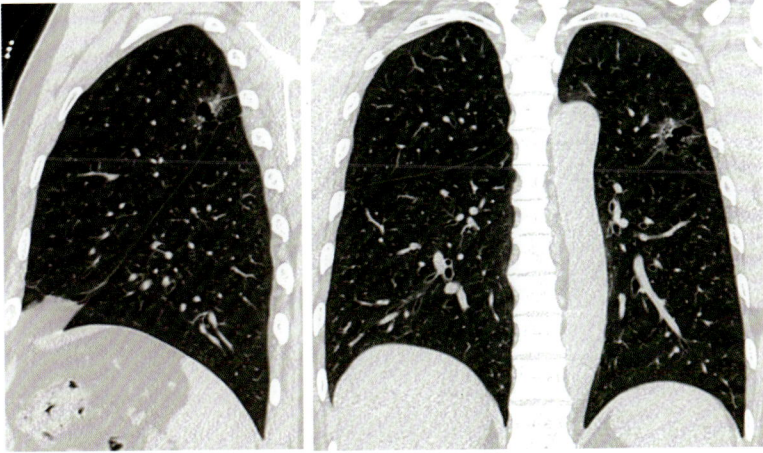

图14-31　49岁男性左上叶壁结节型囊腔影像

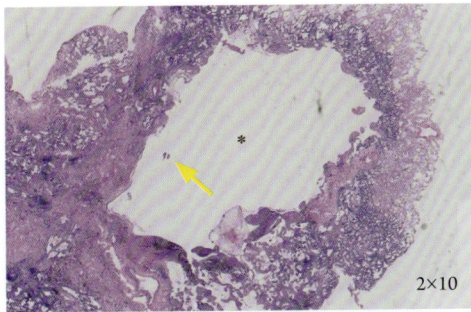

图14-32　20倍镜下肿瘤贴壁型为主生长方式，伴少量腺管型

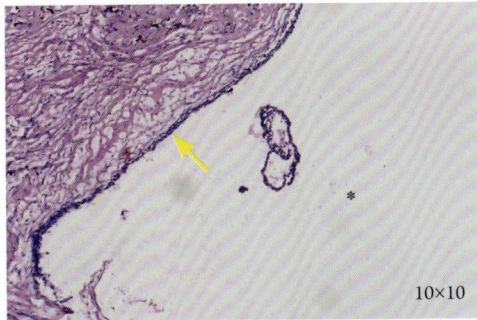

图14-33　100倍镜下肿瘤囊壁病理

肿瘤囊壁由正常细支气管上皮细胞构成（箭头所指），大部分已脱落。

225

病例11

女，61岁，发现肺部结节10个月。

影像表现

右肺上叶磨玻璃结节影，直径约为31 mm，密度不均，内可见透亮影（图14-34）。

囊腔类型

右上叶混合型。

病理表现

切面见灰红色病灶，大小为3.2 cm×2 cm×1 cm，质软，界不清（图14-35~图14-36）。

病理诊断

右上叶浸润性腺癌（贴壁型90%，腺管型10%）。

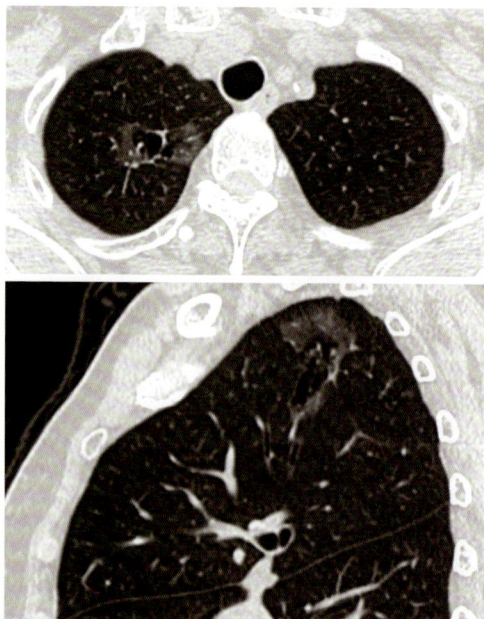

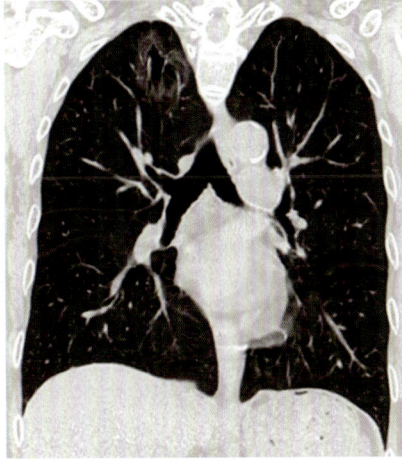

图14-34　61岁女性右上叶混合型囊腔影像

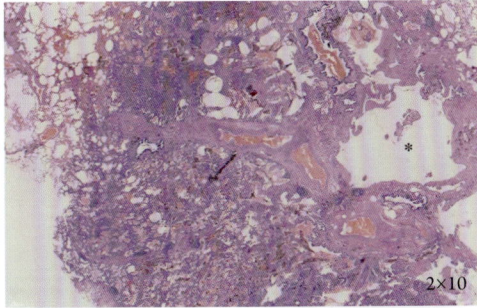

图14-35　20倍镜下贴壁样生长方式为主，伴少量腺管型

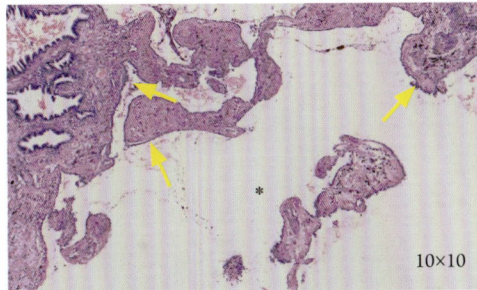

图14-36　100倍镜下大部分囊壁衬覆腺癌上皮细胞，呈贴壁样结构（箭头所示）

病例12

女，50岁，体检发现右肺阴影1周。

影像表现

右肺上叶磨玻璃结节，直径约为21.6 mm，内可见空泡影（图14-37）。

囊腔类型

右上叶薄壁型。

病理表现

右上叶肺叶切面见灰红色结节，大小为2 cm×1 cm×1 cm，质软，界尚清（图14-38~图14-39）。

病理诊断

右上叶浸润性腺癌（贴壁型60%，乳头型30%，腺管型10%）。

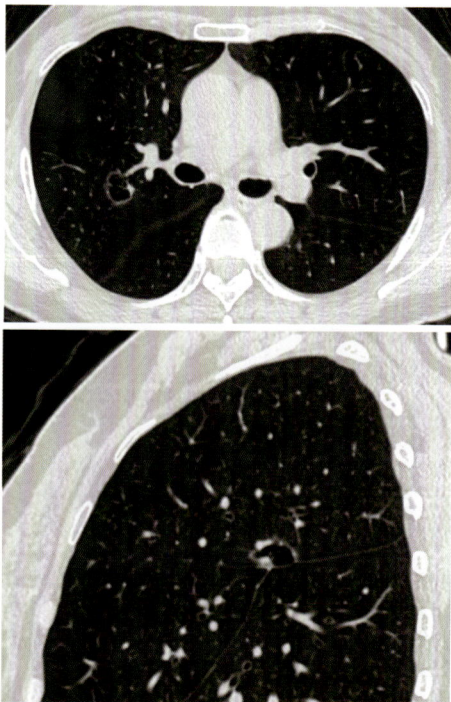

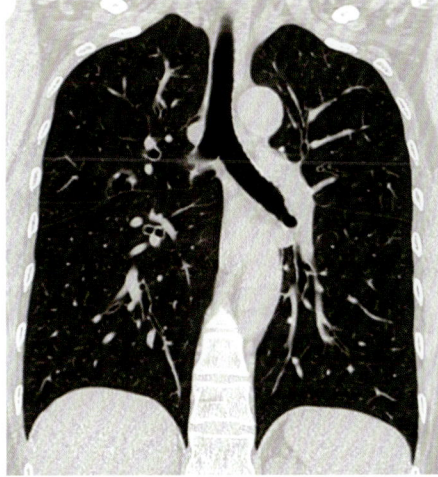

图14-37 50岁女性右上叶薄壁型囊腔影像

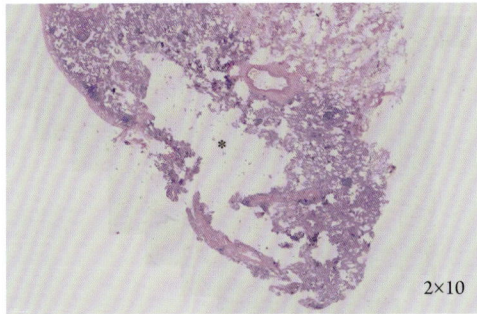

图14-38 20倍镜下肿瘤贴壁型为主

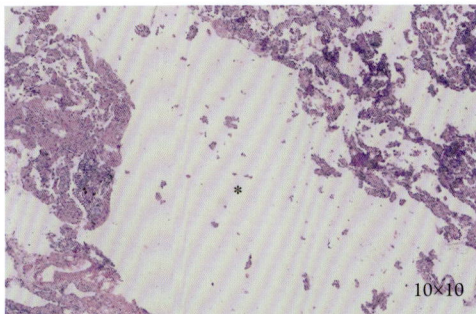

图14-39 100倍镜下大部分肿瘤囊壁衬覆上皮细胞已脱落

病例13

女，53岁，体检发现双肺磨玻璃结节1个月。

影像表现

双肺多个磨玻璃结节，大者位于左肺下叶背段，直径约为14 mm，见空洞（图14-40）。

囊腔类型

左下叶薄壁型。

病理表现

切面见灰白灰红色结节，大小为1.3 cm×0.7 cm，质稍实，界不清（图14-41~图14-42）。

病理诊断

左下叶微浸润腺癌。

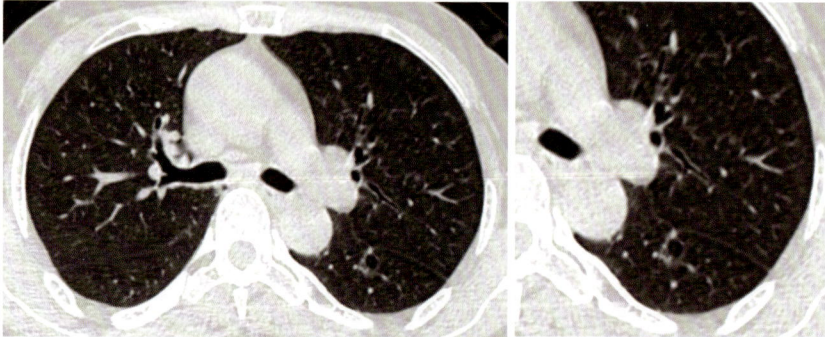

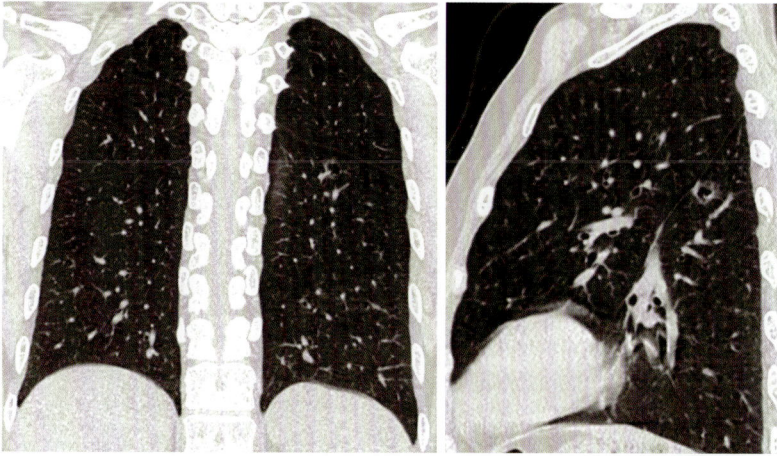

图14-40 53岁女性左下叶薄壁型囊腔影像

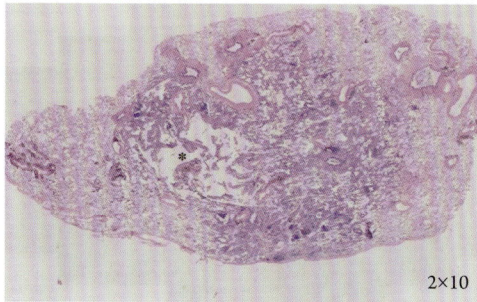

图14-41 20倍镜下肿瘤贴壁伴部分腺管型生长方式为主

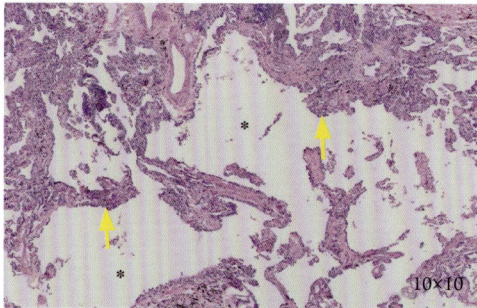

图14-42 100倍镜下肿瘤囊壁病理

肿瘤囊壁衬覆腺癌上皮细胞，如箭头所示，呈贴壁样结构。

病例14

男，44岁，咳嗽1个月余，体检发现右下叶阴影伴空洞。

影像表现

右肺下叶可见一磨玻璃团块灶，直径约为35.0 mm，其内可见空泡影（图14-43）。

囊腔类型

右下叶混合型。

病理表现

右下叶肺叶，切面见灰白色肿块，大小为3.2 cm×2.5 cm×1.5 cm，质中，边界欠清晰（图14-44~图14-45）。

病理诊断

右下叶浸润性腺癌（乳头型55%，腺管型20%，贴壁型20%，微乳头型5%）。

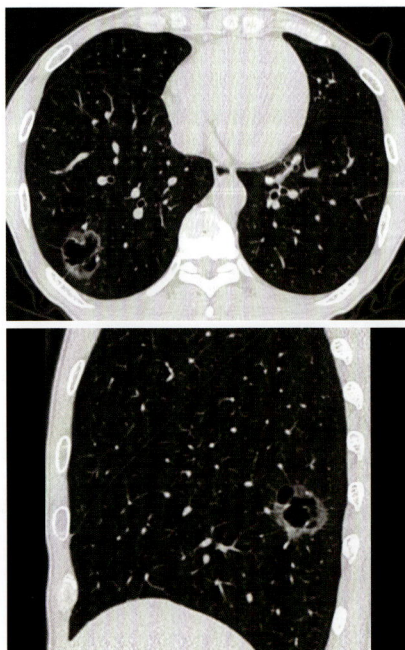

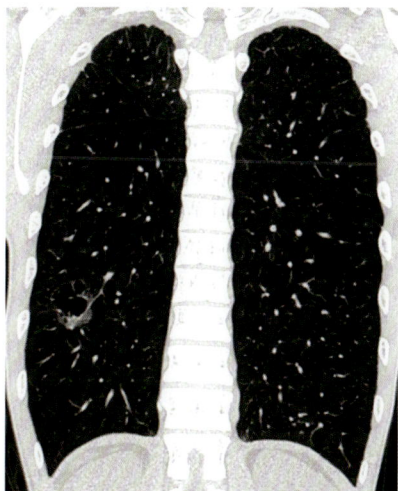

图14-43　44岁男性右下叶混合型囊腔影像

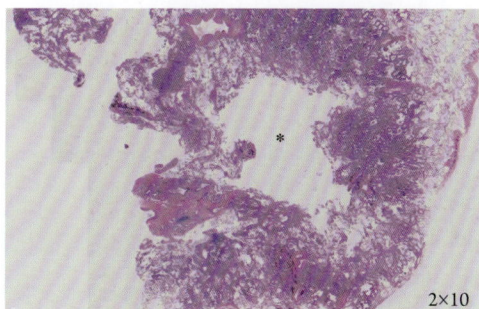

图14-44　20倍镜下肿瘤腺管及乳头为主型生长方式
其内可见囊腔形成。

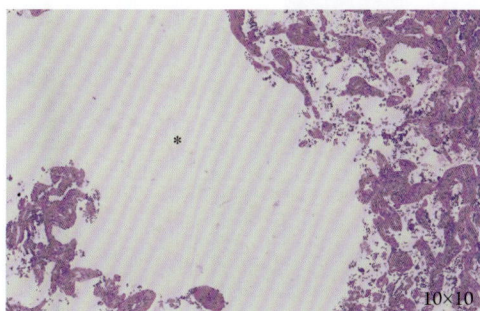

图14-45　100倍镜下肿瘤囊壁结构破坏
图中未见囊壁上皮细胞。

病例15

男，57岁，体检发现右下叶结节2个月余。

影像表现

下叶空洞，边缘可见磨玻璃影，直径约为20 mm（图14-46）。

囊腔类型

右下叶混合型。

病理表现

右下叶背段切面见灰红色结节，大小为1.6 cm×1 cm×1 cm，质软，边界尚清晰（图14-47~图14-48）。

病理诊断

右下叶背段浸润性腺癌（乳头型60%，贴壁型40%）。

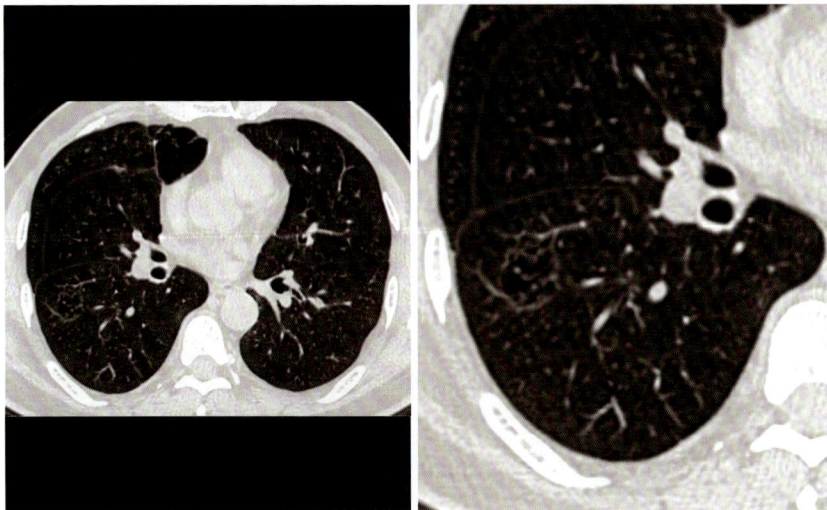

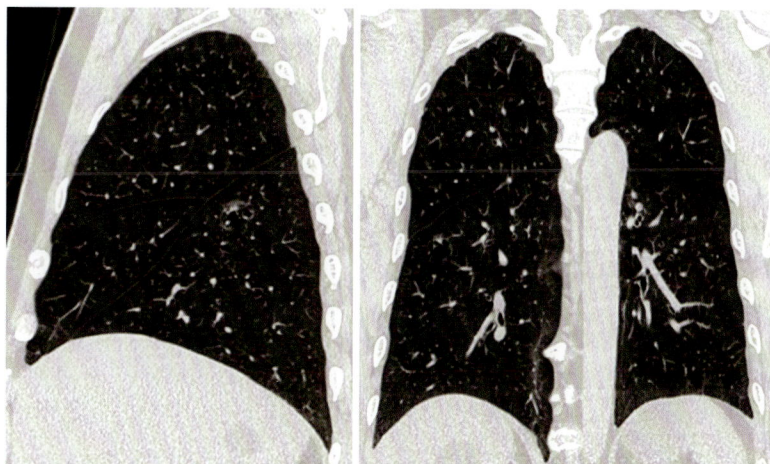

图14-46　57岁男性右下叶混合型囊腔影像

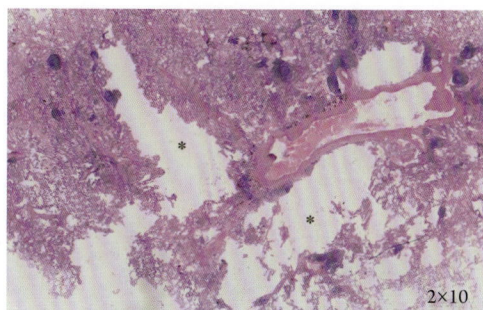

图14-47　20倍镜下贴壁伴腺管生长方式为主的腺癌
其内可见囊腔形成，其间可见大量淋巴组织增
生，伴淋巴滤泡形成。

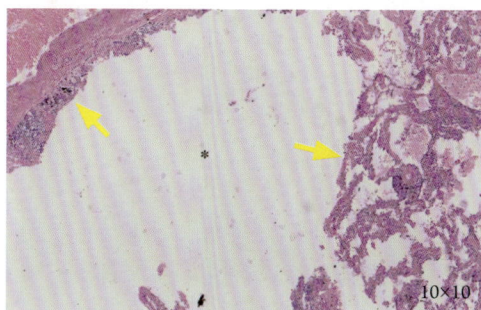

图14-48　100倍镜下大部分肿瘤囊壁上皮细胞脱落

病例16

男，65岁，发现左肺结节4年余。

影像表现

左肺上叶可见一磨玻璃团块灶，其内可见空泡影，直径约为30.9 mm（图14-49）。

囊腔类型

左上叶混合型。

病理表现

左上叶肺切面见灰黑灰白色结节，大小为2.7 cm×2.0 cm×2.0 cm，质中，边界不清（图14-50~图14-51）。

病理诊断

左上叶浸润性腺癌（乳头型70%，伴腺管型25%及贴壁型5%）。

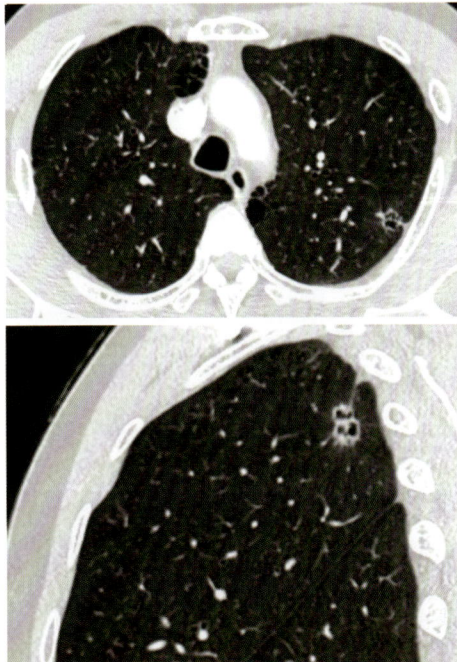

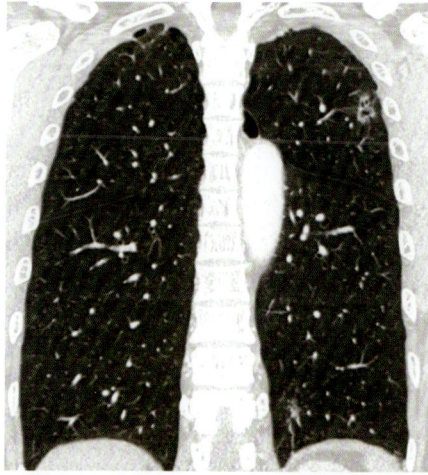

图14-49　65岁男性左上叶混合型囊腔影像

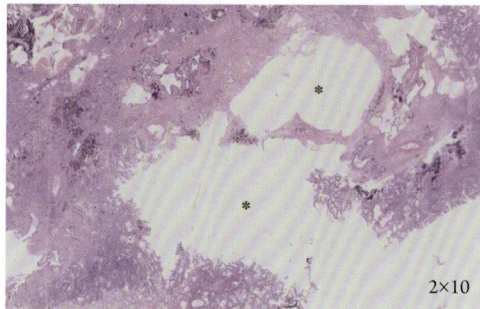

图14-50　20倍镜下肿瘤腺管型为主，伴少量贴壁型

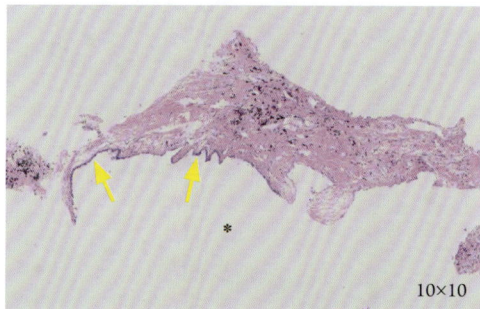

图14-51　100倍镜下大部分肿瘤囊壁上皮脱落部分残留正常细支气管上皮细胞。

病例17

男，61岁，发现左肺下叶结节4个月。

影像表现

双肺透亮度增高伴多发无壁透亮囊腔灶，左肺下叶散在磨玻璃结节影，直径为26.7~30.3 mm（图14-52）。

囊腔类型

左下叶混合型。

病理表现

左肺下叶切面见灰红色结节，一个为3.5 cm×1.5 cm×1.5 cm大小，质软，边界清晰（图14-53~图14-55）。

病理诊断

左肺下叶结节①，浸润性腺癌，低分化（腺管型75%，复杂腺体20%，微乳头型5%）；左肺下叶结节②，浸润性腺癌，中分化（腺管型75%，贴壁型20，微乳头型5%）。

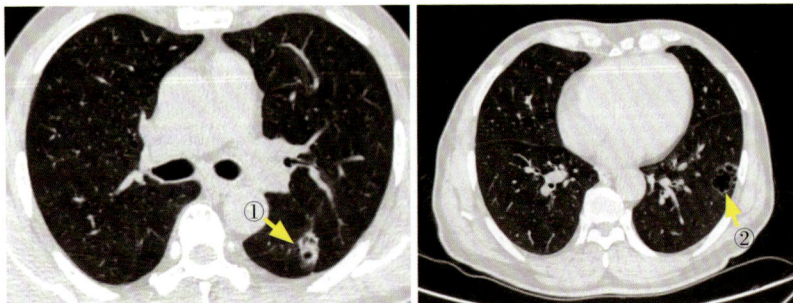

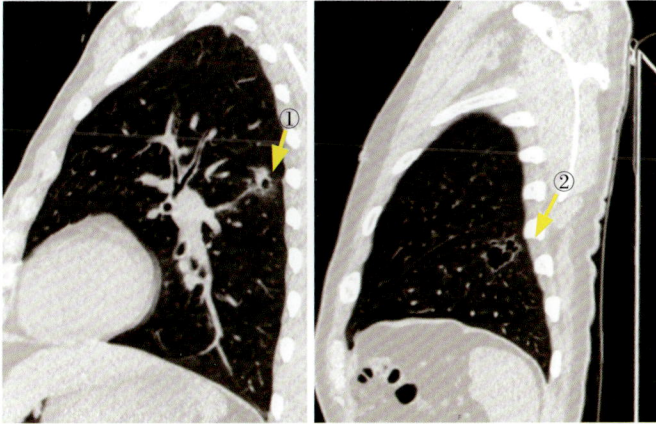

图14-52　61岁男性左下叶混合型囊腔影像
①，低分化结节；②，中分化结节。

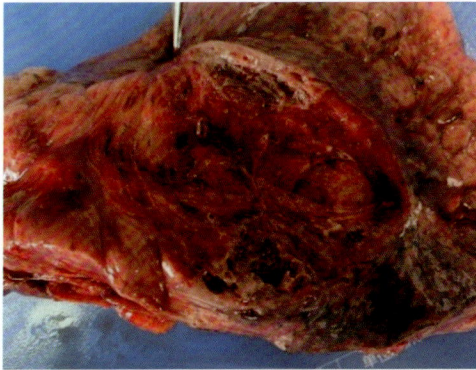

图14-53　大体病理标本

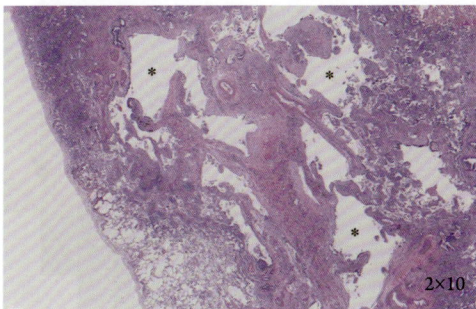

图14-54　20倍镜下肿瘤腺管型+贴壁型为主

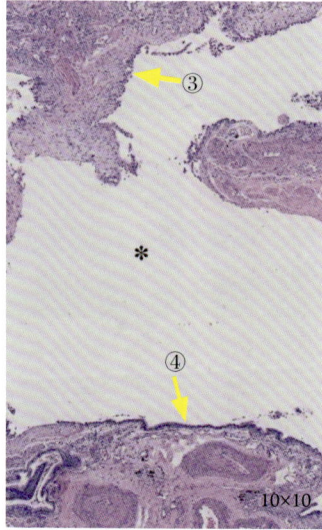

图14-55　100倍镜下肿瘤囊壁病理

肿瘤囊壁衬覆部分腺癌细胞（③）、部分正常细支气管上皮细胞（④）。

（黄焰，李亚南，武春燕）

AME Medical Journals

Founded in 2009, AME has been rapidly entering into the international market by embracing the highest editorial standards and cutting-edge publishing technologies. Till now, AME has published more than 60 peer-reviewed journals (13 indexed in SCIE and 18 indexed in PubMed), predominantly in English (some are translated into Chinese), covering various fields of medicine including oncology, pulmonology, cardiothoracic disease, andrology, urology and so forth (updated on Jun. 2021).

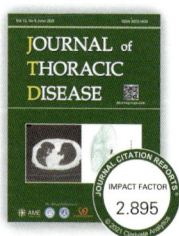

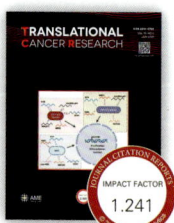

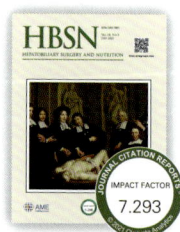

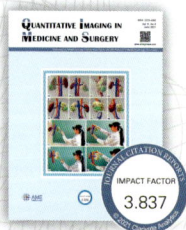

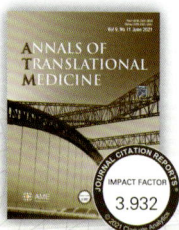

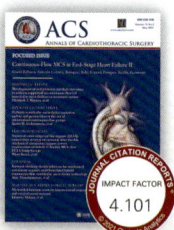

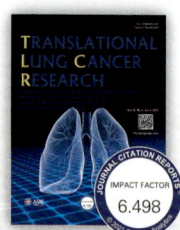

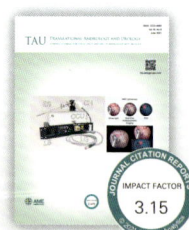

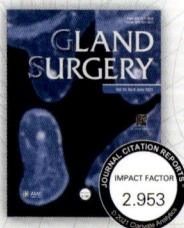

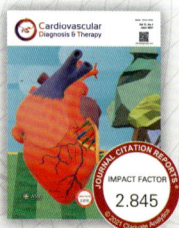

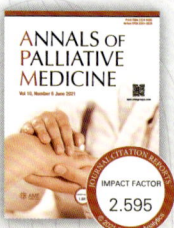

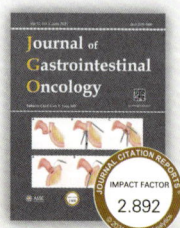

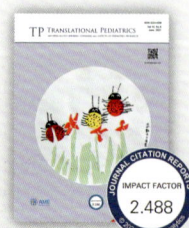

Journal	Impact Factor
JOURNAL of THORACIC DISEASE	2.895
TRANSLATIONAL CANCER RESEARCH	1.241
HBSN	7.293
QUANTITATIVE IMAGING IN MEDICINE AND SURGERY	3.837
ANNALS OF TRANSLATIONAL MEDICINE	3.932
ACS ANNALS OF CARDIOTHORACIC SURGERY	4.101
TRANSLATIONAL LUNG CANCER RESEARCH	6.498
TAU	3.15
GLAND SURGERY	2.953
Cardiovascular Diagnosis & Therapy	2.845
ANNALS of PALLIATIVE MEDICINE	2.595
Journal of Gastrointestinal Oncology	2.892
TP TRANSLATIONAL PEDIATRICS	2.488

AME Publishing Company

Academic Made Easy, Excellent and Enthusiastic

砺穷千里目、快乐搞学术

CCTS

Current Challenges in Thoracic Surgery
A Journal to Explore New Horizons of Thoracic Surgery

Editors-in-Chief:

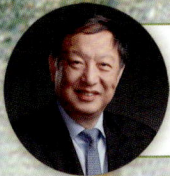

Gening Jiang, MD

Department of Thoracic Surgery, Shanghai Pulmonary Hospital, Tongji University, Shanghai, China

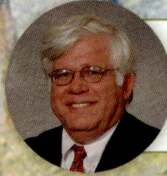

Douglas J. Mathisen, MD

Division of Thoracic Surgery, Massachusetts General Hospital, Boston, MA, USA

Basic Info

- Current Challenges in Thoracic Surgery (CCTS, Curr Chall Thorac Surg, ISSN: 2664-3278)
- Launched in March 2019
- An open access, peer- reviewed online journal
- The Official Publication of the Department of Thoracic Surgery, Shanghai Pulmonary Hospital
- Focus on current challenges, controversial issues and unresolved situations of thoracic surgery
- Encourage innovations also from related specialties such as pulmonary medicine, transplantation, anesthesiology, pathology, imaging, biology, critical care medicine, and nursing.

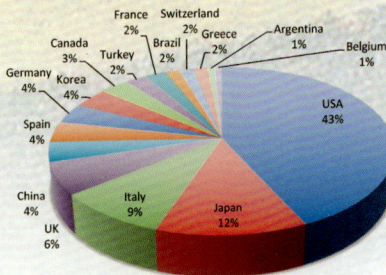

France 2% — Switzerland 2% — Greece 2% — Argentina 1% — Belgium 1%
Canada 3% — Turkey 2% — Brazil 2%
Germany 4% — Korea 4%
Spain 4%
China 4%
UK 6%
Italy 9%
Japan 12%
USA 43%

Geographic Distribution of Editorial Board Members
Total: 130 members from 16 countries

ccts.amegroups.com

AME
Publishing Company

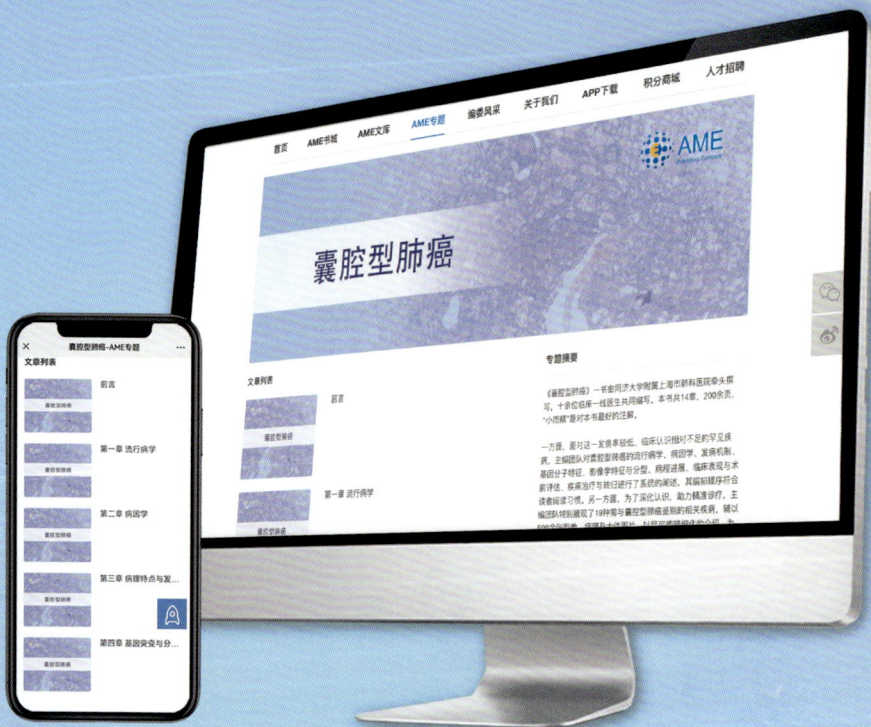